2024年度

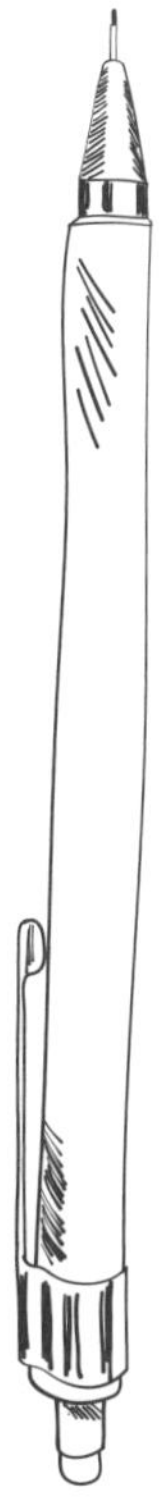

歯科衛生士 書き込み式 学習ノート

④臨床科目編〈下〉

医歯薬出版 編

学習ノートの特長と効果的な使い方

特　長

- 「歯科衛生学シリーズ」に準拠し，要点をまとめ，重要ワードを自分で書き込んでいく学習ノート.
- 自分で書き込むことによって，教科書の理解が深まる.
- 科目別になっているので，持ち運びしやすく，分類・整理しやすい.
- 講義で配布されたプリント類と一緒に綴じておける.
- 自分で書き込む重要ワードの解答は巻末にまとめてあり，取り外しが可能.
- 各所に「歯科衛生学シリーズ」の参照ページが明示されている.

効果的な使い方

- 日常の講義の予習・復習に使ってみましょう.
- 空欄に重要ワードを書き込むだけではなく，講義で気がついたポイントなどを書き込んだり，マーカーで色をつけてみましょう.
- 校内テストの前に学習ノートで復習しましょう.
- 国家試験対策でも活用しましょう.

自分だけのオリジナルのノートを作ってみましょう！

＊2024年発行の「歯科衛生学シリーズ」，その他テキストに準じています.
＊切り取る際には，ミシン目から1枚ずつ丁寧に切り取って下さい.

Ⅰ編 歯科補綴学

■文献
・全国歯科衛生士教育協議会監修．歯科衛生学シリーズ　歯科補綴学．医歯薬出版，2023．

1 補綴歯科治療の方法と補綴装置

1 補綴とは

- 「補綴」とは，歯・歯列・顎骨・顔面の欠損を人工装置で補い，障害された機能（[1　　　　　]，[2　　　　　]，[3　　　　　]）と，口元および顔貌の [4　　　　　]（見た目）を改善・回復することである．

2 治療の目的

- 「元気で健康な人」の治療目的は，[5　　　　　] 機能，[6　　　　　] 機能，[7　　　　　] 機能と審美性や顔貌を改善・回復させることを通じて，[8　　　　　] の状態にならないよう，健康の維持・増進をはかり，[9　　　　　] を延ばすことである．
- 「フレイルや要介護の人」の治療目的は，フレイルを改善すること，要介護の状態がひどくならないようにする（介護の重症化予防）ことで [10　　　　　] を改善することである．

3 歯の欠損に伴う口腔内の生理的変化（図 1）

- 歯が欠損すると隣り合う歯（[11　　　　　]）や対合歯が移動し，位置が垂直的にも水平的にも変化する．
- これが歯の [12　　　　　]，歯の [13　　　　　]，歯の捻転（ねじれ）であり，これらにより接触点（隣

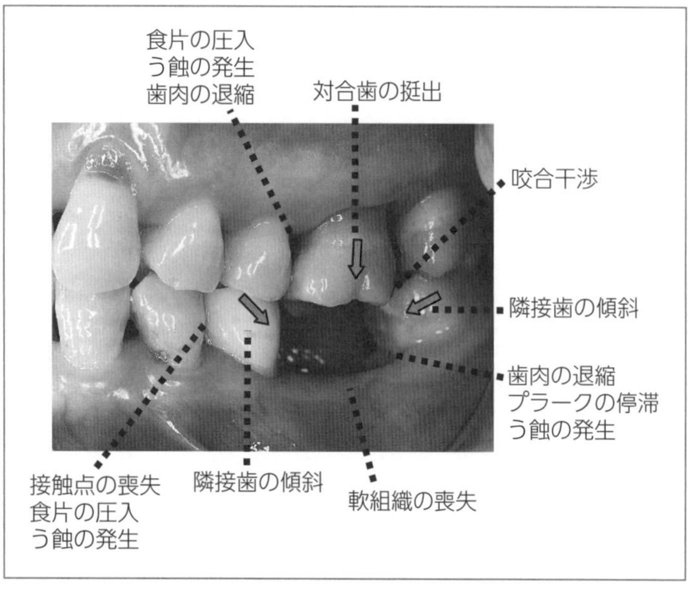

図 1　1 歯が欠損して起こる口腔内の変化
（「歯科補綴学」p.10 参照）

接歯が互いに接触する部分）が失われ，歯はさらに移動する．

• これが進むと，[14　　　　　　] や [15　　　　　　] といわれる咬合異常が起こり，歯肉が退縮し，歯周組織も変化する．

1. 歯が失われる原因

(1) 先天的要因：[16　　　　　]，[17　　　　　] など

(2) 後天的要因：[18　　　　　]，[19　　　　　]，外傷，腫瘍　など

• 歯の欠損が拡大→咬合接触関係の崩壊→ [20　　　　　] 運動や [21　　　　　] 関節に悪影響→ [22　　　　　] 症

• 前歯部の欠損→特に「サ」行　や　「タ」行の [23　　　　　　] への影響

2. 口腔機能の低下

• 口腔機能の低下は [24　　　　　] のみならず心理的・社会的影響にもよる．

• [25　　　　　　] から要介護への移行を加速させる可能性がある．

4 歯科補綴治療の方法と補綴装置（図 2）

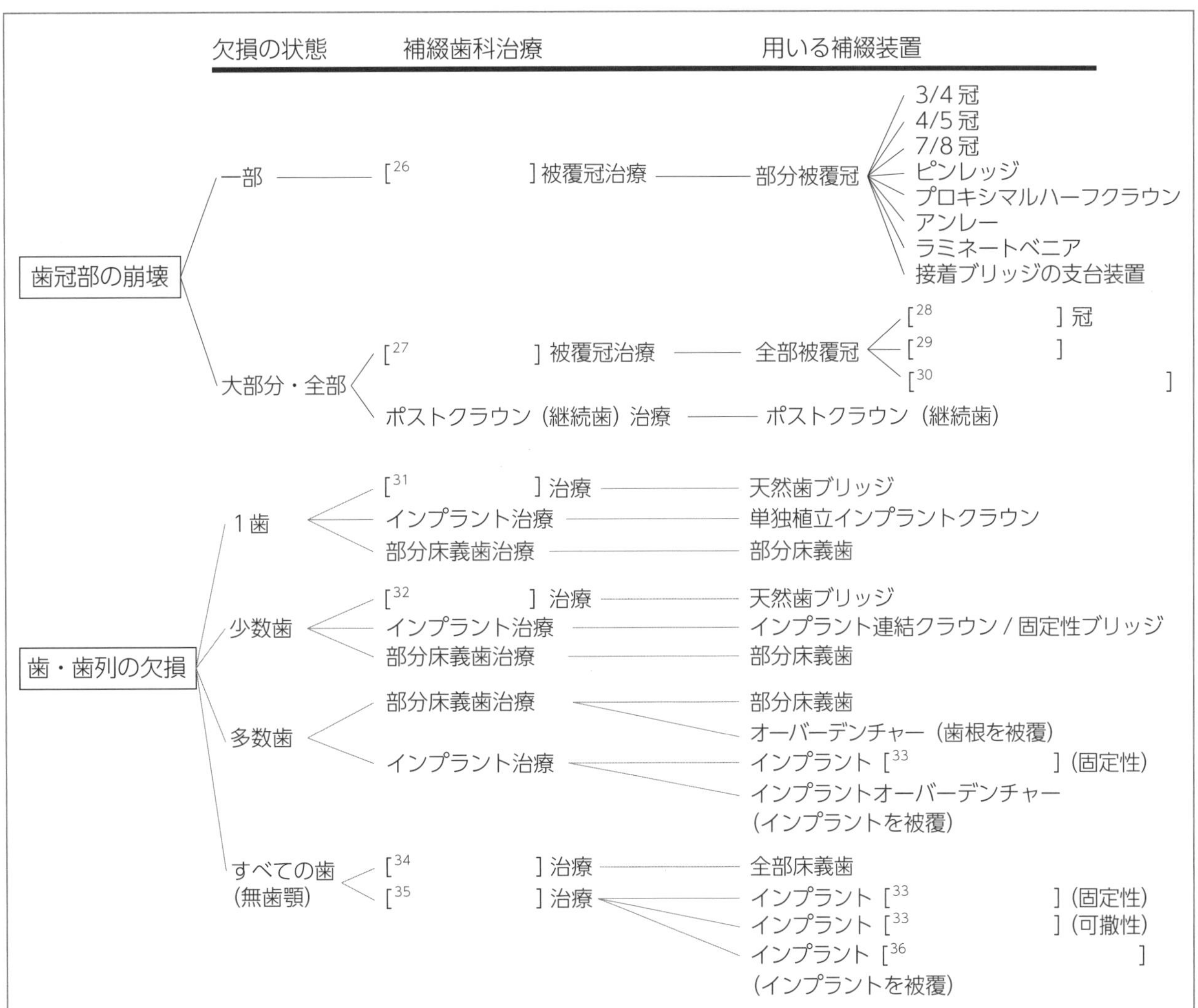

図 2　歯冠・歯・歯列の欠損に対する補綴歯科治療と用いる補綴装置（「歯科補綴学」p.13 参照）

(1) 歯冠の一部欠損している場合：[37]，インレー修復，[38]

(2) 歯冠の大部分あるいは全部が欠損している場合：[39]

(3) 歯・歯列が欠損している場合：[40]，[41]，[42] 床義歯

1. クラウン

1) [43]

- 3/4 冠，4/5 冠，7/8 冠，ピンレッジ，プロキシマルハーフクラウン，アンレー，ラミネートベニア，接着ブリッジの支台装置

2) [44]

- 金属冠，前装冠，ジャケットクラウン（素材による分類：レジンやセラミック）

2. ブリッジ

- 少数歯の欠損に対して，欠損部両側の歯を支台歯としてその間を橋（ブリッジ）のように連結する補綴装置のこと．

1) ブリッジの構成要素（図 3）：[45]，[46]，[47]

- 支台装置にインプラント上部構造を用いる場合も多い（注：荷重時の挙動が異なるため，原則として天然歯とインプラントをブリッジとして連結しない）．

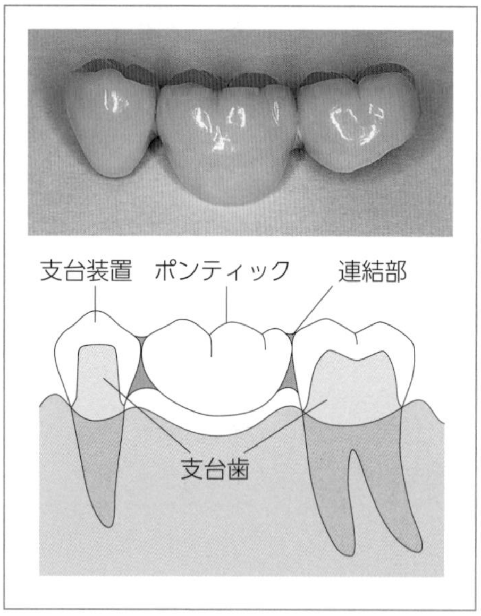

図 3 ブリッジの構成
（「歯科補綴学」p.18 参照）

2) 連結部の構成によるブリッジの分類

[48] 性ブリッジ，[49] 性ブリッジ，[50] 性ブリッジ

3. 補綴装置と負担様式

(1) 全部床義歯：[51] 負担

(2) 部分床義歯：[52] + [53] 負担 （形状により負担様式が異なる）

(3) 天然歯支台ブリッジ：[54 　　　　] 負担

(4) インプラント支台のブリッジ：顎骨負担

4. 床義歯の使用目的による分類

(1) 最終義歯：治療の最終段階で装着する義歯のこと．

(2) [55 　　　　] 義歯：最終義歯を装着するまでの間，一定期間だけ使用する義歯のこと．即時義歯，治療用義歯，移行義歯はいずれも[55 　　　　] 義歯になりうる．

(3) [56 　　　　] 義歯：抜歯直後に装着する義歯のこと．抜歯前に，抜歯後の状態をあらかじめ予測した模型上で製作される．

(4) [57 　　　　] 義歯：最終義歯の製作に先立ち，咬合や下顎位の安定，床下粘膜の調整などの治療のために装着する義歯のこと．

(5) [58 　　　　] 義歯：部分床義歯から全部床義歯への移行がスムーズになるように用いられる義歯のこと．残存歯の抜歯の際の人工歯の追補や義歯床の修理などにより，最終義歯へ支障なく移行できる．

5. 義歯の構成要素（図 4）

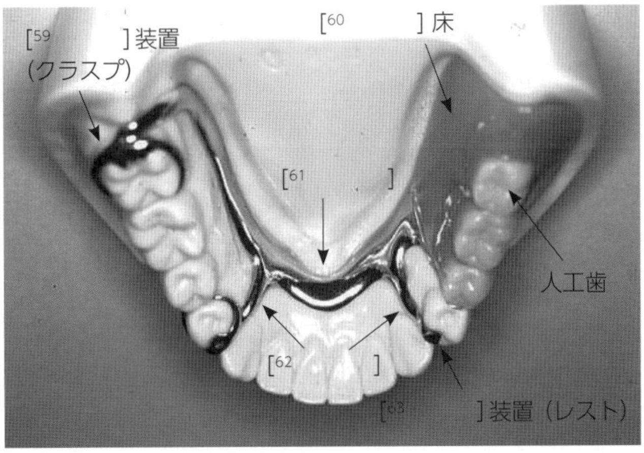

図 4　部分床義歯の構成要素
（「歯科補綴学」p.23 参照）

- 補綴歯科治療の主なものは固定性義歯（クラウン・ブリッジ・インプラント義歯）や可撤性義歯（有床義歯：部分床義歯，全部床義歯，インプラントオーバーデンチャー）である．

そのほか，

- [64 　　　　] 補綴装置（顎義歯，エピテーゼ）（**図 5**）
- [65 　　　　] 接触補助床とスピーチエイド（バルブ型，挙上型）
- スタビリゼーションアプライアンスとナイトガード：[66 　　　　] や [67 　　　　] の治療に用いる．
- マウスガード：スポーツ競技中の衝撃を緩和

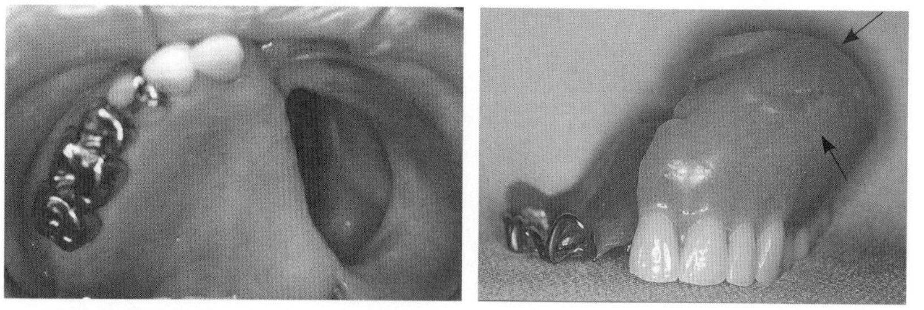

図５ 顎義歯（エピテーゼ）（「歯科補綴学」p.27 参照）
口蓋欠損部を封鎖する栓塞子（矢印）がついている.

5 補綴歯科治療における歯科衛生士の役割

① 患者と歯科医師の橋渡し

② 補綴歯科診療の補助

③ 患者の［68　　　　　　　　　　］管理

④ ［69　　　　　　　　　　］との連携

2 補綴歯科治療の基礎知識

1 補綴歯科治療でよく用いられる解剖学的名称

(1) [1] の彎曲 (**図 6**)：下顎を側方から見て，下顎歯列の犬歯尖頭，小臼歯および大臼歯の頬側咬頭頂を連ねると曲線となる．

(2) [2] の彎曲 (**図 7**)：前方から見て，上下顎歯列における左右臼歯の頬側および舌側咬頭頂を面で連ねると曲面となる．

(3) [3] カーブ (**図 8**)：側方から見て，下顎歯列における前歯切縁，犬歯尖頭，臼歯咬頭頂は半径 4 インチ (約 10 cm) の球面に接触している．

(4) [4] 平面 (**図 9**)：切歯点と下顎左右側第二大臼歯の遠心頬側咬頭頂の 3 点を含む平面をいう．

(5) [5] 位 (**図 10**)：上下顎の歯列が最大面積で接触する咬合位のこと．

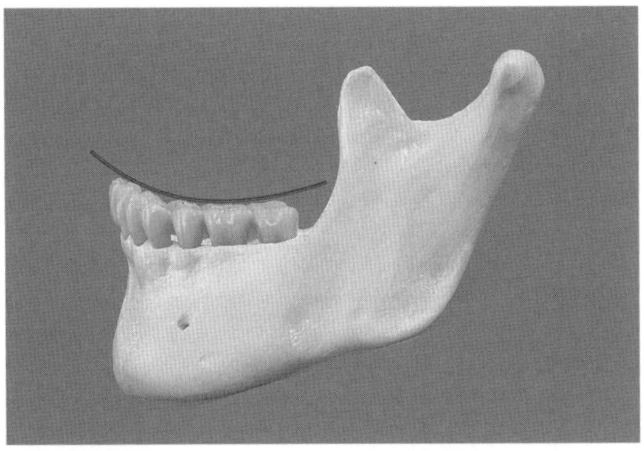

図 6 [6] **の彎曲**
(「歯科補綴学」p.32 参照)

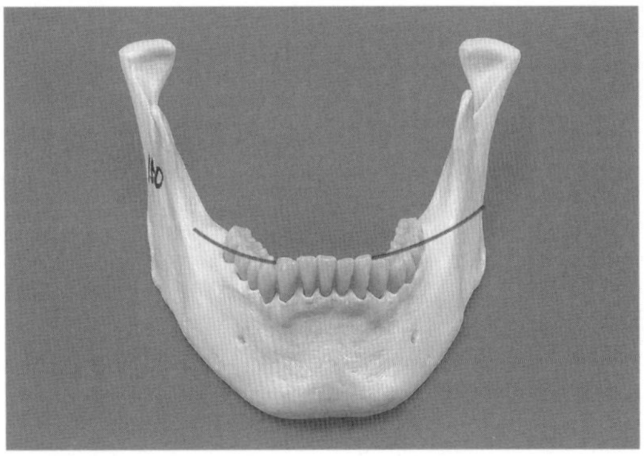

図 7 [7] **の彎曲**
(「歯科補綴学」p.32 参照)

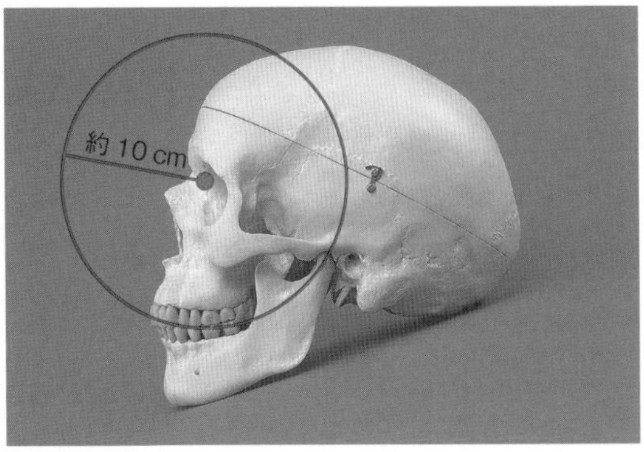

図 8 [8] **カーブ**
(「歯科補綴学」p.32 参照)

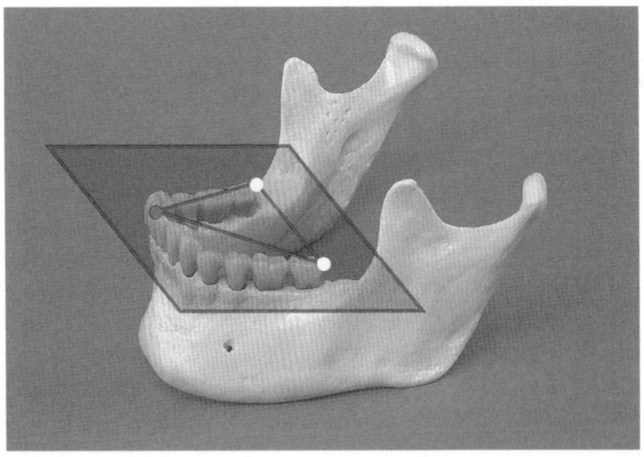

図 9 [9] **平面**
(「歯科補綴学」p.32 参照)

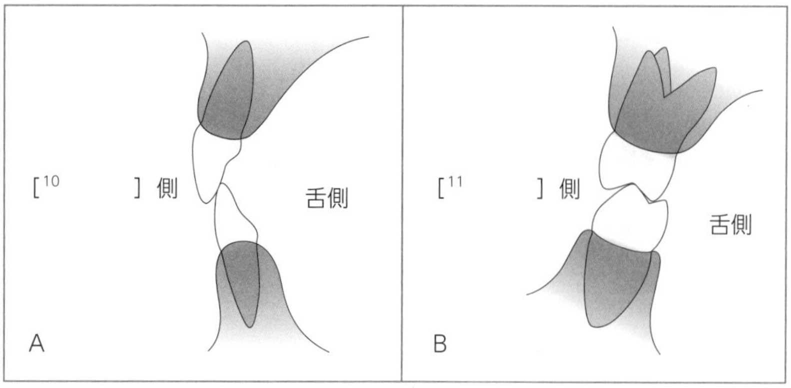

図 10　咬頭嵌合位での対合関係
(「歯科補綴学」p.33 参照)
A：前歯部における対合関係（矢状面より）
B：臼歯部における対合関係（前頭面より）

2 上下顎の位置関係異常（図 11）

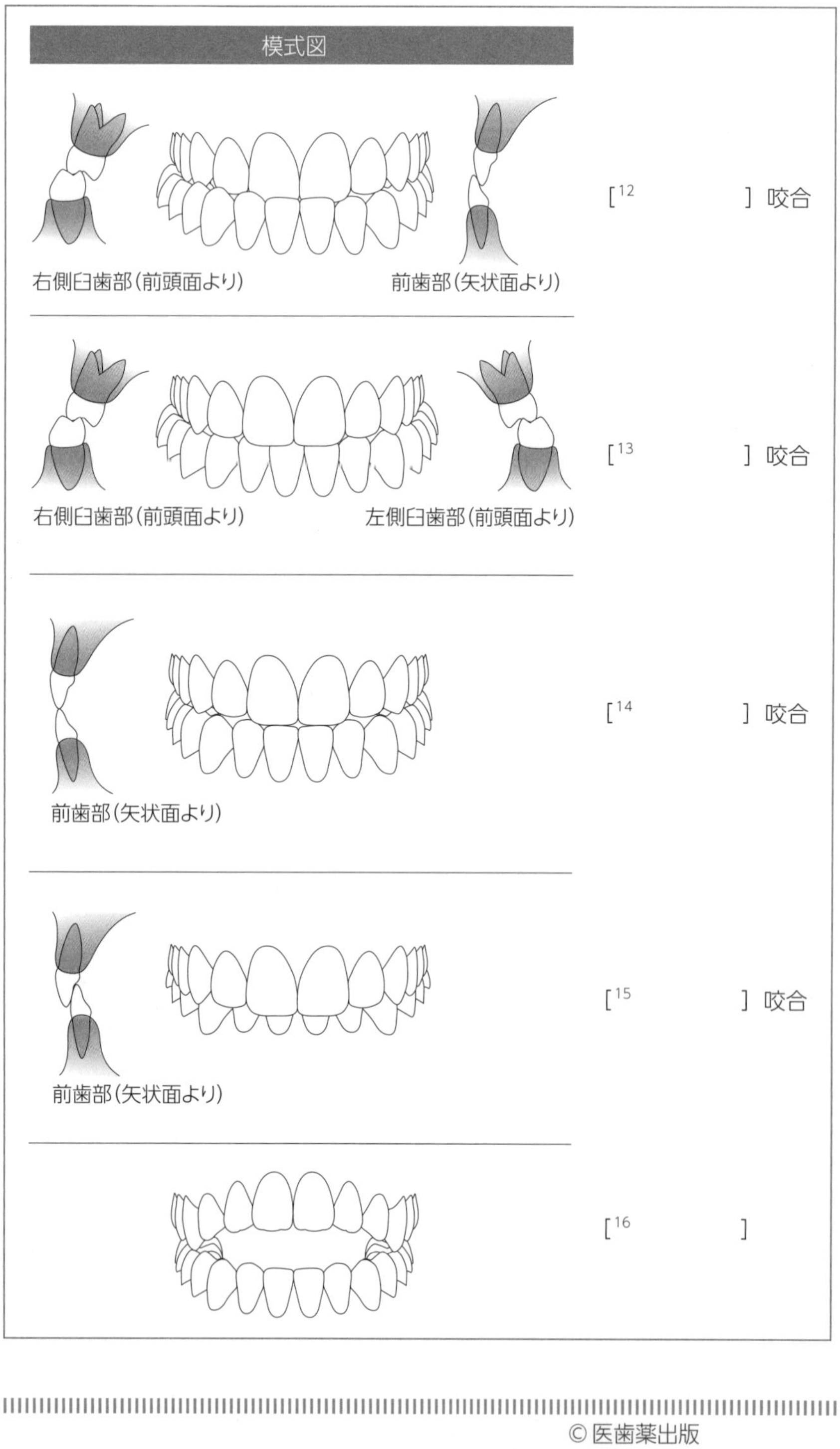

図 11　不正咬合の種類
(「歯科補綴学」p.34 参照)

• 上顎は頭蓋骨と硬組織でつながっている．下顎は骨組織でつながっていない．

→ [17] 関節

• 上顎は固定されているが，下顎は制約下で自由に動くことができる．

→「顎運動＝ [18] 運動」として扱われる．

3 顎運動

1. 下顎運動

• 下顎運動を制約する（p.11 参照）のは，

(1) 関節窩の形状と顆頭の関係：[19] ガイダンス

(2) 前歯部上下顎の被蓋関係：[20] ガイダンス

• 制約された下顎前歯部の運動軌跡：[21] の図形（**図 12**）

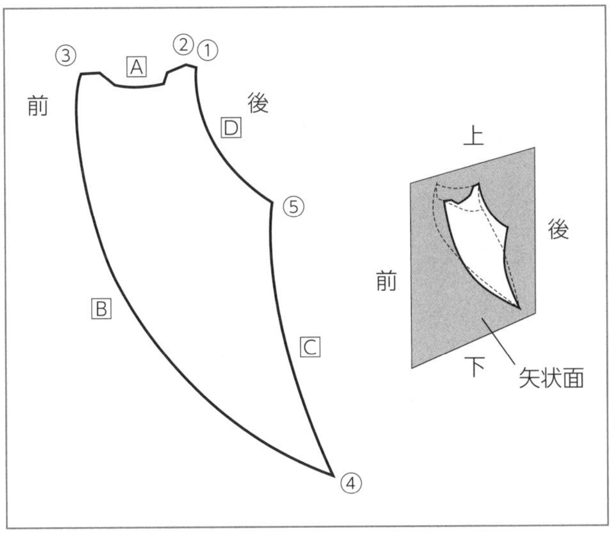

図 12　ポッセルトの図形
（「歯科補綴学」p.36 参照）
（左：矢状面に投影した断面図．右：立体図．橙色の面が矢状面）
A：上方限界運動路．B：前方限界運動路．C, D：後方限界運動路．

2. 咬合様式と種類

1）有歯顎者の咬合様式

• 側方滑走運動時の咬合接触の部位が限定される形になっている．

(1) [22] 誘導：側方運動時は作業側の犬歯のみが接触滑走する．[23] 部は離開する（接触しない）．

(2) [24]：前方運動時は前歯のみ，側方運動時は作業側の犬歯および複数の臼歯が接触し，平衡側の臼歯は離開する（接触しない）．

2）無歯顎者の咬合様式

• 全部床義歯の安定を優先し，作業側のみならず，平衡側でも咬合接触を付与する．

• [25] 咬合（バイラテラルバランスドオクルージョン）：側方運動時の作業側での咬合接触によって生じる義歯の回転や離脱を，平衡側の咬合接触で打ち消すことを目的としている．

4 基準平面

・歯の欠損が拡大した症例では，[26] 平面を３次元的に設定するための基準が必要．頻繁に用いられるのが [27] 平面と [28] 平面 (**図 13**).

(1) [29] 平面：鼻翼下縁と左右側の耳珠上縁によって形成される平面のこと.

(2) [30] 平面：左右側いずれかの眼点 (眼窩下縁の最下点) と両側の耳珠上縁を含む平面のこと.

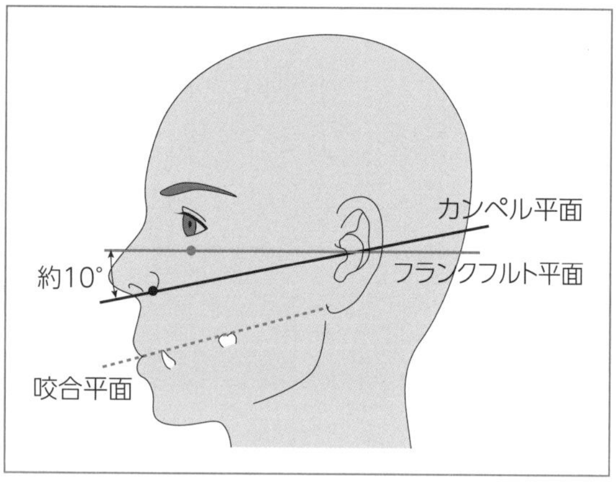

図 13　フランクフルト平面
(「歯科補綴学」p.40 参照)

5 口腔の機能

1. [31]

・食物を口腔内に取り入れて，下顎の開閉口運動と側方運動により上下顎歯列の咬合面間で食物を切断，粉砕するとともに，唾液と混和しつつ嚥下可能な食塊を形成していく一連の過程のこと.

2. [32]

・咀嚼された食物は，唾液と混合されて食塊となり，この食塊や飲み物，唾液などを飲み込むこと，あるいは飲み込む動作のこと．先行期，準備期，口腔期，咽頭期，食道期の５つの期 (**図 14**).

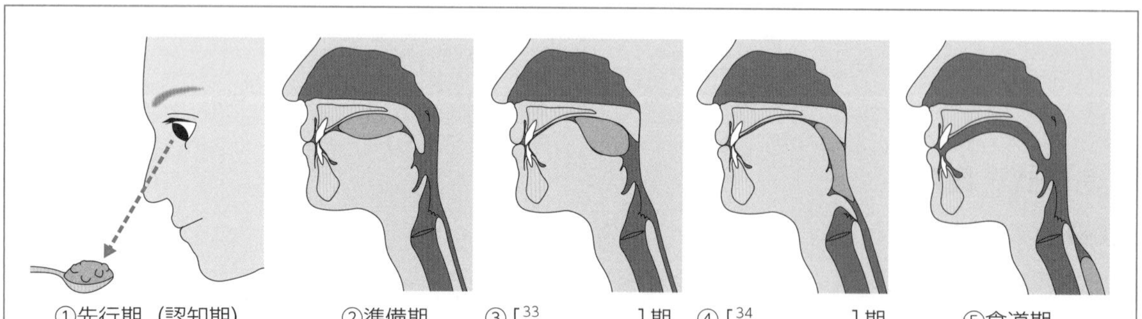

図 14　摂食嚥下の５期モデル (「歯科補綴学」p.43 参照)

3. 発声・発音

・肺から声帯までの器官によって言語音を発するのが [35] で，声帯より上位 (口唇まで) の音声器官によって個々の言語音を作り出すのが [36] である.

・[37] は補綴装置の影響を受ける.

・[38] は補綴歯科治療により改善することができる.

4. その他

1) 口腔感覚

• 歯根膜感覚は [39] 反射や咀嚼運動の調節にも関与する.

2) [40]

• 機能的な口の運動（咀嚼，嚥下，構音など）と関係なく，上下の歯をギリギリとすり合わせたり（[41]），かみしめたり（[42]），カチカチと小刻みにかんだり（[43]）する非機能的な習癖のことである.

6 顎関節の構造・機能と病態

(1) 顎関節：[44] の下顎窩と関節結節，下顎頭で構成される関節（**図 15**）

• 開閉口運動と側方運動の両者が可能となるのは，下顎頭が蝶番運動だけでなく [45] 運動するため（**図 16**）.

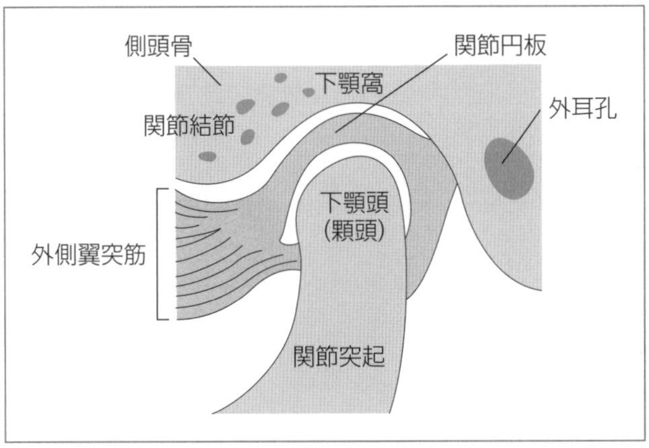

図 15　顎関節の構造（「歯科補綴学」p.45 参照）

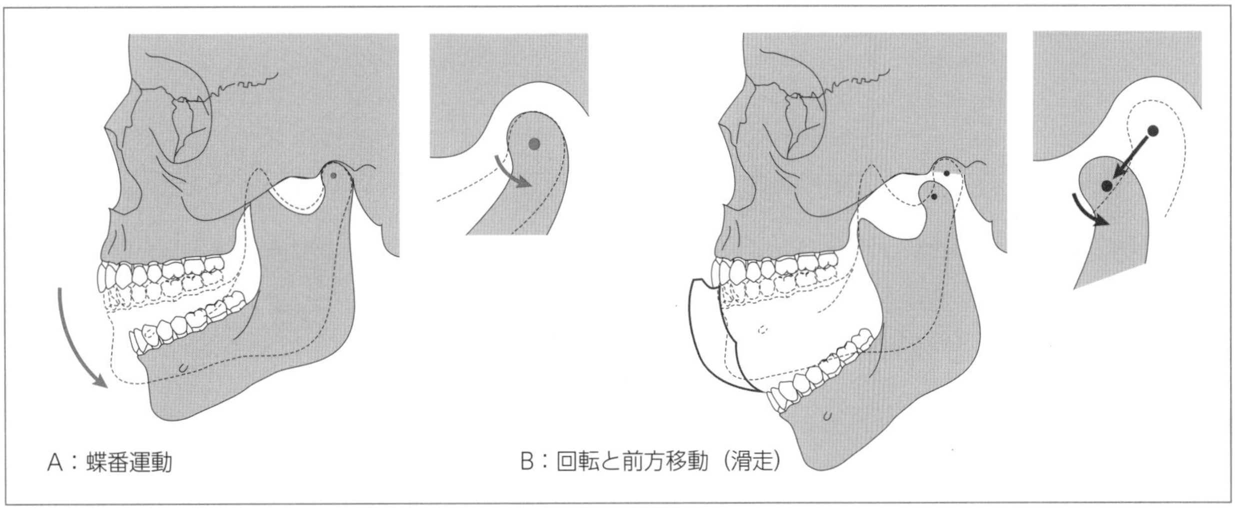

図 16　下顎運動時の下顎頭の動き（「歯科補綴学」p.46 参照）
開口量約 20 mm までは，下顎頭は単純な回転運動をする（──→）．これを蝶番運動という（A）．大きく開口すると，下顎頭は回転しつつ関節結節を乗り越えて移動（滑走）していく（───）（B）.

3 補綴歯科治療における検査

1 模型検査

1. [1]

- 頭蓋（顎関節）に対する上顎（歯列）の位置をフェイスボウに記録し，この位置関係を咬合器に移す（トランスファーする）操作のこと．その目的は（上顎）模型を咬合器に装着すること．
- フェイスボウ（**図 17**）とチェックバイトを用いることにより，口腔内の上下顎歯列の位置関係だけでなく，[2] と歯列の位置関係，さらに下顎運動が咬合器上で再現でき，前方・側方運動での歯の [3] や [4]，咬頭嵌合位での接触状態や [5]，作業側や非作業側での [6] の有無，被蓋関係，咬合平面などが検査できる．

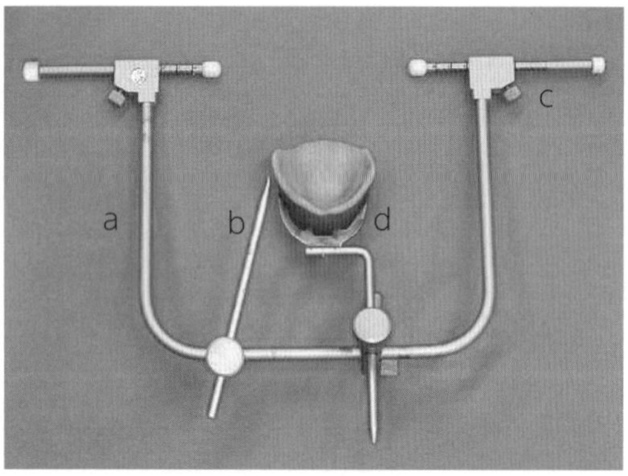

図 17　フェイスボウ（イヤーピースタイプ）
（「歯科補綴学」p.53 参照）
a：本体フレーム
b：[7]
c：スライドバー
d：[8]

2 咬合圧検査

- 上下顎歯列間に専用感圧フィルム（[9]）や圧力センサーを挿入し，咬合圧の強さと左右側のバランスを検査する．

3 咬合接触検査

- 咬合接触検査には，[10]，[11]，[12]，[13] などを用いる．
- 材料の抜け具合，色の濃淡，引き抜き試験の具合により咬合接触の有無や強さを調べる．

4 咀嚼能力検査

- [14] 咀嚼後のグルコース溶出量測定による咀嚼能力検査は，保険適用されている．

1）手順

① [15] をかみやすい側で 20 秒間咀嚼させる．

② 咀嚼後，水を 10 mL 含み，口腔内からグミと一緒に篩上に吐出させる．

③ 篩の下の液（ろ液）に採取棒を挿入し，ろ液を採取する．

④ ろ液中のグルコース濃度をセンサーにて測定する．

2）検査に必要なもの

[16]，[17]，[18]，コップ，グルコース濃度測定装置（グルコセンサー）

5 筋電図検査

- 皮膚上に設定した表面電極から [19]，[20]，[21] などの咀嚼筋の活動を検査する．活動量や [22] などを計測する．

6 顎関節雑音検査

- 聴診器やコンデンサマイクロフォンを用いて，顎関節内で発生した音を検査する．

(1) [23]：ポキ，パキ，バキなどの弾発音のこと．

(2) [24]：ミシミシ，ザラザラなどの捻髪音のこと．

7 下顎運動の検査

- 咀嚼筋，顎関節，歯（咬合）などの顎口腔系の構成要素のいずれかに障害があると，下顎の [25] や経路の異常などが発現する．
- 比較的簡便に行える解析装置としてモーションビジトレーナー（**図 18**）があり，運動リズムや経路パターン，安定性などを解析できる．

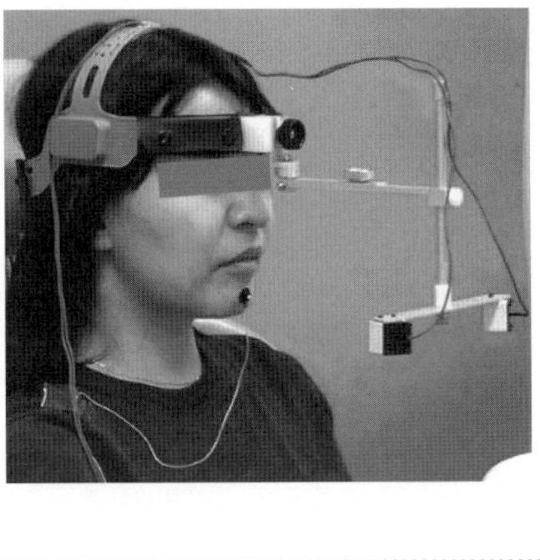

図 18 モーションビジトレーナーの生体への装着
（「歯科補綴学」p.62 参照）

8 舌圧検査

- 舌機能の低下や嚥下機能の低下が疑われる場合は，[[26]　　　　　　] 測定を行う（**図 19**）．
- [[27]　　　　　　] では低下する傾向がある．

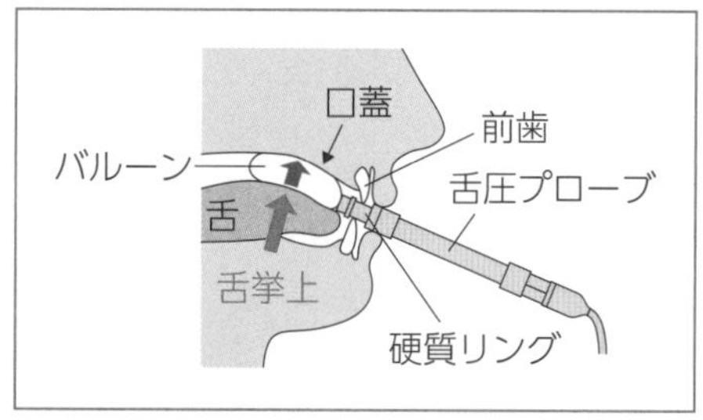

図 19　舌圧検査
（「歯科補綴学」p.64 参照）

9 歯冠色調採得検査

- 色調の確認には [[28]　　　　　　　　　] を用いる．
- 専用の測定器や [[29]　　　　　　　　　] に付属機能として搭載されている機種もある．

10 ゴシックアーチによる顎運動の検査（**図 20**）

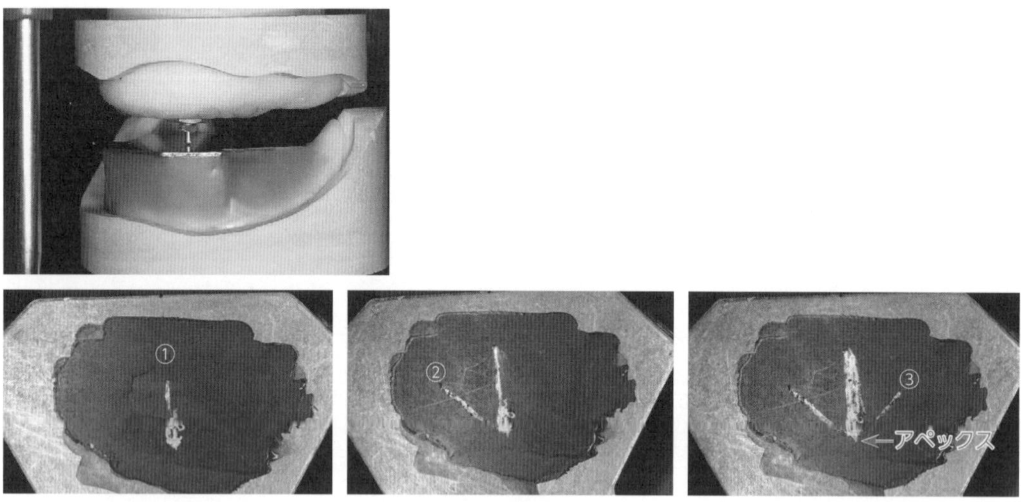

①：前方の限界運動路　②：左の側方限界運動路　③：右の側方限界運動路
前方の限界運動路，次いで左右の側方限界運動路を描記する

図 20　[[30]　　　　　　] によるゴシックアーチ描記装置（「歯科補綴学」p.65，66 参照）

11 チェックバイト法による顆路の測定

- 下顎の前方・側方運動の開始点，前方位・側方位における顎間記録を [[31]　　　　　　　　] といい，これを用いて半調節性咬合器の [[32]　　　　　　] を調節する．
- [[33]　　　　　　　　] でのチェックバイト採得：[[34]　　　　　　　　] の決定のため．
- [[35]　　　　　　] でのチェックバイト採得：半調節性咬合器の [[36]　　　　　　] 調節のため．
- バイト材としては [[37]　　　　　　　　] や [[38]　　　　　　　　] などを用いる．

12 パラトグラム

- [39] の舌が口蓋や歯列に接触する場所を検査する.
- 義歯の口蓋部の形態を探るために [40] に [41] 粉末を散布し，構音による舌の接触の適正化をはかる.
- 構音に問題のある義歯の調整時にも用いられる.

13 口腔内スキャナーによる歯・歯列・咬合の検査

- [42] 印象法により歯列をスキャンすることでコンピュータ上に再現することも可能になった.

[準備器材]

[43]，スキャナー用パウダー(メーカーによっては不要)，[44]，[45]，コンピュータ.

4 クラウン・ブリッジ治療

1 クラウン

- [1 　　　　　　　　　　] とは，歯冠部の欠損が大きく，充塡処置やインレー修復では形態や機能の回復が困難となった歯に装着される固定性の補綴装置の総称.
- [2 　　　　　　　　　　]，[3 　　　　　　　　　　]，[4 　　　　　　　　　　] の 3 つに大きく分類される (p.3，図 2 参照).
- クラウンの製作方法には，ワックスパターン製作，埋没，鋳造という過程を経る方法と歯科用 CAD/CAM システムを使用する方法がある.
- クラウンはブリッジの支台装置となる.

1. 全部被覆冠

- 全部金属冠，前装冠，[5 　　　　　　　　　　] の 3 つに分類される.
- 前装冠は歯冠色材料を用いて審美性を確保：[6 　　　　　　] 前装冠や [7 　　　　　　] 焼付冠，ジャケットクラウンは金属を使用しない. [8 　　　　　　　　] ブロックや [9 　　　　　　　　] やアルミナなどのセラミックブロックを切削加工して成形する場合が多い.

2. 部分被覆冠

- 被覆する歯面により，3/4 冠，4/5 冠，7/8 冠，ピンレッジ，プロキシマルハーフクラウン，アンレーなどがあり，接着ブリッジの支台装置として用いられることが多い.

3. ポストクラウン

- ポストクラウンは継続歯ともよばれる.
- 最終補綴装置としては用いられない傾向にあるが，即時重合レジンなどで製作し，暫間補綴装置としての使用頻度は現在でも高い.

2 ブリッジ

- 少数歯の欠損に対し，残存歯（またはインプラント体）を支台歯として連結する補綴装置.
- 一般的なブリッジ：[10 　　　　　　　　　　] + [11 　　　　　　　　　　] + ポンティック + [12 　　　　　　　　　　] + 支台装置

1. ポンティック部の形態とその分類（図 21）

- 連結部とポンティックの下部は審美性や清掃性の確保が難しい場合が多い.
- [13] 型や [14] 型は可撤性ブリッジでのみ使用され, [15] 型は粘膜と接触する部位は陶材やセラミックスの使用が必須である.

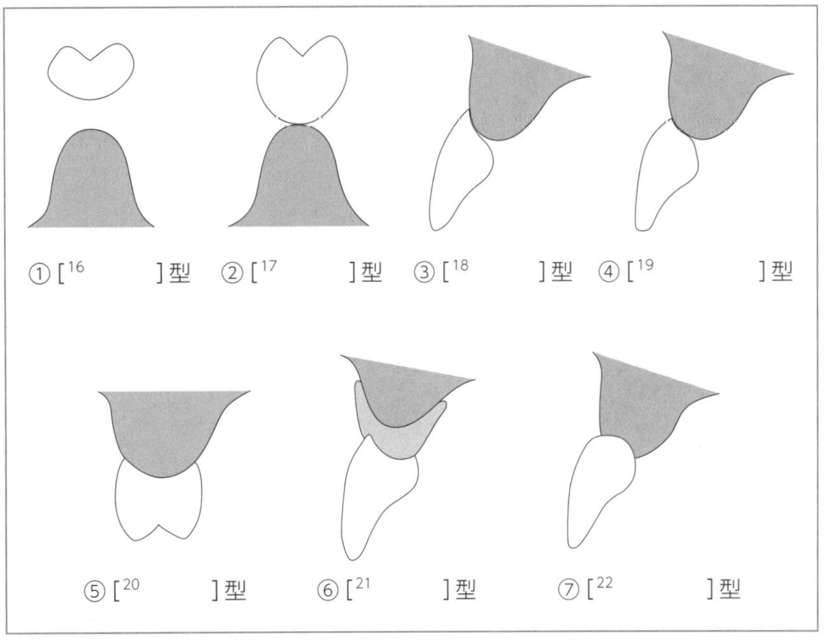

図 21　ポンティックの分類（「歯科補綴学」p.73 参照）

2. ブリッジの分類

1) 固定性ブリッジ

- 支台装置とポンティックが連結固定され，支台歯に装着される. → 一般的なブリッジ

2) 半固定性ブリッジ（図 22）

- ポンティックの一側は支台装置と固定連結され，他側の支台装置とポンティックは [23] で連結されているもの．支台歯間の平行性の確保が難しい大型の症例などに用いられる.

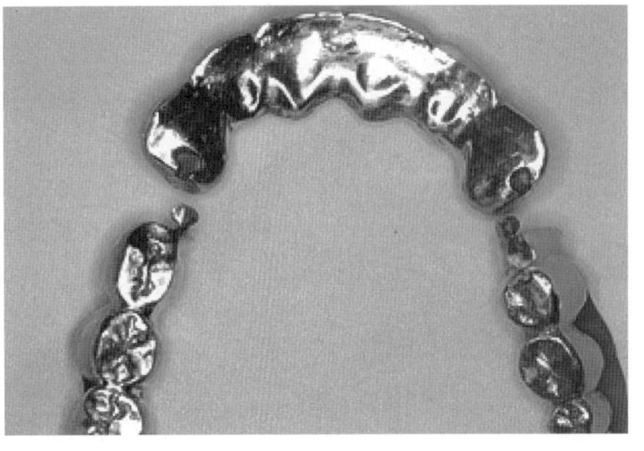

図 22　半固定性ブリッジ（「歯科補綴学」p.74 参照）

3) 可撤性ブリッジ

- ブリッジの全体または一部が可撤性のもの.
- [24] や非緩圧型 [25] が用いられることが多い.

3 CAD/CAM クラウン・ブリッジ治療（図 23）

1. CAD/CAM (computer-aided design/ computer-aided manufacturing) の構成要素

(1) [26]：歯型や口腔内の情報を読み取る（スキャニングする）.

(2) CAD ソフトウェア：コンピュータ上で目的とする装置の設計（[27]）を行う.

(3) CAM ソフトウェア：使用材料を設定し，加工装置のプログラミングを行う（[28]）.

(4) 加工装置：切削あるいは付加造形によって成形加工する.

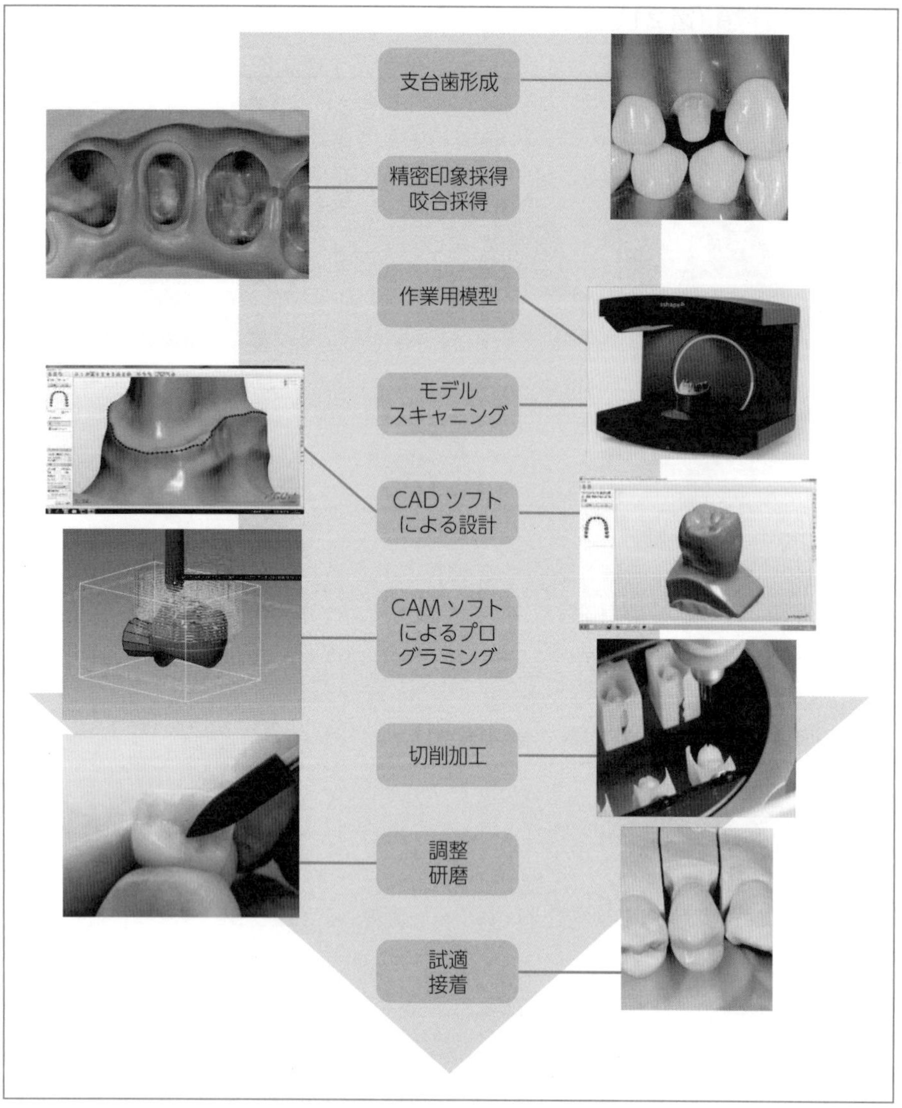

図23　CAD/CAM冠の製作プロセス
(「歯科補綴学」，p.77)

4 クラウン治療の流れ（図24）

1．支台築造の目的

- 崩壊した支台歯形態の回復.
- 残存歯質の補強.
- 保持形態の付与.
- 適合性の向上.

2．支台歯形成の目的

- 各種クラウンに適した厚みが得られるような歯質削除.
- クラウンの着脱が可能で，かつ保持力が十分確保できるような軸面形成.
- 強度を十分確保し，かつ連続性のあるフィニッシュラインの設定.

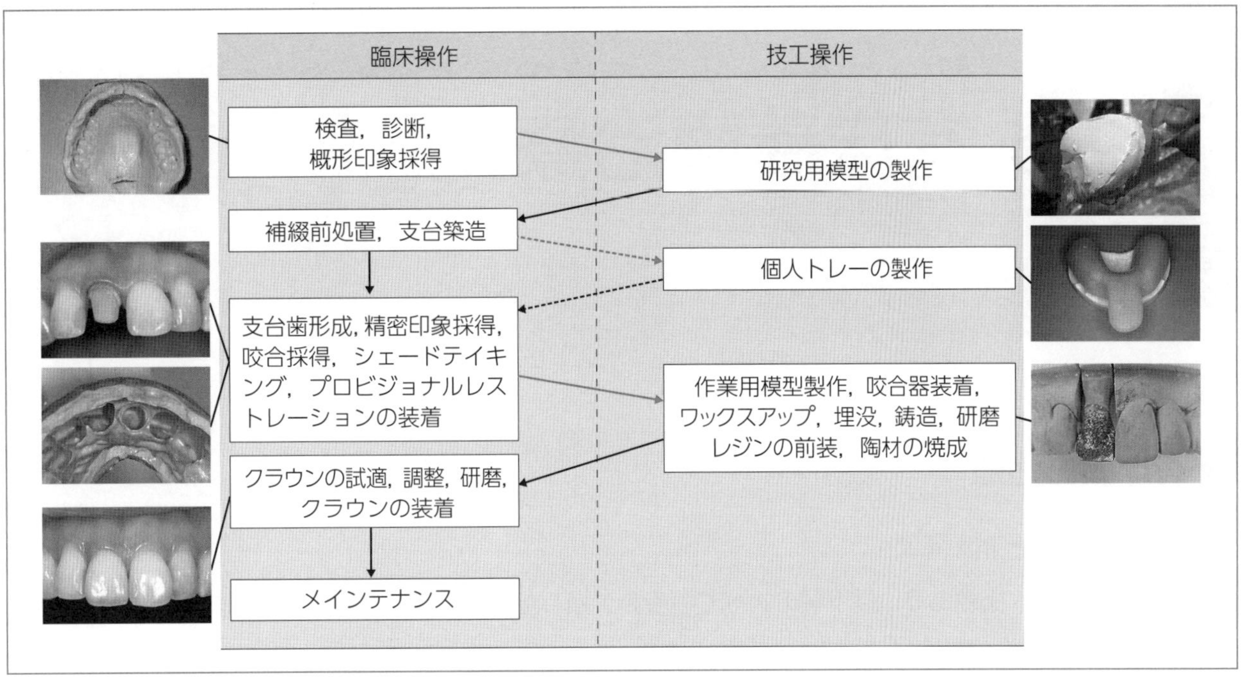

図 24　**クラウン治療の流れ**（「歯科補綴学」p.79 参照）

3. 支台築造の方法

• 直接法と間接法がある（**表 1**）．

表 1　**支台築造の種類と手順**（「歯科補綴学」p.82 参照）

	直接法	間接法
特徴	・口腔内で直接築造する方法．化学重合と光重合の両方の重合法を備えた [29　　] のコンポジットレジンを用いる． ・歯冠部の歯質が多く残存していない場合はポスト（ガラス繊維強化型 [30　　]）を併用する．	・口腔外で製作した支台築造体を支台歯にセメント合着する方法． ・直接法と比較し，1 回のチェアタイムを短縮できるが，来院回数が増える．
手順	・仮封材や充填物を除去後，[31　　] を用いて根管内の根管充填材を除去する． ・根管充填時の作業長や口内法エックス線写真を参考に，ポストのために根管形成を行う． ・支台歯の概形成を行い，軸壁が薄くなった場合は高さを低くする．	
	・根管形成後，金属ポストあるいはファイバーポストを試適し，必要であれば長さの調整を行う． ・根管内を清掃後，歯面の接着処理，ボンディング処理などを行う． ・金属ポストには金属接着性 [35　　] 処理，ファイバーポストには [36　　] 処理を行う． ・窩洞内へ充填器あるいはシリンジを用いてコンポジットレジンを築盛し，ポストを挿入する． ・デュアルキュア型レジンの場合は [37　　] にて重合を行う．	・[32　　] がないように根管形成後，[33　　] 印象材あるいは [34　　] 印象材を用いた印象採得を行う． ・模型上でコンポジットレジン製の支台築造体（レジンコア）もしくは鋳造法による金属製の築造体（メタルコア）を製作する． ・支台歯にコアをセメント合着する．

5 有床義歯治療

1 有床義歯治療

1. 全部床義歯とは

- 全部床義歯とは，上顎あるいは下顎のすべての歯を欠損した患者（無歯顎患者）に製作・装着される有床義歯のことである．
- 総義歯ともよばれる．
- 義歯に加わる咬合力は顎堤の［1　　　　］で負担する．歯を根面板で覆い，義歯の下で咬合力を負担させることもある．上顎は下顎に比較して顎堤の面積が大きいので咬合力の負担能力が［2　　　　］．
- 義歯の維持は，残存歯がないため顎堤粘膜との［3　　　　］，［4　　　　］，［5　　　　］による．上顎全部床義歯に脱離する力が働くとき，義歯の辺縁封鎖が確保できていれば，［6　　　　］により脱離に抵抗し義歯が安定する．下顎全部床義歯は辺縁封鎖が困難であり，［7　　　　］を得ることは困難である．
- ［8　　　　］の状態や唾液の量，性状によっても接着，粘着，吸着は影響される．

2. 分類（「歯科補綴学」p.20，表Ⅰ-1-2 参照）

① ［9　　　　］：治療計画に基づいて最後に製作する義歯．
② ［10　　　　］：最終義歯を製作する前に一定期間だけ使用するための義歯．
③ ［11　　　　］：抜歯前に採得した印象から義歯を製作しておき，抜歯直後に装着する義歯．
④ ［12　　　　］：最終義歯の製作に先立ち，咬合や下顎位の安定，床下粘膜の調整，顎関節の治療などのために装着される義歯．
⑤ ［13　　　　］：旧義歯などを修理して，新義歯への移行がスムーズになるように使用する義歯．

3. 義歯床

- 材料により［14　　　　］と［15　　　　］があるが，［16　　　　］が一般的である（**表 2**）．
- レジン床は健康保険が適用されるが，金属床は基本的に自費診療である．
- 上顎レジン床は［17　　　　］が厚くなり，患者は違和感や話しにくさなどを訴えることがある．この場合，［18　　　　］にすると［19　　　　］快適であり，話しやすくなる．
- レジン床は，装着後の義歯床粘膜面の削合調整や研磨が容易である．また，床の破折や顎堤吸収が生じた場合に，レジン床であれば即時重合レジンで容易に [20] や [21] ができるが，金属床は困難である.

• 下顎は顎堤吸収を生じ [22] や [23] が必要になることが多いため，金属床はあまり適用されない.

表2 レジン床と金属床の特徴（「歯科補綴学」p.111 参照）

	レジン床	金属床
強度	[24]	[25]
口蓋部の厚さ	材料の強度が低いため [26]	強度が高く薄くできる
違和感	口蓋部が厚いと比較的大きい	口蓋部が薄いため [27]
話しやすさ	口蓋部が厚いと話しにくいことがある	口蓋が薄く [28]
重さ	口蓋部が厚いと重く感じることがある	貴金属床は重く，非貴金属床は軽く感じる
熱伝導性	低いため熱い飲食物は注意	高く，[29] が遮断されにくい
吸水性	高いため材料が劣化しやすい	低いため汚れにくく衛生的
調整のしやすさ	床粘膜面の削合や研磨などが容易	金属床粘膜面では [30]
修理のしやすさ	削合，添加が [31]	困難
リラインのしやすさ	床用レジンとよく親和するため容易	困難（金属面は表面処理が必要）
健康保険	適用され安価	適用されず，基本的に自費診療で高価

4. 人工歯

• 人工歯には，[32]，[33]，[34]，[35] などがある.

• [36] は咬耗が少ないが，上下の歯が当たるとカチカチ音がしやすい.

• [37] は着色しやすいが，適度に咬耗し音がしないため頻繁に使用されている.

• 使用する部分により，前歯部用と臼歯部用があり，前歯部人工歯は患者の個性に対応するため，形態や色調に多くの種類がある.

• [38]，[39]，[40]，[41]，旧義歯などを参考にして人工歯を選択する.

2 医療面接・検査，治療計画，前処置および概形印象採得

1. 医療面接・検査

患者を理解するための情報収集，患者と歯科医師との信頼関係の構築，患者教育と治療への動機づけなどのため，医療面接を行う.

1) [42]

• 受診の理由を把握し，最も困っていること（咀嚼機能，審美性，構音など）や，旧義歯に対する患者の不満.

2) [43　　　　　　]

• 過去の疾病を含めた健康状態の経歴.

3) [44　　　　　　]

• 患者が最も問題としている主訴に関する経過.

4) 検査時に理解しておくべき用語

• [45　　　　　　　　　　]：前歯部において歯や人工歯が口腔内から口唇を支えていること.

• [46　　　　　　　　　　]：不適合な義歯を長期に使用することで骨吸収が進行し，周囲粘膜が余り可動性が大きくなったもの.

2. 概形印象採得

1) 準備する器材（図 25）

① [47　　　　　　　　　　]

② [48　　　　　　　　　　　　　　]

③ [49　　　　　　　　　　] 印象材

④ [50　　　　　　　　　　]

⑤ [51　　　　　　　　　　]

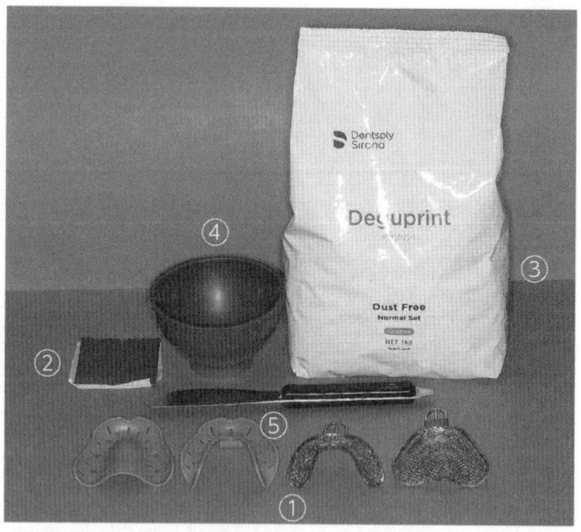

図 25　概形印象採得に必要な器材
（「歯科補綴学」p.116 参照）

2) 概形印象採得の手順

• 適切な大きさの上下顎既製トレーを口腔内に試適し，辺縁を修正後，概形印象採得を行う．通常は [52　　　　　　　　　　] 印象材を使用することが多い．[53　　　　　　　　　　　　　　] を使用する方法もある.

<歯科技工室>

• 概形印象に硬質石膏を注入し，[54　　　　　　　] 模型を製作する．この模型上で [55　　　　　　　　　　　　] を製作する.

3. 精密印象採得

• 個人トレーを用いる [56　　　　　　　　　　] により義歯の広さと辺縁形態を作り，流れのよい印象材で粘膜面の精密な印象を採得する.

1) 筋圧形成に必要な器材（図 26）

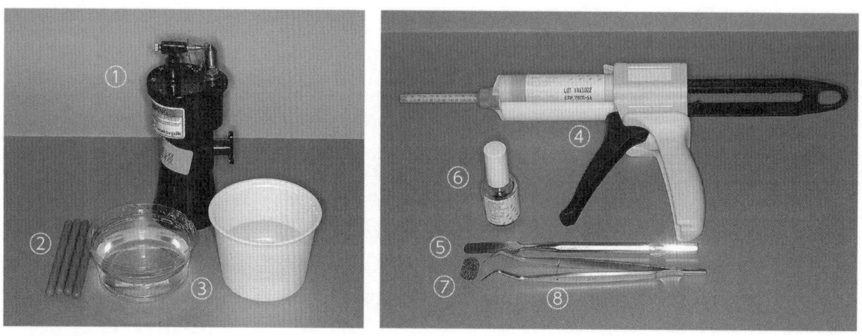

図 26　筋圧形成に必要な器材（「歯科補綴学」p.119 参照）

① [57　　　　　　　　　　]，② [58　　　　　　　　　　　　　　]，③ 水，④ [59　　　　　　　　　　] 印

象用カートリッジ一式，⑤ [60　　　　　　　　]，⑥ [61　　　　　　　　]，⑦スポンジ，⑧ピンセット

2）精密印象採得の手順

① 個人トレーを用いて [62　　　　　　　　] を行う．

② 最終仕上げとして，筋圧形成が終わったトレーで顎堤粘膜の印象を行う．消毒がしやすく流れのよいタイプの [63　　　　　　　　] 印象材を用いる．

<歯科技工室>

印象を消毒後，模型用超硬質石膏を注入し，作業用模型を製作する．その後，この模型上で [64　　　　　　] を製作する．

4. 咬合採得

1）咬合採得に必要な器材（図 27）

① ホットプレート，② [65　　　　　　　　]

③ [66　　　　　　　　]，④ [67　　　　　　]

⑤ ココアバター，⑥ アルーワックス

⑦ [68　　　　　　　　]，⑧ [69　　　　　　　　]

⑨ [70　　　　　　　　]，⑩ 咬合床用安定剤

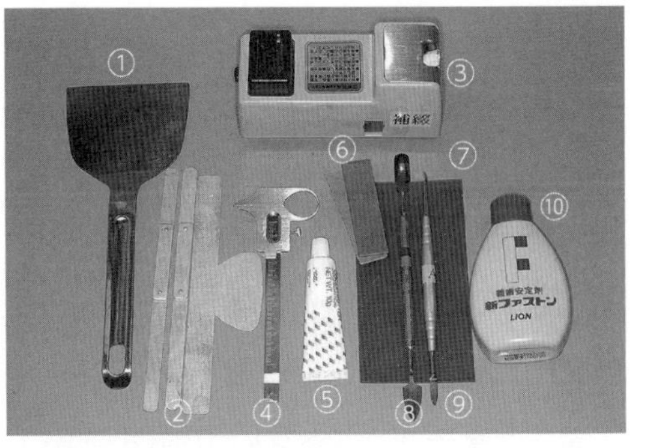

図 27 咬合採得に必要な器材
（「歯科補綴学」p.122 参照）

2）その他の器材

(1) [71　　　　　　　　]（**図 28**）：頭蓋に対する上顎の三次元的位置関係を咬合器にトランスファーし（移し），開閉口運動時の下顎の回転軸と咬合器の開閉軸を一致させるための器具．

(2) [72　　　　　　　　]：人工歯の形態を選ぶための見本

(3) [73　　　　　　　　]：人工歯の色を選ぶための見本

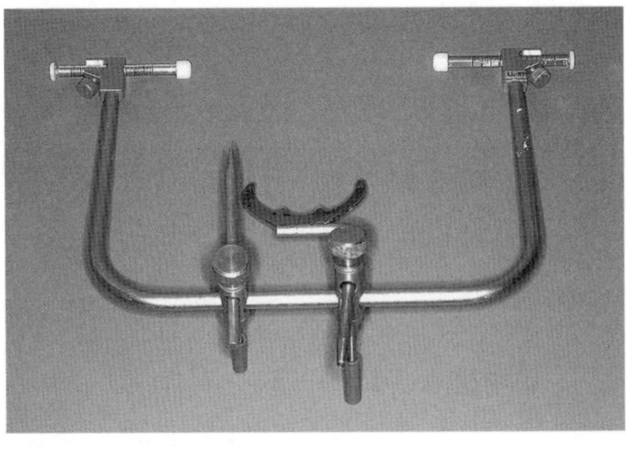

図 28 フェイスボウ（「歯科補綴学」p.122 参照）

3）咬合採得の手順

① 垂直的顎間関係を採得する．

- 歯科技工室で製作した上下顎咬合床を用いて，垂直的顎間関係を採得する．
- 一般的な手順では，上顎咬合堤の前歯部にワックスを盛ったり削ったりしながら豊隆を調整しておく．

② 上顎咬合堤に [74　　　　　　　　] 平面を決定しておき，その後下顎咬合堤の咬合面を軟化し，あらかじめ設定した咬合高径まで患者自身に閉口してもらう．

【フェイスボウトランスファー】

- フェイスボウトランスファーにより頭蓋に対する上顎の三次元的位置関係を咬合器にトランスファーし（移し），これにより患者の開閉口運動時の下顎の回転軸と咬合器の開閉軸が一致する．
  ⇒咬合器上での下顎運動の再現性が改善される．

5. ゴシックアーチ描記：[75　　　　　　] 的顎間関係の記録

- 下顎位が左右どちらかに偏位しているような水平的顎間関係に問題がある場合は，ゴシックアーチ描記を併用する．

・描記したゴシックアーチを参考に［76 ］的顎間関係を記録する．

6．ろう義歯の試適

・人工歯排列と歯肉形成が完了した義歯を［77 ］という．

・重合前であるため修正は可能で，口腔内に試適して義歯床の辺縁，人工歯の咬合状態，排列，審美性，構音や装着感などをよく検査する．必要があれば修正する．

・この後，ろう義歯を歯科技工室に戻し，埋没，レジン塡入と重合，割り出しを行う．

7．義歯の装着

・精密印象採得した粘膜は被圧変位性に富む組織で，重合によるレジンの収縮もあるため完成義歯は無調整で使用することはできない．口腔内での調整が必要である．

8．患者への説明と指導

1）義歯の着脱法

・全部床義歯の場合，義歯を装着する（口の中に入れる）ときは大きい［78 ］から入れる．

・義歯を撤去する（外す）ときは小さい［79 ］から先に行うのが一般的である．

・しかし，患者によって入れやすさは異なるため，着脱の指導の際によく観察し，患者の状態に合わせて臨機応変に決めるとよい．

（1）装着方法（入れ方）の留意点

・クラスプなどの支台装置がない全部床義歯は，義歯床内面と顎堤粘膜との間に唾液などの適度な水分が介在することで吸着が生じ，安定した機能を発揮する．口腔が乾燥していると吸着が低下するだけでなく，粘膜を傷つけることもある．そのため，義歯を装着する前にまず［80 ］を行い，さらに義歯を水やぬるま湯でぬらすことが大切である．

（2）上顎義歯の装着方法

① 口角を少し引き上げ，義歯の臼歯部付近から［81 ］を拡げるように口腔内へ挿入する．

② 義歯が口腔内に収まったら，口唇を軽くかぶせる．

③ 装着後，義歯床の中央を人差し指で押さえて口蓋に義歯を［82 ］させる．

（3）下顎義歯の装着方法

① 口角を横に引いて義歯の大臼歯部から回転させながら［83 ］を拡げるように口腔内へ挿入する．

② 装着後，両側の［84 ］を指で軽く押さえて義歯を吸着させる．

（4）上顎義歯の撤去方法

① 上顎義歯は陰圧で吸着しているため，義歯の［85 ］部分を持ち，義歯の［86 ］を押し下げるように軽く前方に傾けると後方から空気が入り，楽に外すことができる．

② 外れたらゆっくり下方に引き下げて，義歯を側方に回転させながら取り出す．

（5）下顎義歯の撤去方法

① 下顎義歯は義歯の［87 ］に指をかけ，引き上げると簡単に外すことができる．

② 義歯が外れたら，ゆっくり側方に［88 ］させながら取り出す．

2）清掃方法

- デンチャープラークコントロールについて十分に説明・指導する.
- 食後，義歯を外してから［89　　　　　　　　］などを用いて，義歯床内面，人工歯を流水下で丁寧に清掃する.
- 落下により破損することもあるため，洗面器などに［90　　　　　　　　］を張った上で清掃するとよい.

3 全部床義歯治療に関連する併発症とその対応

1．残存組織，顎堤粘膜，顎堤の併発症

1）［91　　　　　　　　］（図 29）

- デンチャープラークの主体となる［92　　　　　　　　］の感染により生じる床下粘膜の非特異的な炎症.
- 口腔内は微生物の増殖環境として適し，さらに義歯床と粘膜の隙間が増殖する空間となり，デンチャープラークが定着しやすい.

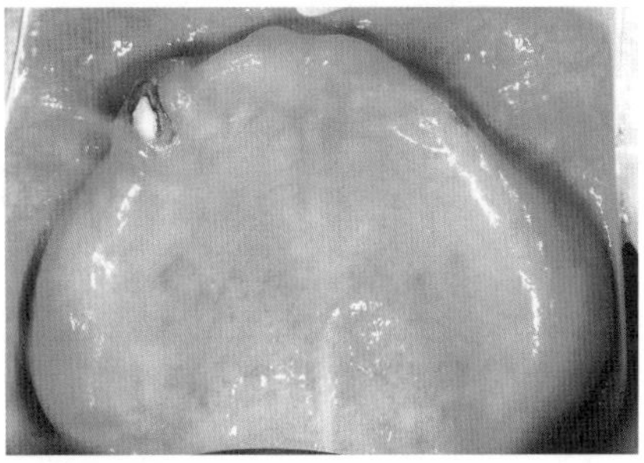

図 29　義歯性口内炎（口蓋部）
（「歯科補綴学」p.146 参照）

2）［93　　　　　　　　］（図 30）

- 咀嚼時の機能圧が上顎前歯部の床下粘膜に特に強くかかり，その結果，顎堤の骨吸収が進行し，こんにゃく状で容易に変形して移動しやすい顎堤粘膜を呈する.
- 上顎無歯顎で対合する下顎前歯が残存している場合などで生じる.

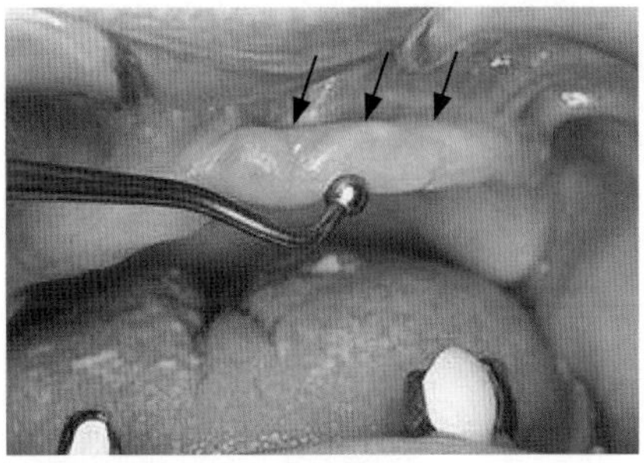

図 30　フラビーガム（矢印）
（「歯科補綴学」p.145 参照）

3）［94　　　　　　　　］（図 31）

- 全部床義歯装着後，咀嚼時の機能圧あるいは人工歯の咬耗などに起因した異常な咀嚼圧などにより顎堤粘膜に変化が生じ，義歯床粘膜面と不適合になる.
- 義歯の不適合により義歯床粘膜に過度の加圧部が生まれて発症する.

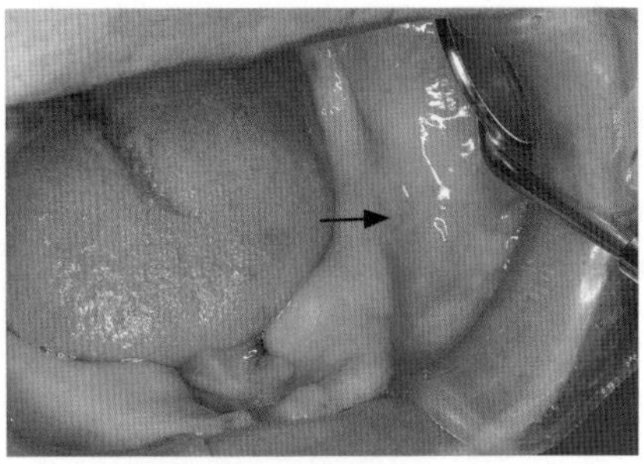

図 31　義歯性潰瘍（矢印）
（「歯科補綴学」p.145 参照）

4）［95　　　　　　　　］（図 32）

- 上顎に全部床義歯，下顎に部分床義歯が装着された症例において，上顎口蓋部の粘膜にみられる.

5）［96　　　　　　　　］（図 33）

- 義歯床の慢性的機械刺激が原因．長い床縁を削除する.

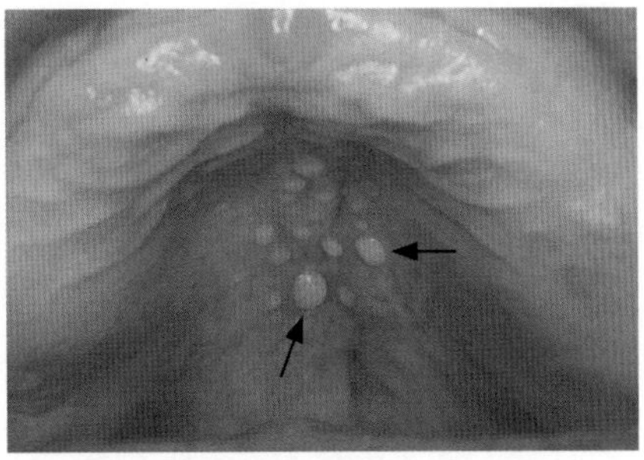

図 32　乳頭状過形成（矢印）
（「歯科補綴学」p.146 参照）

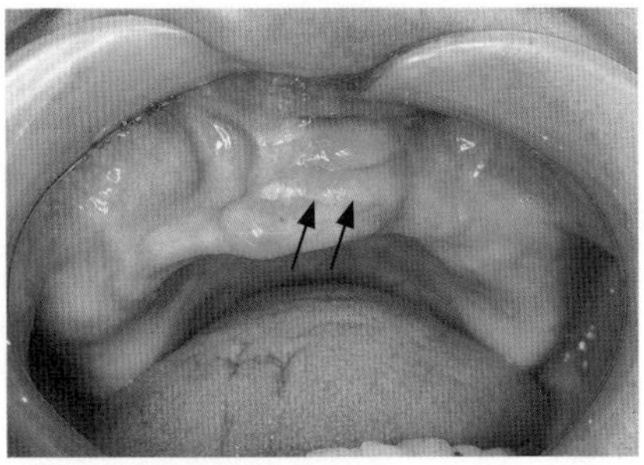

図 33　義歯性線維腫（矢印）
（「歯科補綴学」p.145 参照）

2. リラインおよびリベース

- 咬合状態は正しいが義歯床粘膜面の適合が不良となった場合，義歯床を新しい床用レジンに置き換え，義歯床粘膜への適合改善を行う．
- 義歯床下粘膜面の表層を削除し置き換える方法を［97　　　　　　　　］といい，人工歯部以外の義歯床を新しく置き換えることを［98　　　　　　　　］という（**図 34**）．

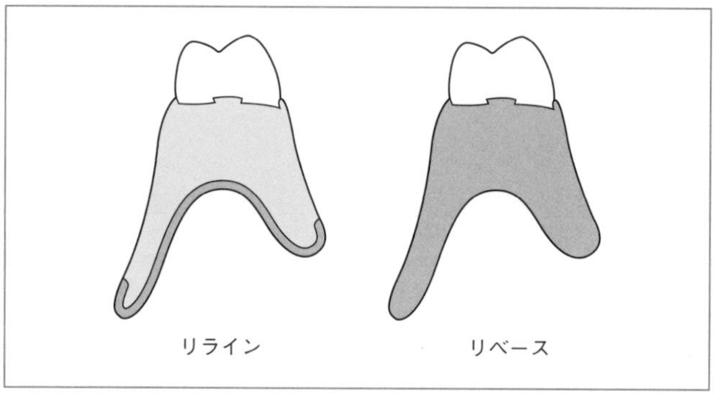

図 34　リライン（左）とリベース（右）
（市川哲雄ほか編．無歯顎補綴治療学，第 4 版．医歯薬出版，2022）

4 部分床義歯

- ［99　　　　　　　　］とは，1 歯欠損から 1 歯残存までの欠損症例（部分無歯顎）に適用される［100　　　　　　］の有床義歯である．
- 残存歯（またはインプラント）と欠損部顎堤の両方で咬合力を負担させ，［101　　　　　　］と［102　　　　　　］の回復をはかる．
- 局部床義歯あるいは［103　　　　　　　　　］ともいう．

1. 部分床義歯の分類

1）残存歯と欠損部の位置関係による分類

(1)［104　　　　　　　　］：歯列の中間欠損に適用する義歯
(2)［105　　　　　　　　］：歯列の遊離端欠損に適用する義歯
(3)［106　　　　　　　　］：中間欠損と遊離端欠損が混在した歯列に適用する義歯

2）咬合力負担による分類

(1) 歯根膜負担義歯：少数歯欠損の中間義歯．咬合力を支台歯の歯根膜で負担する義歯
(2) 粘膜負担義歯：無歯顎に近い多数歯欠損の義歯．咬合力を粘膜で負担する義歯
(3)［107　　　　　　　　　　］：多数歯欠損の中間義歯と遊離端義歯．歯根膜で十分負担できない咬合力を粘膜負担で補う義歯

3）目的別の分類

最終義歯，暫間義歯（即時義歯，治療用義歯，移行義歯）など（p. 5 参照）

2. 部分床義歯の構成要素（図 35，p.5 参照）

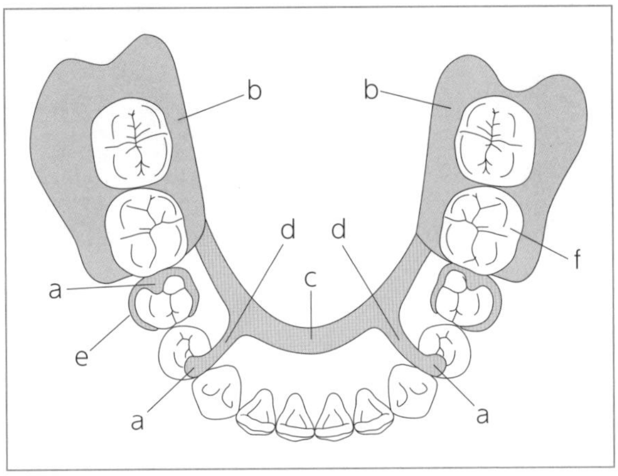

図 35　部分床義歯の構成要素

a［108　　　　　　　］
b［109　　　　　　　］
c［110　　　　　　　］
d［111　　　　　　　］
e［112　　　　　　　］
f［113　　　　　　　］

1）支台装置

(1) クラスプ

① 製作法による分類

- ［114　　　　　　　］：鋳造によって製作されるクラスプ
- ［115　　　　　　　］：既製の金属線を屈曲して製作されるクラスプ
- ［116　　　　　　　］：頰舌の鉤腕の製作法が異なるクラスプ

② 形態による分類

- 環状鉤：支台歯の歯冠を取り囲む環状のクラスプ．［117　　　　　　　］，［118　　　　　　　］，［119　　　　　　　］などがある．
- バークラスプ：義歯床からバーが支台歯方向へ横走し，歯頸部からバー先端が支台歯のアンダーカット域に位置する．

(2) アタッチメント

- 支台歯に設置されるパトリックスと義歯に設置されるマトリックスの連結により，義歯を［120　　　　　　　］・［121　　　　　　　］させる．
- 支台歯の歯冠内外に固定部が設置される［122　　　　　　　］と根面板上の固定部と義歯内面の可撤部の連結により維持力が生じる［123　　　　　　　］（例：［124　　　　　　　］（**図 36**））と［125　　　　　　　］（**図 37**）がある．

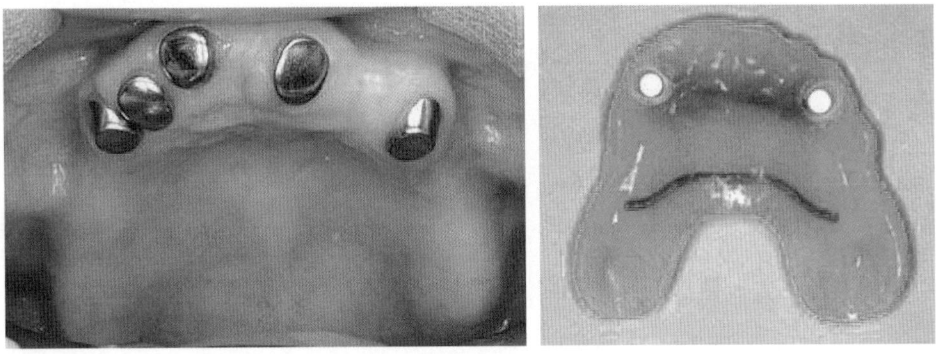

図 36　［124　　　　　　　］（「歯科補綴学」p.154 参照）

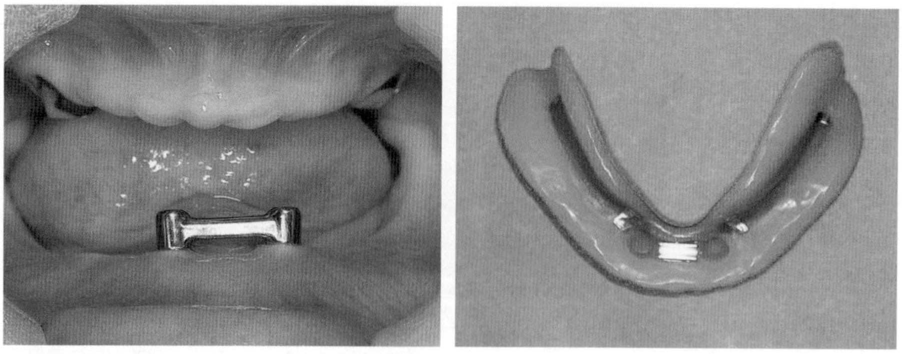

図37 [125]（「歯科補綴学」p.155 参照）

(3) レスト，フック，スパー（**図 38〜40**）

• レストは義歯床の［126 ］や［127 ］の防止のための金属製の小突起．義歯床や大連結子とは［128 ］により結合される．

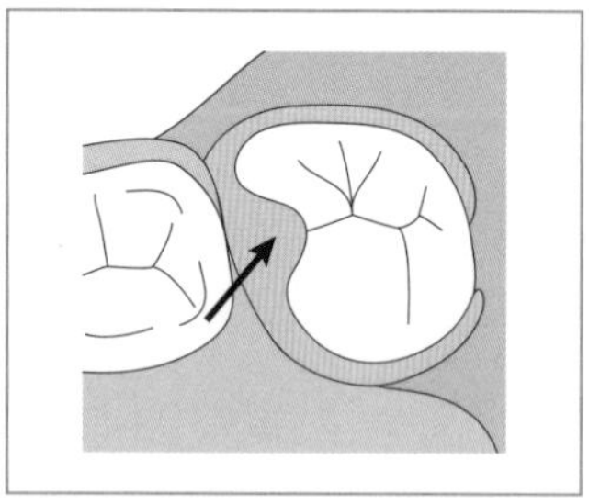

図38 [129]
（「歯科補綴学」p.155 参照）

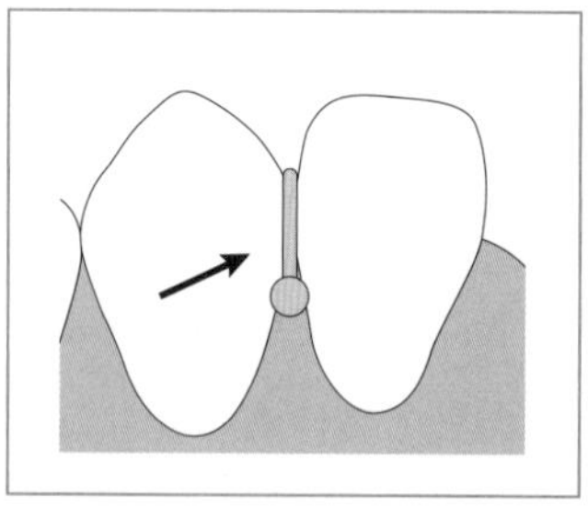

図39 [130]
（「歯科補綴学」p.155 参照）

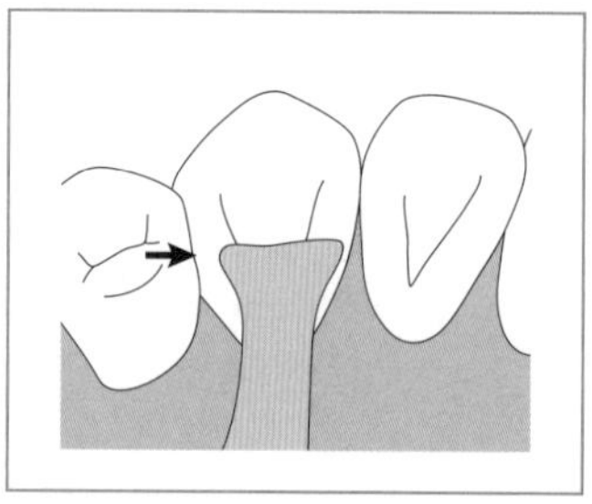

図40 [131]
（「歯科補綴学」p.155 参照）

(4) 隣接面板

• 欠損部に隣接する支台歯と接触する義歯の金属部分．［132 ］の規制や横揺れ防止，不潔域の減少，食片圧入の防止などの効果が期待できる．

2）連結子

(1) 大連結子

• 上顎では辺縁歯肉から 5 mm 以上，下顎では 3 mm 以上離して設置する．

• それぞれ上顎は 3 種類，下顎は 2 種類ある．

① 上顎の大連結子

［133 ］（**図 41**）：走行方向により前，中，後，正中，側方などの種類がある．

［134 ］（**図 42**）：異物感が少なく，支持と安定の向上が期待される．

［135 ］（**図 43**）：多数歯欠損に適用され，粘膜負担が期待できる．

② 下顎の大連結子

［136 ］（**図 44**）：残存歯舌側粘膜を走行する．断面形状は半洋梨状．

［137 ］（**図 45**）：リンガルバーより舌感に優れ，義歯の維持と安定の向上が期待できるが，歯頸部にプラークが停滞しやすい．

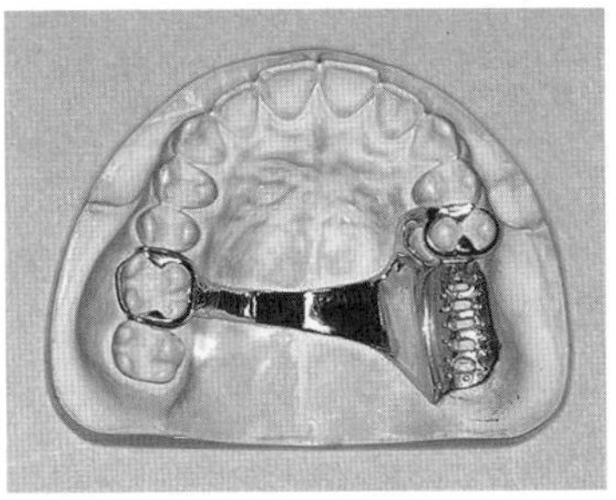

図 41　パラタルバー
(「歯科補綴学」p.156 参照)

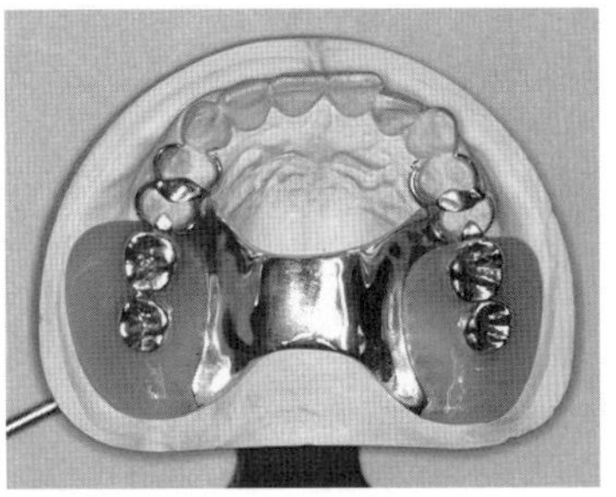

図 42　パラタルストラップ
(「歯科補綴学」p.156 参照)

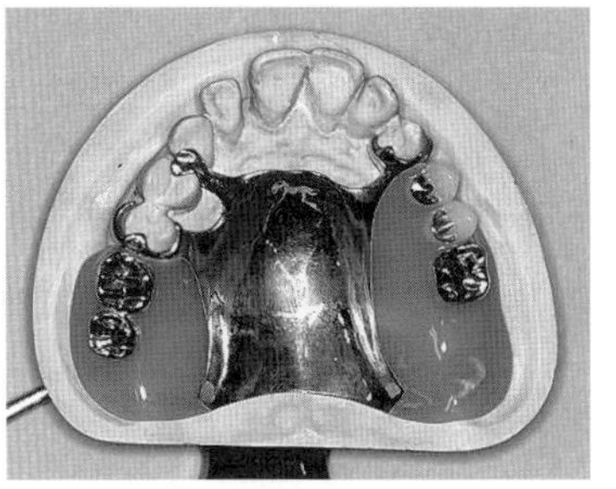

図 43　パラタルプレート
(「歯科補綴学」p.156 参照)

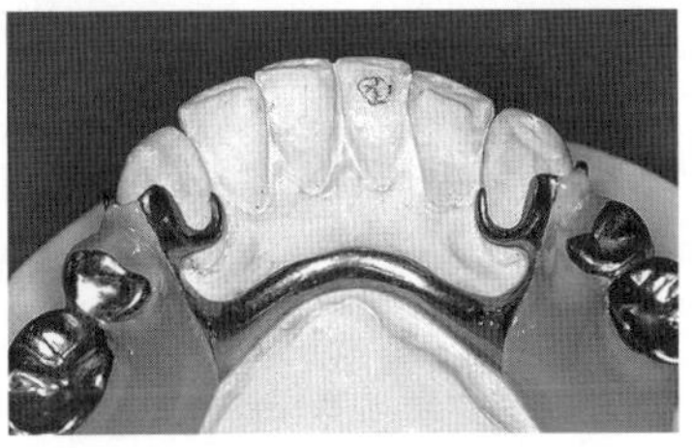

図 44　リンガルバー
(「歯科補綴学」p.157 参照)

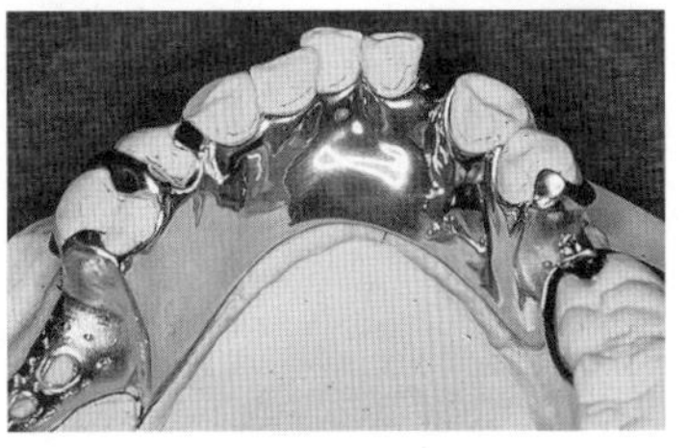

図 45　リンガルプレート
(「歯科補綴学」p.157 参照)

(2) 小連結子 (**図 46**)

- [138　　　　] や [139　　　　]，フック，スパーを義歯や大連結子とつなぐ金属部分，義歯に加わる咬合力を支台歯に伝達する．

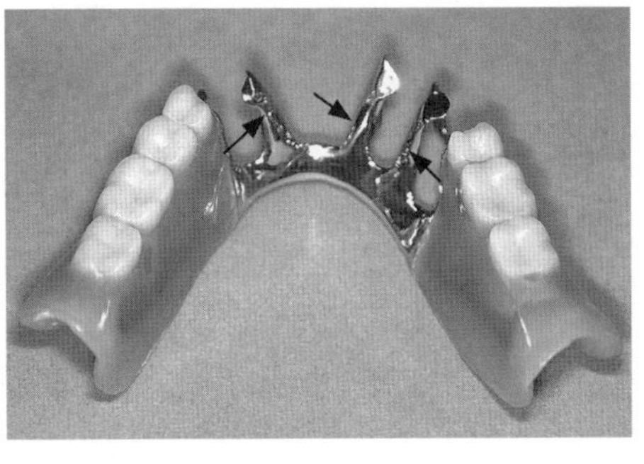

図 46　小連結子 (矢印)
(「歯科補綴学」p.157 参照)

3) 義歯床

- 欠損部顎堤や口蓋部を被覆する部分で，人工歯や支台装置を保持する．
- 咬合力を顎堤粘膜に伝達し，義歯の支持，把持，維持に寄与する．
- 材質として [140　　　　]，[141　　　　] が使用される．

4) 人工歯

- 失われた天然歯の代わりに機能や審美性を回復するために用いる歯で，前歯部用と臼歯部用がある．

[材質による分類]

- [142　　　　]，[143　　　　]，[144　　　　]，[145　　　　] などがある (p.21 参照)．

[臼歯部咬合面形態による分類]

- 解剖学的人工歯：咀嚼能率が高い.
- 機能的人工歯：機能性を重視している.
- 非解剖学的人工歯：咬頭傾斜角が 0° の臼歯人工歯，バランシングランプを付与する.

5 部分床義歯治療の流れ（図 47）

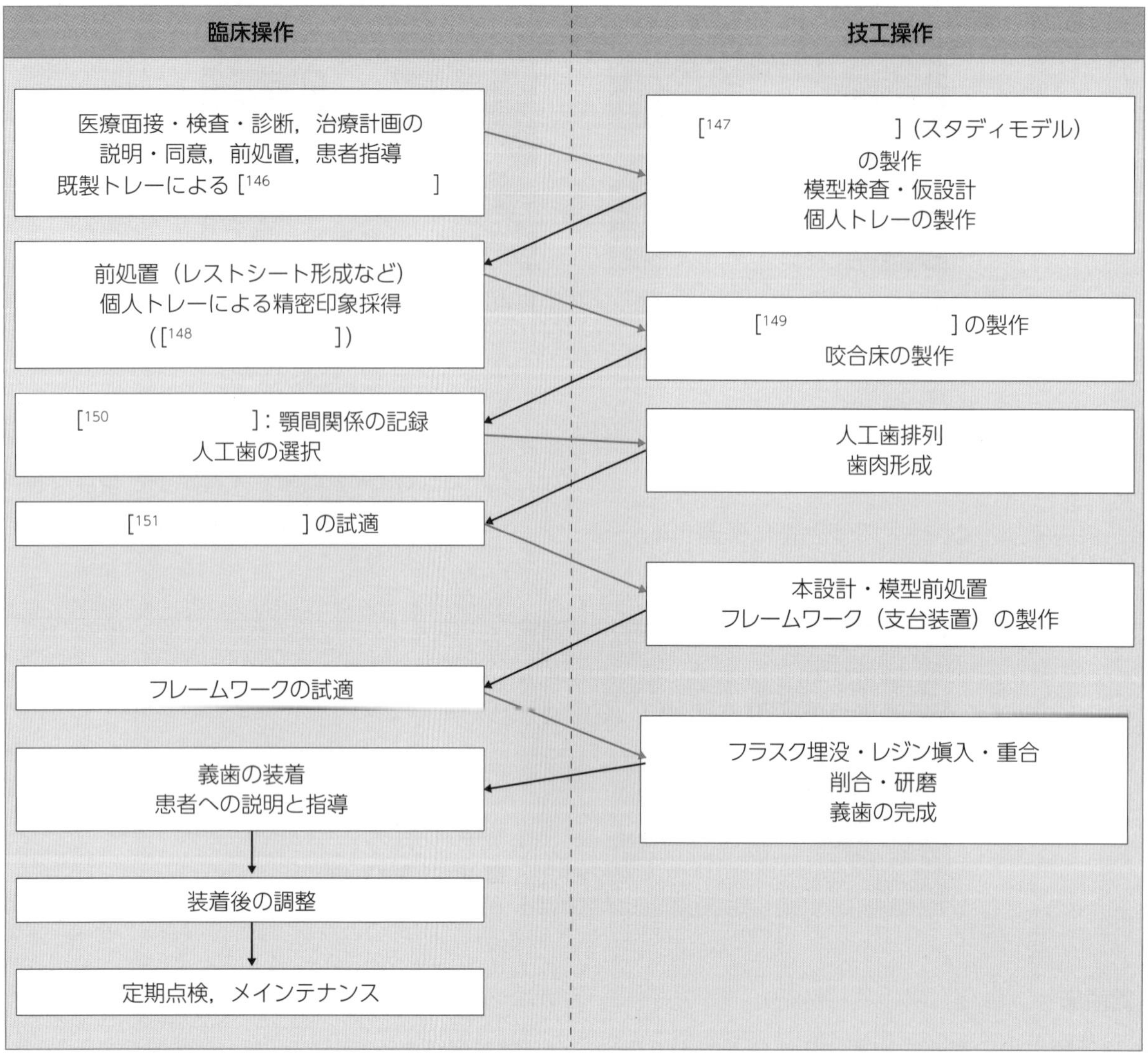

図 47　**部分床義歯治療の流れ**（「歯科補綴学」p.159 参照）

6 インプラント治療

1 インプラント治療の概要

1. インプラント

• インプラントとは，外科手術により生体内に埋入される人工物をいい，歯科では歯の欠損に対し［1　　　　　］の代用として用いるものを指す．一般的には骨内インプラントを指す．骨内インプラントは，インプラント体が（顎骨）に埋入され，［2　　　　　］を介して人工歯根として［3　　　　　］と一体となり咬合力（機能圧）を負担する．

• 現在のインプラントの主流は［4　　　　　］である．

• 特徴は，骨の損傷を最小にしながらインプラント体を骨内に埋入し，負荷をかけない状態で骨の治癒を進め，［5　　　　　］を成立させることである．

• インプラントの成功の基準は「インプラント体は臨床的に［6　　　　　］がなく，患者と歯科医師の両者が満足する機能的および審美的な［7　　　　　］をよく支持している」こととされている．

• インプラント治療は，外科手術が必要，［8　　　　　］が長い，治療費が高額である．

2. インプラントの基本構造

基本構造（**図 48**）：

①［9　　　　　］，②［10　　　　　］，

③［11　　　　　］

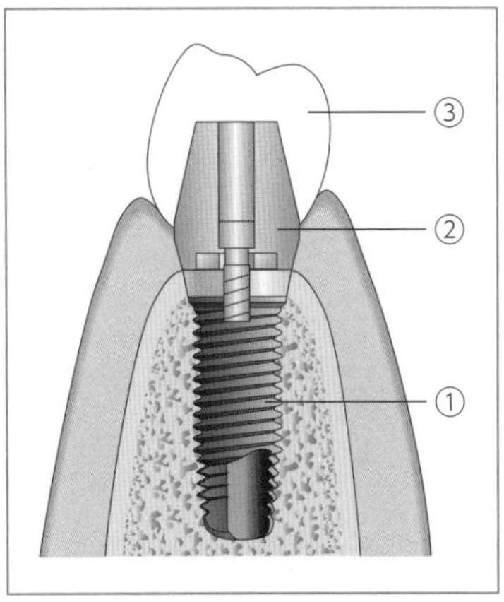

図 48　インプラントの基本構造
（「歯科補綴学」p.185 参照）

3. インプラント体の埋入法と上部構造の固定法

1）埋入術式

(1) 1 回法：1 回目の手術でインプラント体とアバットメントを一体で骨内に埋入し，粘膜を貫通して口腔内に出る．

(2) 2 回法：1 回目の手術でインプラント体を骨内に埋入，粘膜骨膜でインプラント体を被覆して，2 回目の手術でインプラント体に［12　　　　　］を取りつけて粘膜を貫通させる．

• 上部構造の固定法には，［13　　　　　］固定式と［14　　　　　］固定式がある．

2 インプラント治療の流れと診療の補助

1．治療の流れ（図 49）

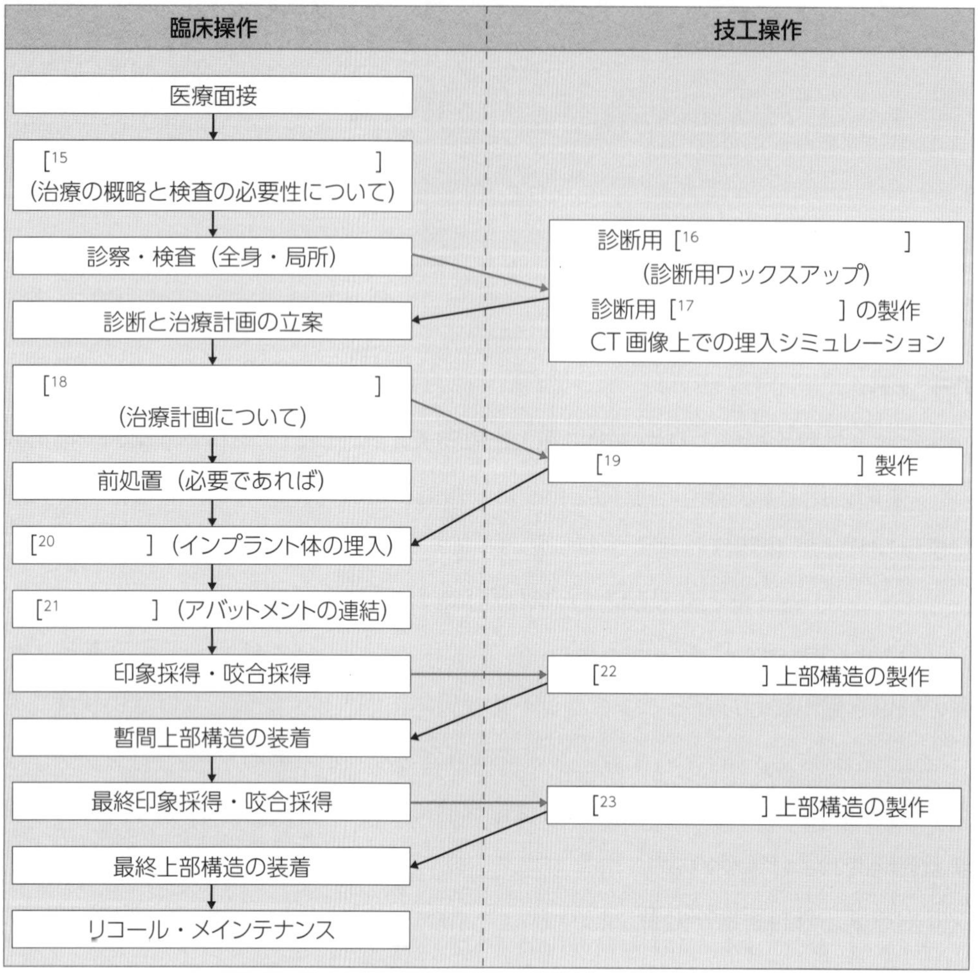

図 49　インプラント治療の流れ（「歯科補綴学」p.186 参照）

1）印象採得

（1）オープントレー法（**図 50**）：印象用コーピングを印象内に取り込む印象方法（ピックアップ印象）．印象の [24　　] が高い．
大きな [25　　] を要し，術式は煩雑である．

（2）クローズドトレー法（**図 51**）：印象用コーピングの陰型を記録する方法．印象採得は簡便で寸法精度が劣る．

2）インプラントメインテナンス

- インプラントのプロービングには [26　　] 製プローブを使用し，軽圧で行う．
- インプラントの機械的清掃には [27　　] 製ハンドスケーラーや樹脂でコーティングされたチップを用いる．

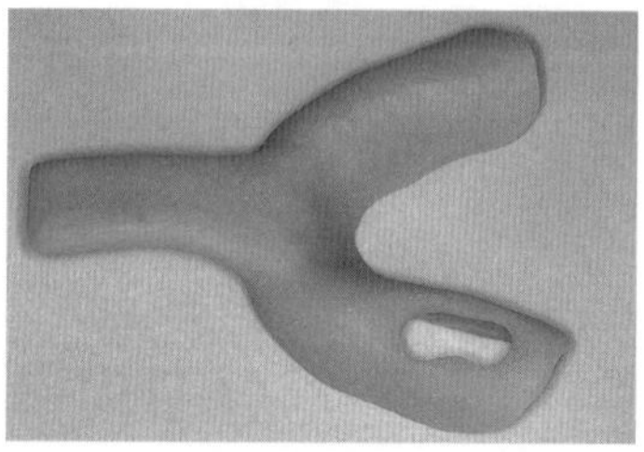

図 50　オープントレー（赤川安正ほか編．よくわかる口腔インプラント学，第 3 版．医歯薬出版，2017）

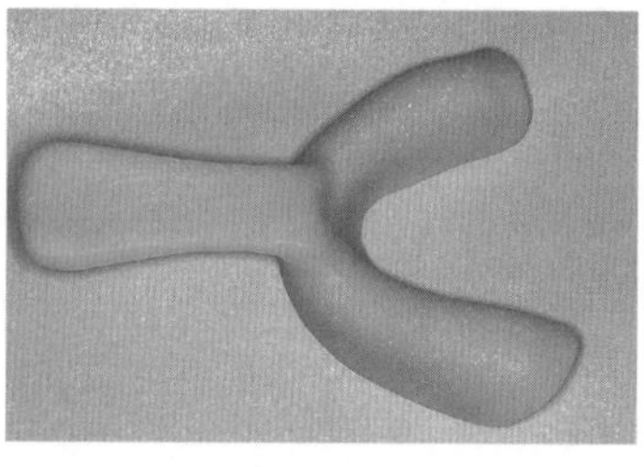

図 51　クローズドトレー（赤川安正ほか編．よくわかる口腔インプラント学，第 3 版．医歯薬出版，2017）

Ⅱ編 歯科矯正学

■文献
・全国歯科衛生士教育協議会監修．歯科衛生学シリーズ　歯科矯正学　第２版．医歯薬出版，2024.

1 咬合

1 正常咬合

1. 正常咬合の概念

正常咬合とは，矯正歯科治療の [1　　　　　　　　] として目指すべき状態であり，「歯科医学的に許容できる [2　　　　] 的，[3　　　　] 的，社会心理的な正常性をもつ [4　　　　]」のことである.

2. 正常咬合の種類

1）永久歯列期の正常咬合

（1）正常咬合の形態学的特徴（**図 1**）

① 歯面接触：上顎中切歯の切縁は，下顎中切歯の 1/4～[5　　　　] を覆い，接触する.

② 隆線と歯間鼓形空隙との接触：上顎第一小臼歯頬側咬頭の三角隆線は，下顎第一・第二小臼歯の [6　　　　　　　　] と接触する.

③ 咬頭頂と窩の接触：上顎第一大臼歯の [7　　　　　　　　] 咬頭は，下顎第一大臼歯の [8　　　　　　　　] と接触する.

④ 隆線と溝の接触：上顎第一大臼歯の [9　　　　　　　　] 咬頭の三角隆線は，下顎第一大臼歯の [10　　　　　　　　] と接触する（これを [11　　　　] 級の臼歯関係という）.

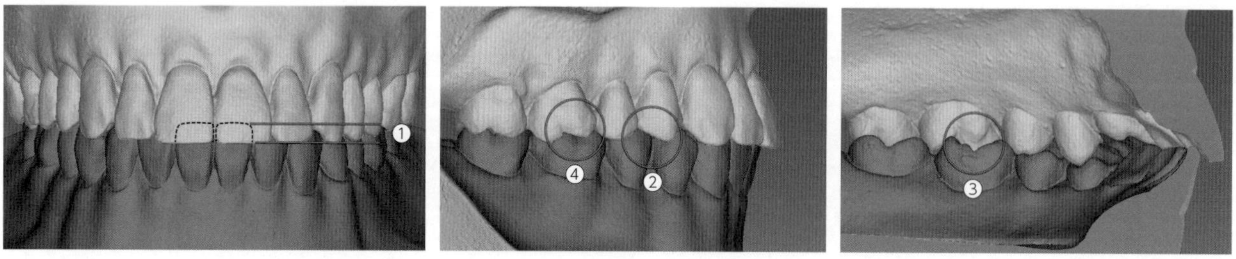

図 1　正常咬合における上下顎の接触関係（左から正面観，右頬側面観，左舌側面観）
（「歯科矯正学　第 2 版」p.33 参照）

（2）正常咬合の 5 つの分類

❶ 仮想正常咬合

上下顎の歯が最大限の機能を発揮できる理想的な咬合状態である.

❷ [12　　　　] 正常咬合

人種的あるいは民族的に共通する特徴をもつ正常咬合

❸ [13] 正常咬合

歯の大きさや形態など個体ごとに異なる条件下で成立する正常咬合.

❹ [14] 正常咬合

解剖学的に正常でなくても，咀嚼や嚥下，発音，呼吸などが正常に行われ，機能的には正常な咬合状態

❺ [15] 正常咬合

年齢に応じた正常咬合

2）乳歯列期の正常咬合の主な特徴

① 永久歯列に比べてオーバージェットやオーバーバイトが [16].

② 上下顎第二乳臼歯遠心面のターミナルプレーンは，[17] 型を示す.

③ 乳歯列期の前歯部には，[18] がみられることが多い.

3. 正常咬合の成立と保持条件

1）上下顎骨の調和のとれた成長と発育

顎骨が正しく成長発育し，[19] の調和が保たれていることが，正常咬合が成立するための最も基本的な条件である.

2）歯の大きさと顎骨の大きさの調和

上下顎の歯の [20] と形態，歯数のバランスがとれていないと，咬合や歯列に不正が生じる．また，歯の大きさと顎骨，[21] の大きさに不調和があると，空隙や [22] などの原因となる.

3）歯の正常な咬合接触関係と隣接面との接触関係

上下顎の歯が，前歯部での正しい歯面接触，臼歯部での正しい [23] と窩の接触関係，[24] と歯間鼓形空隙との接触関係，隆線と [25] との接触関係にあることは，正常咬合が成立する条件である（**図 1**）．これは，咬合時に生じる [26] 圧を適切に分散させ，正常咬合を保持するために必要な条件でもある.

4）歯周組織の健康

歯肉，歯根膜，および歯槽骨などの [27] が健康であることは，正常咬合を成立させ，保持するための必須の条件である．[28] などによる歯周組織の破壊は，切歯の [29] や [30]，臼歯の [31] や咬合高径の低下を招き，正常咬合の保持が困難となる.

5）筋の正常な形態と機能

歯列の内側には [32] 圧が，外側には [33] 圧や [34] 圧などが作用している．歯列形態の安定には，この歯列の内外からの圧力のバランスも関与していると考えられており，これを [35] とよぶ（**図 2**）.

Ⅱ編 歯科矯正学

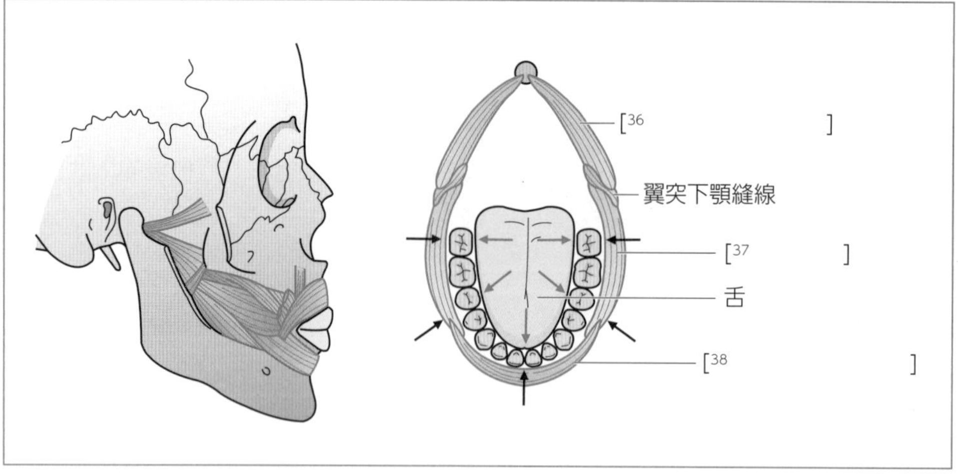

図 2　[35]
歯列を帯状に取り巻く筋が歯列に対して外側からかける圧力と，内側からの舌圧との均衡によって，歯列形態の安定が保持されることを [35] という．
(Howland JP et al. Angle Orthod. 1966；36（1）：1-12.，「歯科矯正学　第 2 版」p.36 参照)

2 不正咬合

1．不正咬合の種類

1）個々の歯の位置異常（図 3）

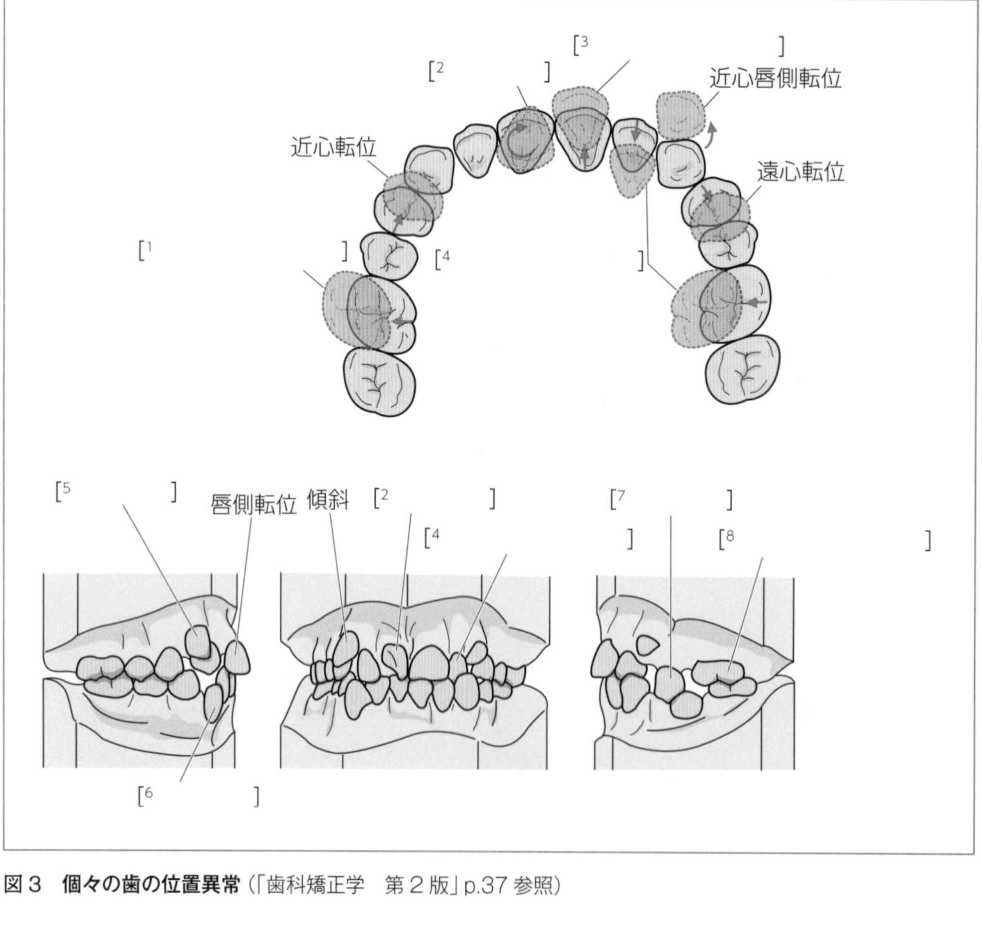

図 3　個々の歯の位置異常（「歯科矯正学　第 2 版」p.37 参照）

（1）[9]（**図 3**）

歯が歯列弓の正常な位置から逸脱している状態

(2) [10] (**図 3**)

歯の長軸 (歯軸) が，正常な歯軸よりいずれかの方向に強く傾斜している状態

(3) [11] (**図 3，4**)

歯の切縁あるいは咬頭頂が，咬合平面に達していない状態

(4) [12] (**図 3，4**)

歯の切縁あるいは咬頭頂が，咬合平面を越えている状態

(5) [13] (**図 3，5**)

歯が正常な位置から，その長軸を中心に回転している状態

(6) [14] (**図 3，5**)

隣在歯あるいはより離れた歯の萌出位置が入れ替わり，正常な排列順序と異なった状態

2）数歯にわたる位置異常

(1) [15] (**図 6**)

数歯にわたって歯が唇頬側，舌側と交互に転位している状態

(2) [16] (**図 7**)

上顎両側中切歯間に空隙のある状態

(3) [17] (**図 8**)

上顎両側中切歯が，それぞれ逆方向に捻転している状態．捻転している向きによって，[18] (近心対称捻転) と相対捻転 (遠心対称捻転) がある．

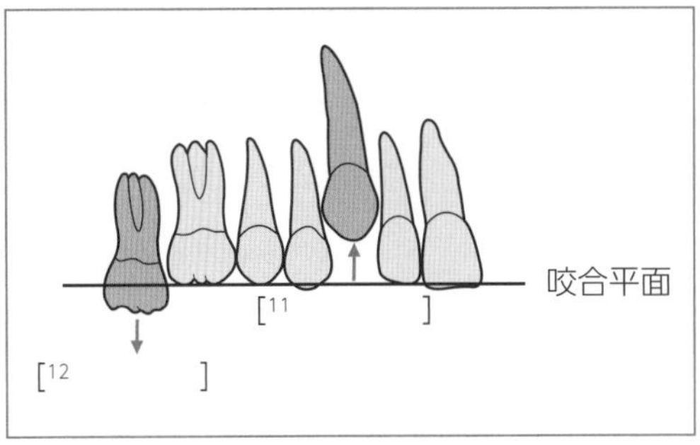

図 4 [11] と [12]
(「歯科矯正学　第 2 版」p.37 参照)

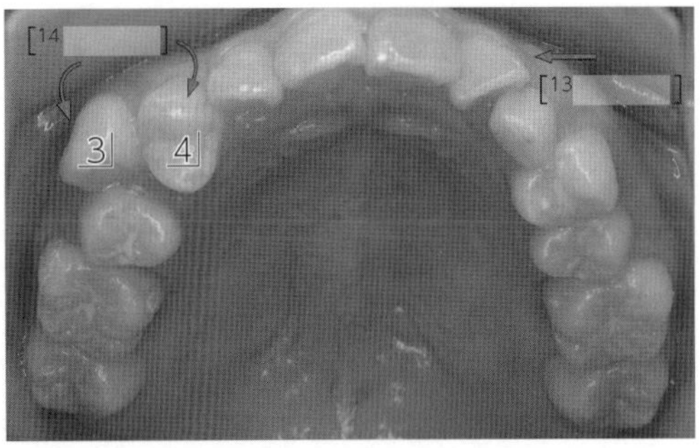

図 5 [13] と [14]
(「歯科矯正学　第 2 版」p.38 参照)

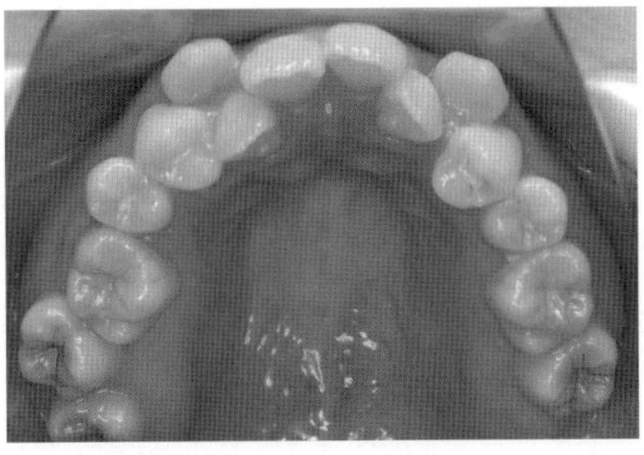

図 6 [15]
(「歯科矯正学　第 2 版」p.38 参照)

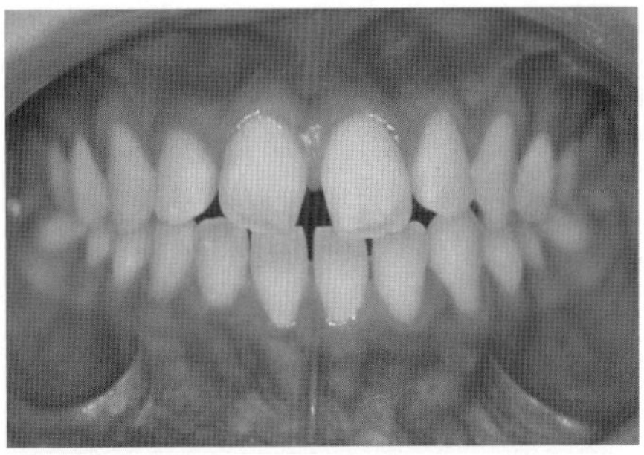

図 7 [16]
(「歯科矯正学　第 2 版」p.38 参照)

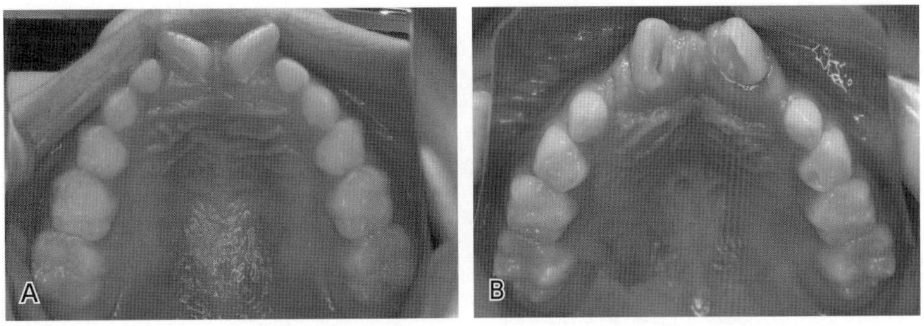

図 8 [17]
A：[18]，B：相対捻転 (「歯科矯正学　第 2 版」p.38 参照)

3）歯列弓の形態の異常

(1)［19　　　　］歯列弓（**図 9**）

正常より左右臼歯間の幅径が狭い歯列弓.

(2)［20　　　　　　　］歯列弓（**図 10**）

［19　　　　］歯列弓の 1 つで，両側犬歯間の幅径が狭く，前歯が［21　　　　］傾斜を示す歯列弓.

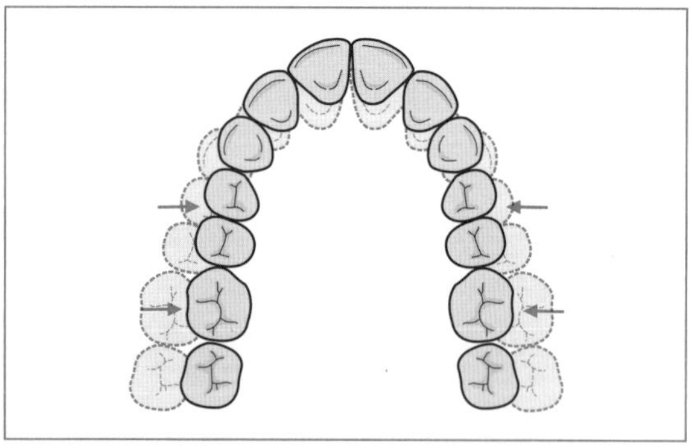

図 9［19　　　　］**歯列弓**
（「歯科矯正学　第 2 版」p.39 参照）

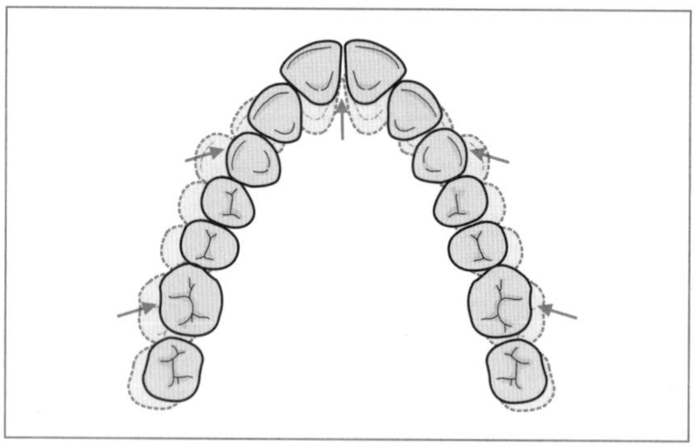

図 10［20　　　　　　　］**歯列弓**
（「歯科矯正学　第 2 版」p.39 参照）

(3)［22　　　　］歯列弓（**図 11**）

下顎骨の劣成長や第一大臼歯の近心転位などにより，小臼歯の萌出スペースが不足し，小臼歯が［23　　　　］に転位，または傾斜することによって生じる歯列弓．主に［24　　　　］にみられる.

(4)［25　　　　］歯列弓（**図 12**）

歯間に空隙がみられる歯列弓．顎骨に対して［26　　　　］が小さい，［27　　　　］が大きい，［28　　　　］が不足しているなどの場合にみられる.

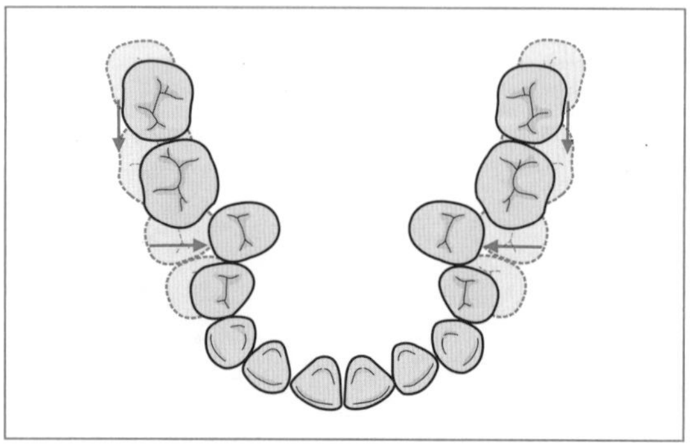

図 11［22　　　　］**歯列弓**
（「歯科矯正学　第 2 版」p.39 参照）

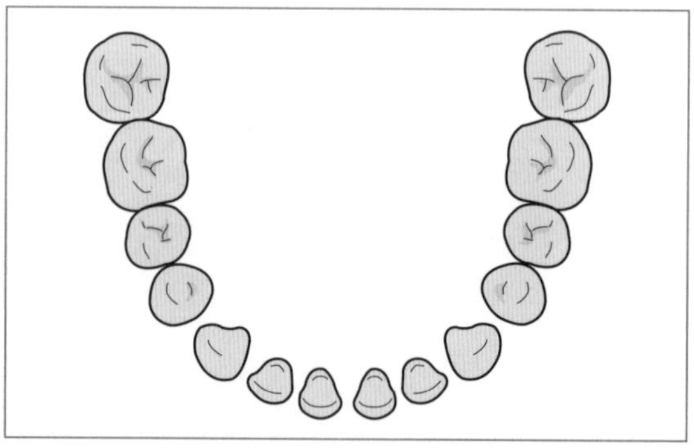

図 12［25　　　　］**歯列弓**
（「歯科矯正学　第 2 版」p.40 参照）

4）上下歯列弓の近遠心関係の異常

(1) 上顎歯列弓の近遠心的位置が正常の場合

① ［29　　　　　　　］咬合：下顎歯列弓が近心位にあるもの（［30　　　　　　　］，**図 13**）.

② ［31　　　　　　　］咬合：下顎歯列弓が遠心位にあるもの（［32　　　　　　　］）.

(2) 下顎歯列弓の近遠心的位置が正常の場合

① ［33　　　　　　　］咬合：上顎歯列弓が近心位にあるもの（［34　　　　　　　］，**図 14**）.

② ［35　　　　　　　］咬合：上顎歯列弓が遠心位にあるもの（［36　　　　　　　］）.

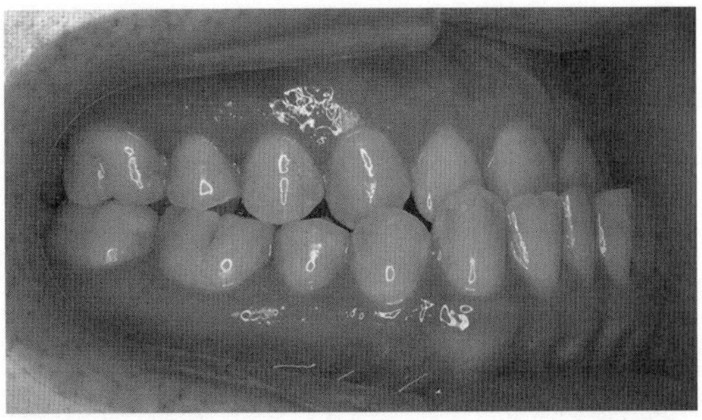

図 13 [30]
（「歯科矯正学 第 2 版」p.40 参照）

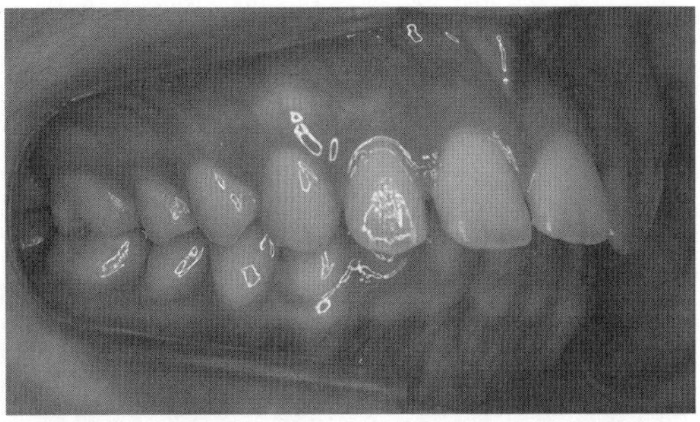

図 14 [34]
（「歯科矯正学 第 2 版」p.40 参照）

(3) 上下顎歯列弓とも異常な近遠心的位置をとる場合

特に上下顎前歯に強い唇側傾斜がみられるものを [37] という (**図 15**).

5) 上下歯列弓の垂直関係の異常

(1) [38] (**図 16**)

咬頭嵌合位において，前歯部が臨床的歯冠の 1/2 以上を覆い，深く咬合している状態.

(2) [39] (**図 17**)

咬頭嵌合位において，上下顎前歯の切縁同士が接触した状態.

(3) [40] (**図 18**)

咬頭嵌合位において，上下顎の数歯の歯が咬合接触していない状態．主に前歯部にみられるが，臼歯部にもみられることもある.

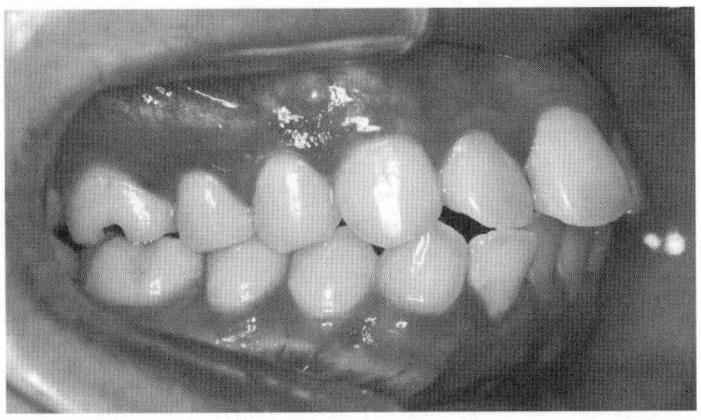

図 15 [37]
（「歯科矯正学 第 2 版」p.40 参照）

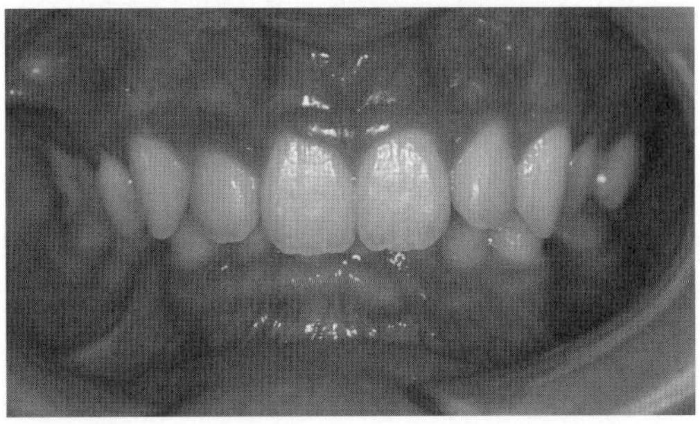

図 16 [38]
（「歯科矯正学 第 2 版」p.41 参照）

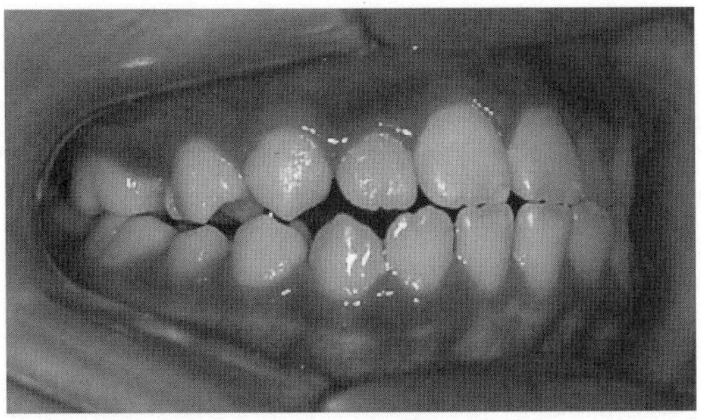

図 17 [39]
（「歯科矯正学 第 2 版」p.41 参照）

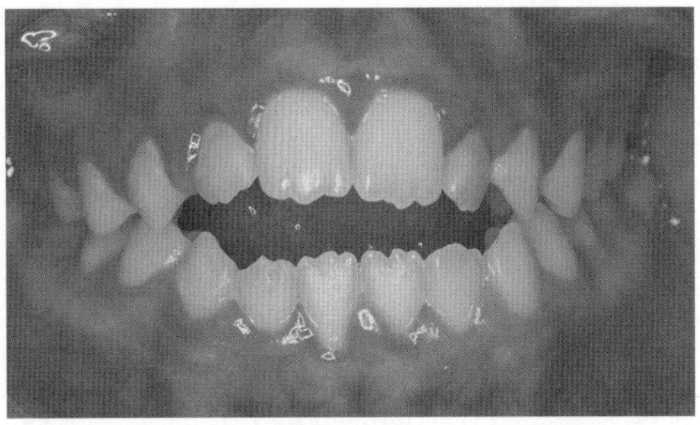

図 18 [40]
（「歯科矯正学 第 2 版」p.41 参照）

6）上下歯列弓の水平関係の異常

（1）[[41]　　　　　　　]（**図 19**）

咬頭嵌合位において，上下顎の歯列弓が交叉して咬合している状態.

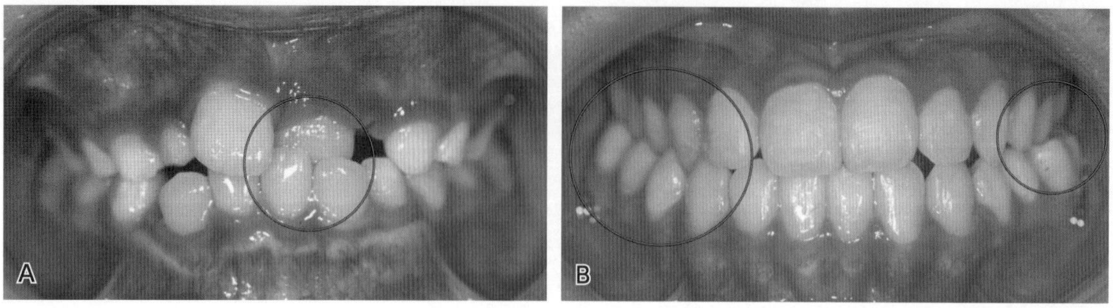

図 19　[[41]　　　　　　　]
A：左側前歯部の [[41]　　　　　　　]．B：両側臼歯部の [[41]　　　　　　　]．（「歯科矯正学　第 2 版」p.42 参照）

（2）[[42]　　　　　　　]（**図 20**）

咬頭嵌合位において，上顎臼歯の舌側咬頭が下顎臼歯の咬合面と咬合せず，頰側にすれ違って萌出している状態.

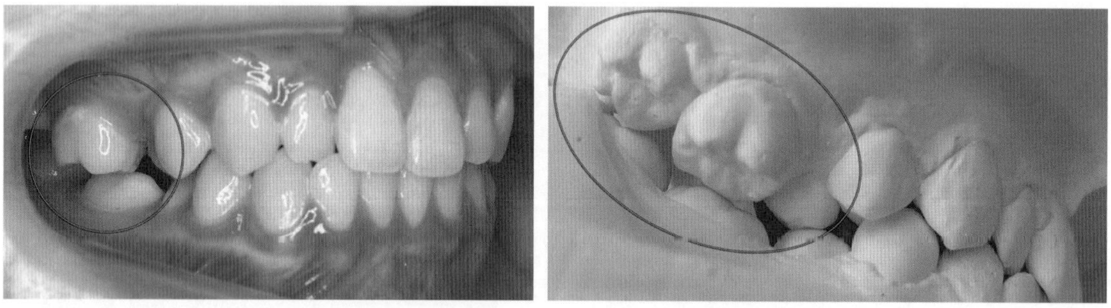

図 20　[[42]　　　　　　　]（「歯科矯正学　第 2 版」p.42 参照）

2. Angle〈アングル〉の不正咬合の分類

最も広く使われている不正咬合の分類である．[[43]　　　　　　　] を基準とし，上顎歯列弓に対する下顎歯列弓の近遠心的な関係を，上下顎 [[44]　　　　　　　] の咬合関係によって評価するもので，Ⅰ～Ⅲ級に分類される.

1）Angle [[45]　　　] 不正咬合（図 21-①）

上下顎歯列弓が正常な近遠心的関係にあるものの，個々の歯の位置異常を伴った叢生や，上下顎の前歯が前突した上下顎前突などがこの分類の不正咬合に属する.

2）Angle [[46]　　　] 不正咬合

下顎歯列弓が上顎歯列弓に対し，正常より [[47]　　　] で咬合する不正咬合をいう．上顎第一大臼歯に対し，下顎第一大臼歯が [[48]　　　　　　　] 以上遠心位にある，すなわち下顎の [[49]　　　　　　　] である．[[50]　　　　　　　] の場合と両側性の場合がある．さらに，以下の 2 つに細分される.

（1）Angle [[51]　　　　　　　] 不正咬合（**図 21-②**）

下顎遠心咬合で，上顎切歯が [[52]　　　] に傾斜し，オーバージェットが [[53]　　　　　　　] のが特徴である．[[54]　　　　　　　] を伴う.

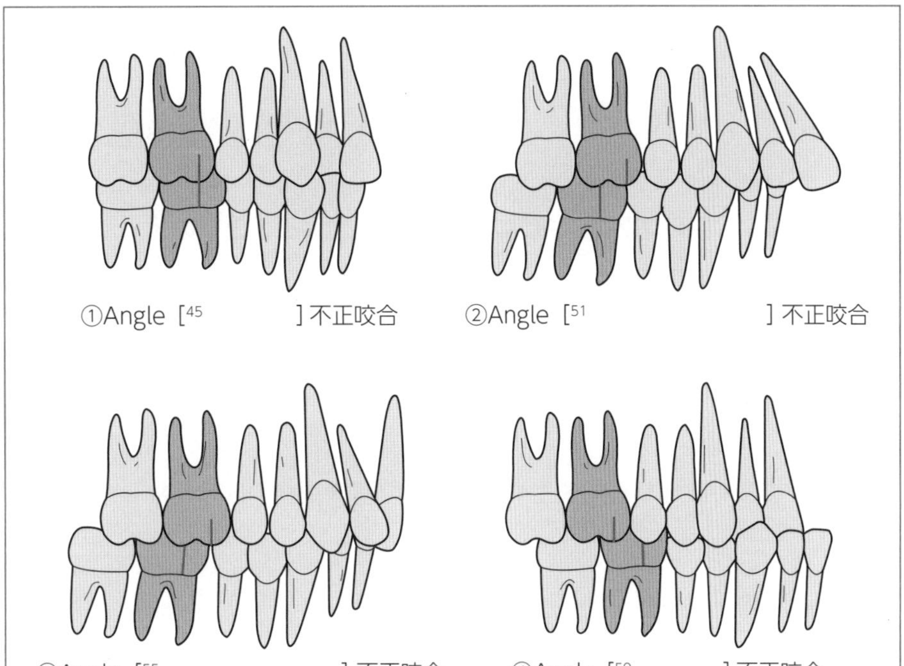

図 21 Angle の不正咬合の分類（「歯科矯正学 第 2 版」p.43 参照）
※オレンジの線は，正常咬合の基準の 1 つである上顎第一大臼歯の近心頬側咬頭の三角隆線と，下顎第一大臼歯の頬面溝を示している．

(2) Angle [55] 不正咬合 (**図 21-③**)

下顎遠心咬合で，上顎中切歯の [56] と過蓋咬合がみられ，[57] の過大がみられるのが特徴である．呼吸は正常な [58] である．

3) Angle [59] 不正咬合 (図 21-④)

下顎歯列弓が上顎歯列弓に対して，正常より近心で咬合する不正咬合をいう．すなわち，下顎の [60] である．下顎歯列弓が上顎歯列弓に対して近心位をとるため，前歯が [61] を示すことが多い．[62] の場合と両側性の場合がある．

3 不正咬合の原因

1. 不正咬合の原因のとらえ方

不正咬合のほとんどは，[1] 的要因と [2] 的要因が複合的に関与する [3] 疾患．

一方，発症に関与する因子が出生前に作用するものを [4] 的原因，出生後に作用するものを [5] 的原因に分類する．

2. 不正咬合の先天的原因

1) 先天異常

□唇裂・□蓋裂では，歯の先天性欠如や，上顎骨の [6] による上顎歯列弓の [7]，[8]，反対咬合などを生じる．

2）歯数の異常

（1）過剰歯

上顎正中部に多く，[9] や [10] をもたらすことがある．

（2）先天性欠如

1 歯～数歯の欠如例が多い．空隙歯列や近接歯の傾斜などを生じる．上顎の [11]・第二小臼歯・[12] 大臼歯，下顎の [13]・[14]・[15] 小臼歯・[16] 大臼歯に多い．

3）歯の形態異常

（1）巨大歯

[17] に多くみられる．叢生や上顎前歯の唇側傾斜の原因となる．

（2）矮小歯

[18] に多くみられ，形状によっては [19] 歯や [20] 歯ともよばれる．

（3）癒合歯，癒着歯

2 つの歯が結合して歯冠部と歯髄が 1 つになっているものを癒合歯，2 つの歯胚が象牙質形成期以降に結合し，歯髄が分離しているものを癒着歯という．

4）口腔軟組織の形態異常

（1）巨舌症

舌圧の亢進により歯の唇側傾斜や頬側傾斜をもたらし，[21]，[22] や [23] をきたすことがある．

（2）小舌症，無舌症

舌圧の低下により，歯列弓の [24] や縮小，それに伴い [25] をきたすことがある．

（3）小帯の異常

[26] の肥厚や高位付着は，上顎前歯の [27] の原因となる．

また，[28] の短小や肥厚は舌運動を阻害し，異常嚥下癖や構音障害を引き起こす．

3．不正咬合の後天的原因

1）全身的原因

（1）内分泌障害

脳下垂体腫瘍などにより [29] の過剰分泌があると，巨人症あるいは先端巨大症（[30]）となる．この場合，骨格性反対咬合，空隙歯列弓，舌の肥大などを認める．

（2）栄養障害

ビタミン D と紫外線の不足により発症する [31] では，エナメル質減形成，[32] や歯冠の形態異常，歯の萌出の [33] や位置異常を引き起こすことがある．

2）局所的原因

（1）歯の萌出異常

乳歯から永久歯への交換期において，何らかの原因により永久歯萌出に必要なスペースの不足が生じると，[34] を引き起こすことがある．

❶ [35]

平均的な萌出時期より早期に歯が萌出すること．う蝕などによる乳歯の早期脱落や喪失により，後継永久歯の萌出が早まる．

❷ [36]

平均的な萌出時期より遅れて歯が萌出すること．隣在歯の位置異常や対合歯の [37] が生じることがある．主な原因を以下にあげる．

A．歯胚の位置異常

歯胚が本来とは異なる位置で [38]・発育したり，発育中の歯胚に外力などの刺激が加わることによって，歯胚の発育障害や萌出方向の変化が生じ，萌出遅延や萌出異常を引き起こす．

B．乳歯の晩期残存

乳歯歯根の正常な吸収が阻害されて乳歯の脱落が遅れると，[39] の萌出が阻害されたり，萌出方向の異常が生じたりする．

C．乳歯の早期喪失

後継永久歯の歯根形成があまりされていない時期に，乳歯がう蝕や外傷などで早期に喪失すると，隣接する歯の [40] や移動により後継永久歯の萌出スペースが減少し，永久歯の萌出遅延や萌出位置異常が生じる．

D．歯の骨性癒着

外力などで [41] が損傷し，歯が歯槽骨と [42] を起こすと，歯の [43] が阻害される．

(2) 永久歯の早期喪失

永久歯の早期喪失は，歯列の連続性が失われるだけでなく，喪失により生じたスペースへの隣在歯の [44] や [45]，および対合歯の [46] を引き起こす．

(3) [47]

[47] による外力が歯や歯列，歯槽骨，顎骨に作用して，正常な [48] を阻害すると，不正咬合を引き起こす．また，[47] は矯正歯科治療の進行を妨げたり，治療後の後戻りの原因となることもある．主なものを以下にあげる．これらは [49] (MFT) の適応となる．

❶ おしゃぶりの長期使用

哺乳時以外のおしゃぶりの長期間にわたる使用は，上顎歯列弓の [50] や臼歯部の [51] の原因となる．

❷ 吸指癖 (指しゃぶり)

母指 (親指) を吸う [52] が一般的である．[53]，上顎前歯の [54]，上顎歯列弓の [55] や臼歯部の [56] などの原因となる (**図 22**)．

❸ 弄唇癖

下唇を咬んだり ([57])，吸引したり (吸唇癖) する習癖を弄唇癖という．上顎前歯の [58] や，上顎前歯部の空隙，下顎前歯の舌側傾斜や叢生などの原因となる (**図 23**)．

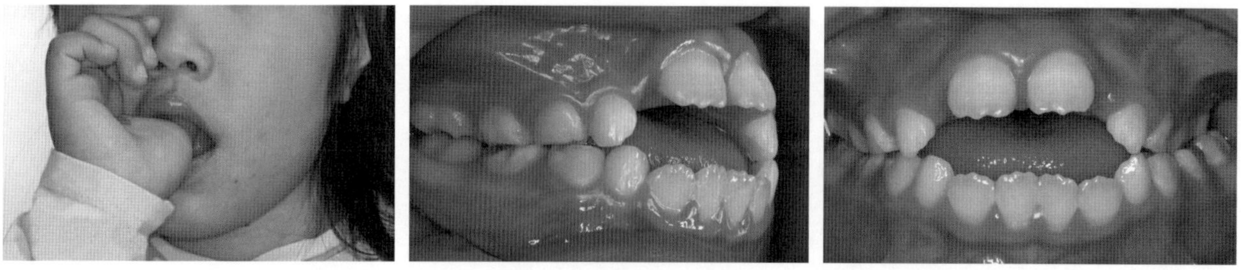

図 22 [52] と [53]（「歯科矯正学 第 2 版」p.49 参照）

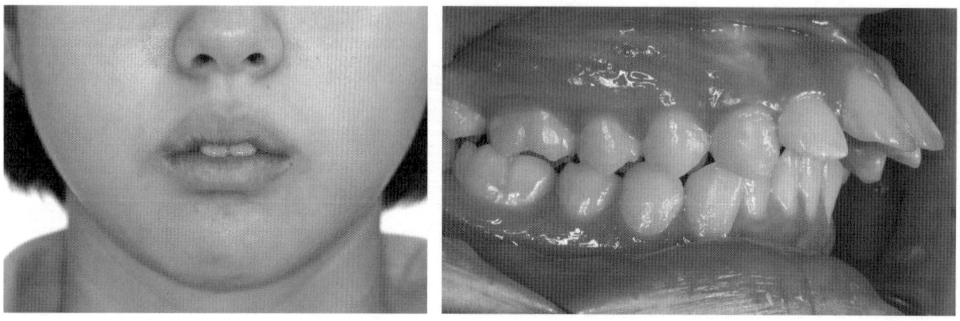

図 23 [57] と上顎前歯の [58]（「歯科矯正学 第 2 版」p.49 参照）

❹ 弄舌癖

発音や嚥下時以外に舌を無意識に咬んだり（[59]），突き出したり（[60]，**図 24**）する口腔習癖を [61] という．上下顎前歯の [62]，前歯部の [63]，空隙歯列弓などの原因となる．

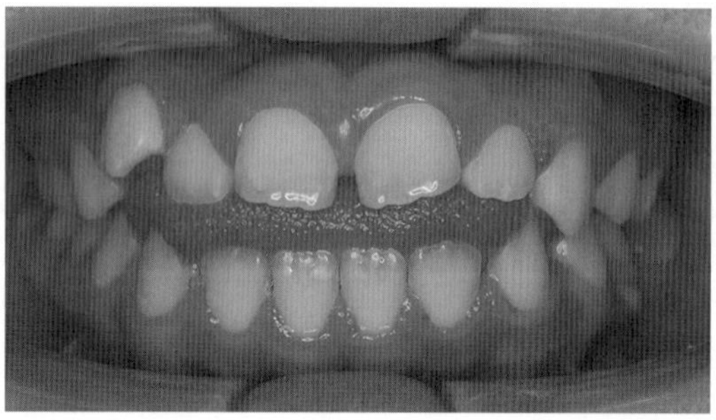

図 24 [60] による [63]
（「歯科矯正学 第 2 版」p.50 参照）

❺ [64]

アレルギー性鼻炎やアデノイド（咽頭扁桃の増殖肥大）によって正常な鼻呼吸が妨げられると，その代償として [64] となる．[64] が長期にわたると口唇閉鎖不全，上顎歯列弓の [65]，上顎前歯の [66]，などを呈する．

❻ 異常嚥下癖

生後 2〜3 年までは上下顎の前歯間に舌尖を挟んで嚥下する [67] 型嚥下が行われるが，乳歯列が完成するとこの嚥下パターンは自然に消失し，食塊を舌後方部へ送り込む成熟型嚥下に移行する．しかし，何らかの理由で成長後も [67] 型嚥下が残存する異常嚥下癖になると，上下顎前突や [68] を引き起こす．

(4) う蝕，歯周病

う蝕は隣在歯との接触関係を変化させ，歯の排列を乱す原因となる．また，歯周病は歯の支持力を低下させ，上下顎前歯の [69] や前歯部の [70] などを生じさせる．

(5) 顎関節障害

顎関節強直症や顎関節の外傷は，下顎骨の変形による [71] や，顔面（顔貌）の非対称などを引き起こすことがある．

(6) 鼻咽腔疾患

アデノイド，鼻中隔彎曲症などの鼻咽腔疾患により気道が狭窄し，代償的に口呼吸が行われるようになると，上顎前歯の [72] や，上顎歯列弓の [73] などを引き起こすことがある．

2 検査と診断

1 矯正歯科治療における検査と診断のプロセス

初診時の相談では [1] の聴取と [2] を行い，診察・検査・分析へと進め，診断と治療目標の設定，ならびに治療方針を立案する．治療を開始するにあたっては，患者・保護者の理解と同意（[3]）を得ておかなければならない．

2 形態的検査・分析

1．全身的検査

歯列・咬合の土台となる上下顎骨を含む顎顔面頭蓋領域の [1] は，全身の成長発育と密接に関係する．成長発育期の患者では，できるだけ出生から現在に至るまでの成長発育の様相（[2]・[3] などの変化）を把握しておくことが望ましい．

また女児では，思春期成長の [4] 後に初潮を迎えるのが一般的である．

2．顔面写真

歯列・咬合関係は，口腔周囲軟組織を中心とした [5] の形や [6] に影響を与えている．したがって，診断を行うにあたって，顔貌の特徴を分析するためには [7] が不可欠である．一般に正貌，[8]，斜位 45°，微笑時の写真を撮影し，正貌の [9] 性，顔面の垂直的比率，側貌型を評価する．

側貌型は，眉間点，鼻下点，軟組織オトガイ部最突出点を結んだ直線をもとに分類し，①中顔面が前突した凸顔型（[10] タイプ），②直線的な直線型（[11] タイプ），③中顔面が後退した凹顔型（[12] タイプ ）の 3 つに分類される（**図 25**）．

また，口唇の閉鎖時および口唇 [13] 位における口元の写真を撮影し，口唇の形態や機能を評価する（**図 26**）．

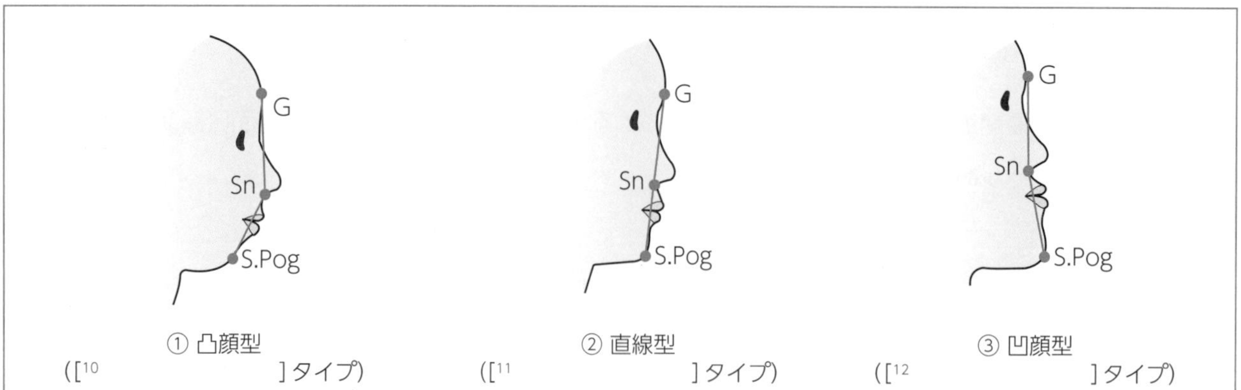

図 25 側貌型の分類
眉間点 (G), [14] (Sn), 軟組織オトガイ部最突出点 (S. Pog) の3点を結んでできる直線の形状により, 3つの側貌型に分類される. (「歯科矯正学 第2版」p.59 参照)

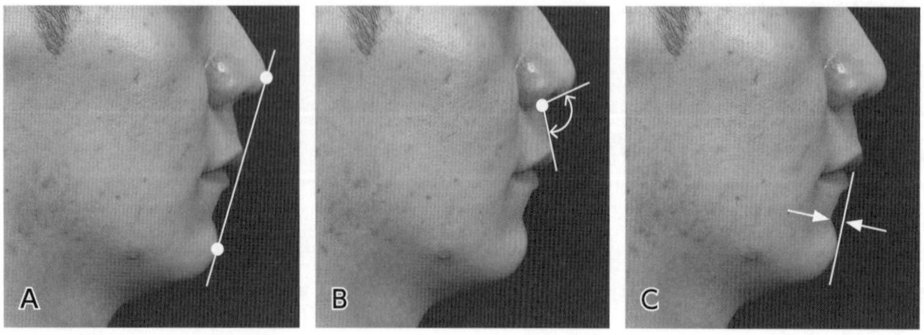

図 26 口唇の形態の評価
A：鼻尖と軟組織オトガイ部最突出点を結んだ線を [15] ライン (E ライン) とよぶ. 口唇閉鎖時における上下口唇の突出度の評価に有用である.
B：鼻唇角, C：オトガイ唇溝の深さ
(「歯科矯正学 第2版」p.59 参照)

3. 口腔内写真

口腔内の状態を把握し記録しておくために, [16] が必要である. [16] から歯, 歯列弓, [17] 関係, ならびに [18], 歯肉, [19] といった軟組織の状態, さらに口腔衛生状態を把握することができる.

4. 口腔模型

診断を行うにあたって, さまざまな角度から詳細に口腔内を観察するためには, [20] が不可欠である. 一般に, 模型の基底面と [21] 平面が平行になるよう製作した平行模型が用いられる.

原寸大の模型からは, 上下顎歯列の咬合状態や [22], [23] などを観察できる. また, 矯正歯科治療において歯は前後方向のみならず頬舌的・垂直的方向にも移動することから, 模型には [24] 部まで明瞭に再現されるような印象採得が必要である.

(1) 歯冠近遠心幅径の計測

[25] を用いて, 萌出歯の [26] 幅径を計測する.

(2) 歯列弓の計測

❶ 歯列弓 [27] (**図 27-①, 28-A**)

ノギスを用いて, 両側 [28] の頬側咬頭頂間の距離を計測する.

❷ 歯列弓 [29] (**図 27-②, 28-B**)

大坪式模型計測器を用いて, 両側 [30] の遠心接触点を結ぶ直線から, 中切歯接触点ま

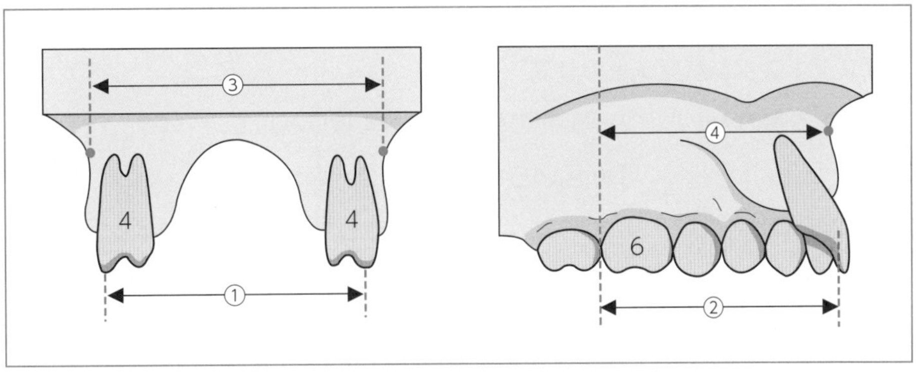

図 27　歯列弓と歯槽基底弓
①歯列弓 [27　　　　]，②歯列弓 [29　　　　]，③ [31　　　　　　　] 幅径，
④ [31　　　　　　　] 長径．（「歯科矯正学　第 2 版」p.62 参照）

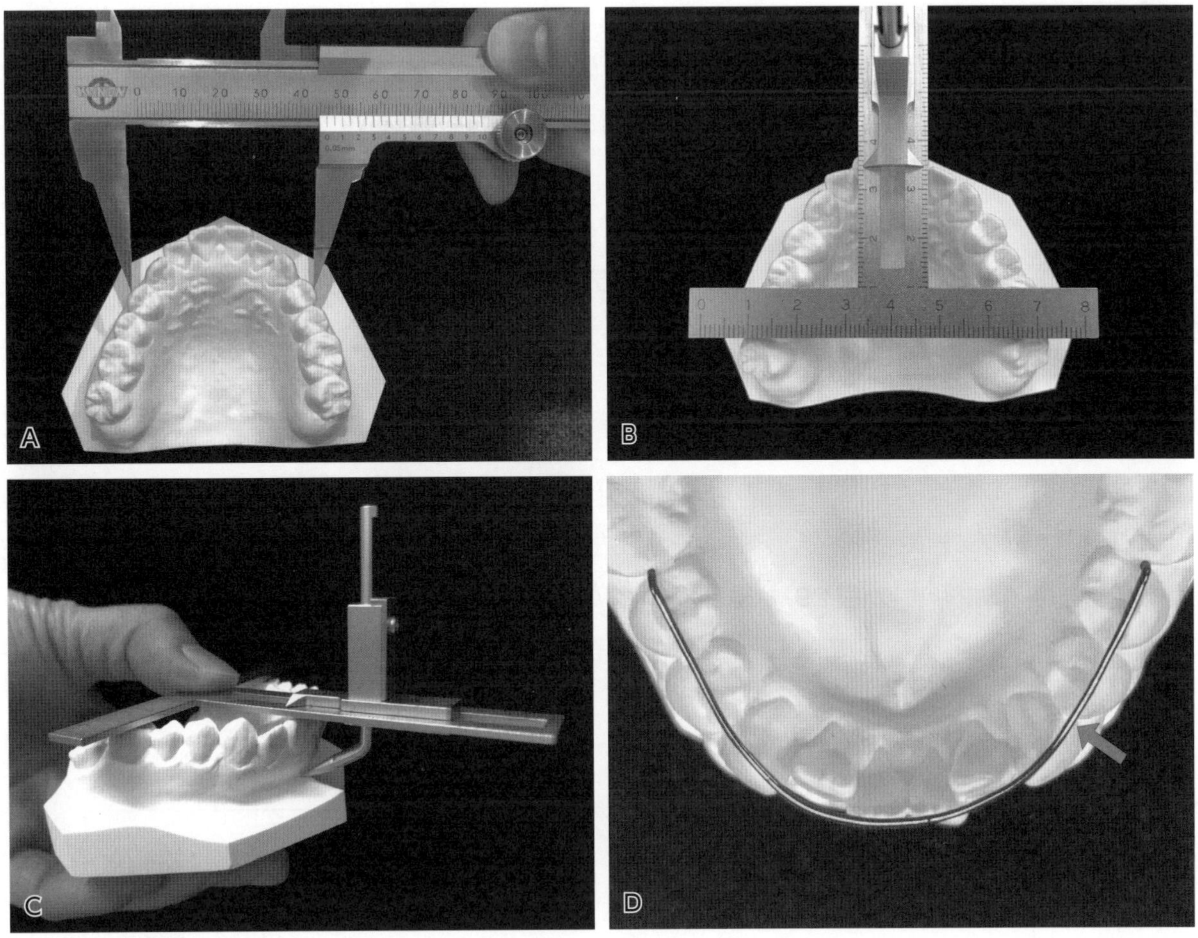

図 28　平行模型を用いた計測
A：[32　　　　　　] 幅径の計測，B：歯列弓長径の計測，C：[33　　　　　　] 長径の計測．
D：[34　　　　　　] アーチレングス（[35　　　　　　]）の計測．ブラスワイヤー（➡）を用いて，左右の第一大臼歯（6）近心面から小臼歯咬頭頂，犬歯尖頭および切歯切縁を連ねた放物線をつくり，このブラスワイヤーの長さを計測する．
（「歯科矯正学　第 2 版」p.63 参照）

での距離を計測する．

(3) 歯槽基底弓の計測

❶ [31　　　　　　　] 幅径（**図 27-③**）

ノギスを用いて，両側 [36　　　　　　　] の根尖部に相当する歯肉最深部間の距離を計測する．

❷ [31　　　　　　　] 長径（**図 27-④，28-C**）

大坪式模型計測器を用いて，両側 [37　　　　　　　] の [38　　　　] 接触点を結ぶ直線（面）から，

[39 　　　　　　　　] 唇側歯肉の最深部までの距離を計測する.

(4) アーチレングスディスクレパンシーの計測

歯槽基底弓と排列する歯の大きさとの不調和の程度を調べる指標として, [40 　　　　　　　　　　　　] が用いられる. これは, [41 　　　　　　　] アーチレングス (歯列弓 [42 　　　]) と, [43 　　　　　　　　　　] アーチレングス (片側の [44 　　　　　　] から反対側の [45 　　　　　　] までの歯冠近遠心幅径の総和) の差として算出される.

アベイラブルアーチレングスの計測法としては, [46 　　　　　　　　　　] を用いて行う方法が一般的である (**図 28-D**).

5. 画像検査

1) パノラマエックス線写真

上下顎歯列の状態, 永久歯の [47 　　　] 方向, 歯根の平行性, 歯槽骨の状態, [48 　　　] の異常, 歯胚形成の確認に有用である. また, 上顎骨, 下顎骨および顎関節なども観察できる.

2) 手根骨エックス線写真

成長発育期における全身の骨成熟度の判定に有用である. 骨核の出現, 骨端核の骨化の程度などにより判断する. また, [49 　　　　　　　　　] の出現などを指標として, 思春期性 [50 　　　　　　] の時期を推定する.

3) 頭部エックス線規格写真

頭部エックス線規格写真 ([51 　　　　　　　　　　]) は, エックス線管, イヤーロッドを外耳道に入れて頭部を固定した被写体 (患者), フィルム (デジタル装置ではイメージングプレート) 間の距離を常に一定に保ち, エックス線の [52 　　　　　　] が左右の [53 　　　　　　] の中心部を通るように設定した装置を用いて撮影する (**図 29**). 得られた写真の拡大率は [54 　　　] 倍である. 撮影方向により [55 　　　] と [56 　　　] の頭部エックス線規格写真が得られる.

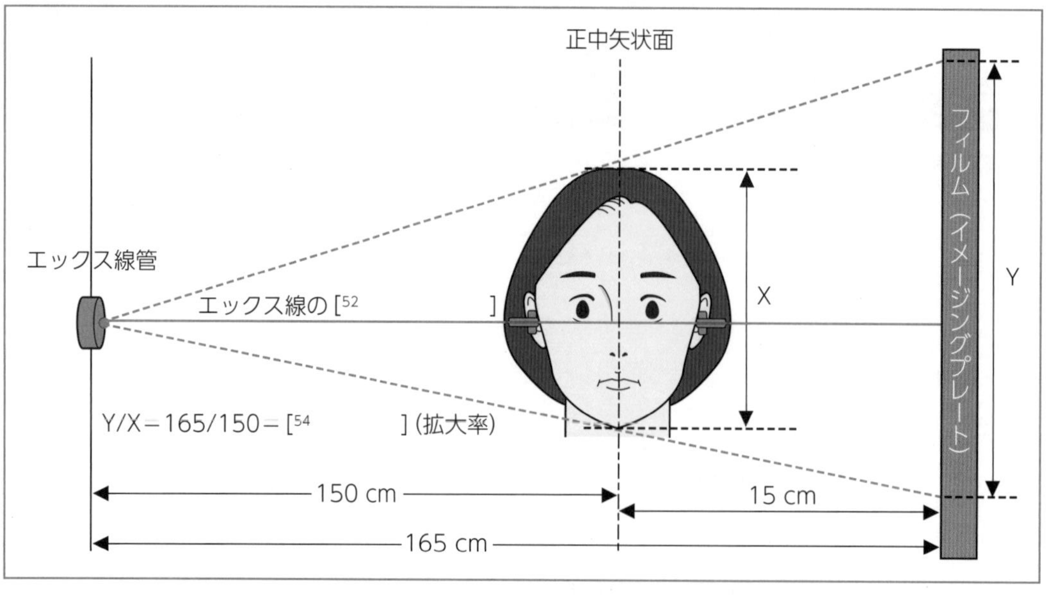

図 29　頭部エックス線規格写真の撮影
頭部エックス線規格写真の撮影条件. (「歯科矯正学　第２版」p.65 参照)

(1) 側面頭部エックス線規格写真分析

[57　　　　　] と計測平面 (**図 30**) からなる各種計測項目 (**図 31**) を利用して，頭蓋に対する上顎骨・下顎骨それぞれの位置関係や形態的特徴，上下顎骨の相対的位置関係，上下顎 [58　　　　　] の歯軸傾斜や相対的な位置関係などについて評価する．

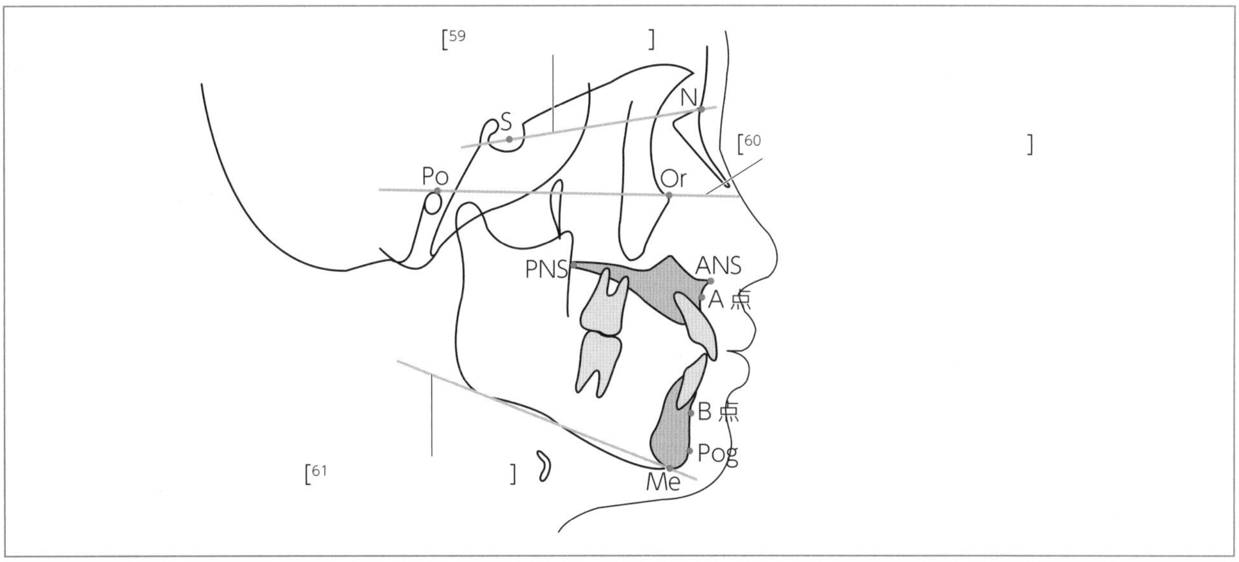

図 30　側面頭部エックス線規格写真分析の主な [57　　　　　] **と計測平面** (「歯科矯正学　第 2 版」p.67 参照)

【[57　　　　　]**】**

S ([62　　　])：[63　　　　　] の中心点／N ([64　　　　　])：前頭鼻骨縫合部の最前方点

Po ([65　　　　　])：[66　　　　　] 上縁点／Or ([67　　　　　])：眼窩骨縁の最下点／ANS：前鼻棘

PNS：後鼻棘／[68　　　　　]：上顎歯槽基底部外形線上の最深点／[69　　　　　]：下顎歯槽基底部外形線上の最深点

Pog ([70　　　　　])：下顎骨の矢状面内における最前方点／Me ([71　　　　　])：下顎骨の矢状面内における最下点

【計測平面】

SN 平面：基準点 S と N を結んだ直線／フランクフルト平面 ([72　　　　　])：基準点 Po と Or を結んだ直線

下顎下縁平面：[57　　　　　] Me から [73　　　　　] に引いた接線

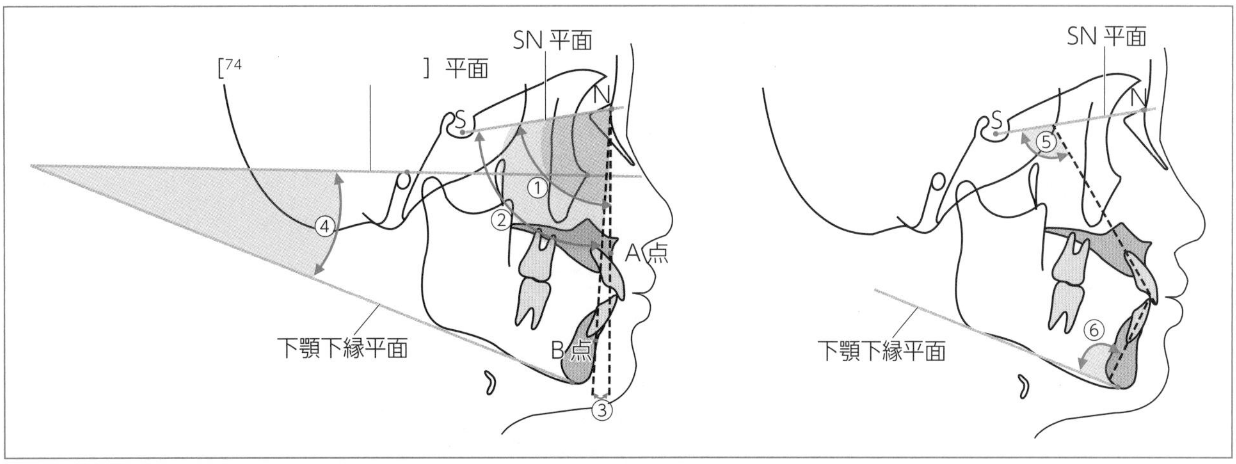

図 31　側面頭部エックス線規格写真分析の主な計測項目 (「歯科矯正学　第 2 版」p.68 参照)

【骨格系】

① [75　　　　　] 角：SN 平面と，N と A 点とを結んだ直線 (NA) とのなす角度．頭蓋に対する上顎歯槽基底部の前後的な位置について評価する．

② [76　　　　　] 角：SN 平面と，N と B 点とを結んだ直線 (NB) とのなす角度．頭蓋に対する下顎歯槽基底部の前後的な位置について評価する．

③ [77　　　　　] 角：直線 NA と直線 NB とのなす角度．上下顎歯槽基底部の前後的な相対関係について評価する．

④下顎下縁平面角：[74　　　　　] 平面と下顎下縁平面とのなす角度．上顔面に対する下顎下縁の傾斜度を評価する．

【歯系】

⑤SN 平面に対する上顎中切歯歯軸傾斜角：頭蓋に対する [78　　　　　] の歯軸の傾斜度を評価する．

⑥下顎下縁平面に対する下顎中切歯歯軸傾斜角：下顎骨体に対する [79　　　　　] の歯軸の傾斜度を評価する．

3 矯正歯科治療における生体力学と生体反応

1 矯正力の種類

1．矯正力の作用目的による分類

1）歯の移動を目的とする矯正力

狭義の「矯正力」とは，歯を移動するために加える力のことであり，利用する矯正力の種類によって，[1　　　　　　　　] 矯正力と [2　　　　　　　　] 矯正力に分類される．

(1) [1　　　　　　　　] 矯正力

矯正力のうち，矯正用の各種ワイヤー，エラスティックやその他の高分子材料，コイルスプリング（バネ）などの弾性力により発揮されるものを [1　　　　　　　　] 矯正力という．具体的には以下の 3 種類に分類できる．

① [3　　　　　　　　] の弾性によるもの：矯正用ワイヤー（丸線，角線），コイルスプリング

② 高分子材料の弾性によるもの：[4　　　　　　　　　　　　　　　　]，[5　　　　　　　　] など

③ その他：拡大ネジなど

(2) [2　　　　　　　　] 矯正力

筋の機能力をエネルギーとして用いる矯正力を，[2　　　　　　　　] 矯正力という．具体的には咀嚼筋，頬筋，口輪筋などがあげられ，これらの筋の [6　　　　　　　　] が，矯正装置を介して歯や顎骨に作用する．

機能的矯正力を発揮する矯正装置（[7　　　　　　　　　　　　]）には，[8　　　　　　　　　　　　]，[9　　　　　　　　　　　　]，Fränkel 装置，およびリップバンパーなどがある．

2）顎の移動を目的とする矯正力（[10　　　　　　　　]）

上下顎骨の成長や位置に問題がある患者に対して，顎骨の縫合性成長や軟骨性成長を制御することによって，上下顎骨の前後的・垂直的な位置や大きさのバランスをはかるために加えられる外力を，[10　　　　　　　　] という．[11　　　　　　　　] 期の患者に用いられ，骨格性の不調和を改善する（**表 1**）．顎骨の成長に影響を与えるため，比較的強い力が適用される．

表 1　[10　　　　　　　　] **を発揮する矯正装置**（「歯科矯正学　第 2 版」p.77 参照）

上顎骨への [10　　　　　　]	下顎骨への [10　　　　　　]
・[12　　　　　　　　　　] （成長促進） ・[13　　　　　　　] （成長抑制） ・[14　　　　　　　] （成長促進）	・[15　　　　　　　] （成長抑制）

※装置の詳細は 4．矯正歯科治療と装置を参照．

2. 矯正力の大きさによる分類

1）弱い矯正力

弱い矯正力とは，最適な矯正力よりも小さな矯正力のことである．弱い矯正力が作用すると，歯根膜はわずかに [16　　　　] をきたし，これに接している歯槽骨に [17　　　　] が生じる．歯は移動するが，移動量はわずかである．

2）最適な矯正力

歯の移動に最適な矯正力（至適矯正力）とは，歯周組織に対して，歯の移動に適した変化を生じさせ，歯の移動速度が [18　　　　] となるような力のことを指す．最適な矯正力が加えられたときには，長期にわたる自発痛や [19　　　　] などの自覚症状，打診痛や著しい歯の [20　　　　] がなく，最も効率よく歯の移動が行われる．

3）強い矯正力

強い矯正力とは，歯根膜組織が強く圧迫されることで血流障害が生じ，歯根膜が [21　　　　] 状態となり，その部分が [22　　　　] に陥るような力のことを指す．その際，歯の移動は正常には行われず，歯の移動速度が [23　　　　] する．

3. 矯正力の作用様式による分類

矯正装置や材料の種類によって，矯正力は常に付与されるものと，一時的に付与されるものに分類できる．

1）[24　　　　] な力

矯正力の減弱していく程度が緩やかで，矯正力の作用する時間が連続する力のことを [24　　　　] な力という（**図 32-A**）．リンガルアーチの補助弾線，[25　　　　] 装置のアーチワイヤー，[26　　　　]，エラスティックなどによる力がこれに該当する．

2）[27　　　　] な力

矯正力の減弱が急激で，比較的短時間で矯正力がゼロになる力のことを [27　　　　] な力という（**図 32-B**）．[28　　　　] の拡大ネジなどによる力がこれに該当する．

3）[29　　　　] な力

装置が装着されている間だけ矯正力が働き，その他の時間は作用せず，このように矯正力の作用と中断が繰り返される力のことを [29　　　　] な力という（**図 32-C**）．アクチバトールなどの [30　　　　] や，ヘッドギアなどの顎外固定装置のような [31　　　　] の装置によって発揮される力である．

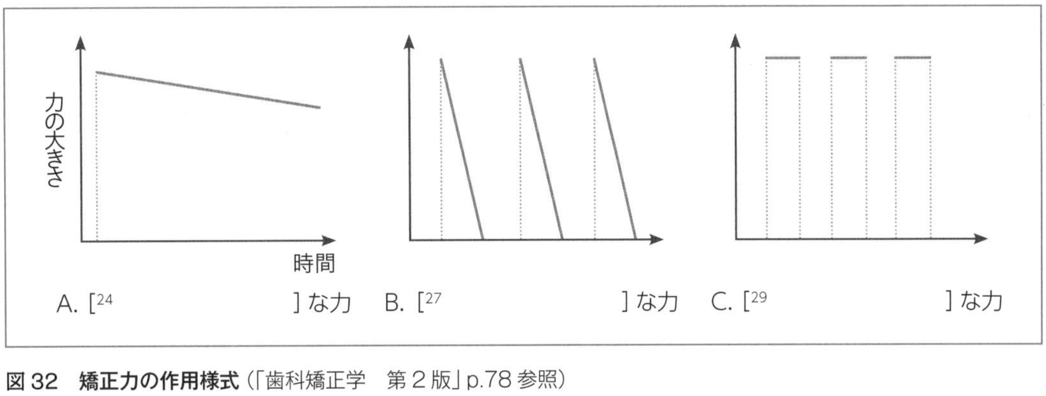

図 32　矯正力の作用様式（「歯科矯正学　第２版」p.78 参照）

2 歯の移動様式

矯正力のかけ方により，歯はさまざまな移動様式を示す．

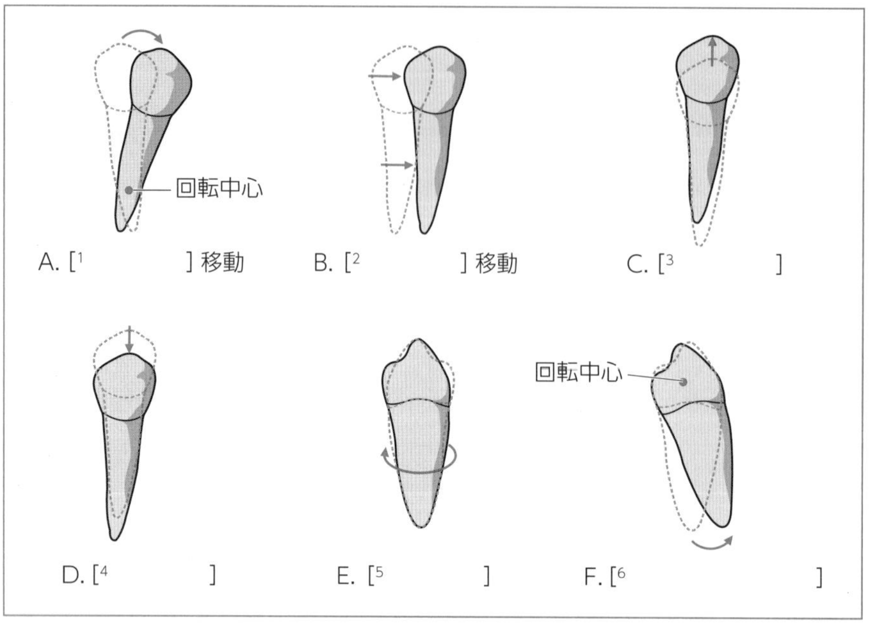

図 33 歯の移動様式
点線は移動前の歯の位置を示している．（「歯科矯正学 第２版」p.79 参照）

1) [1] 移動 (**図 33-A**)

歯の長軸が傾斜を呈する移動様式であり，傾斜の方向には，近遠心方向と頰舌方向がある．

2) [2] 移動 (**図 33-B**)

歯が傾斜することなく，歯の長軸と平行に移動する様式である．

3) [3] (**図 33-C**)

歯の長軸に沿って，歯が歯槽から抜け出る方向に移動する移動様式である．

4) [4] (**図 33-D**)

挺出とは逆に，歯の長軸に沿って，歯槽方向に押し込むように移動する移動様式である．

5) [5] (**図 33-E**)

歯の長軸を中心として，歯を回転させる移動様式である．

6) [6] (**図 33-F**)

歯冠部に頰舌的方向の回転力を加えることで，主に歯根を傾斜させる移動様式である．

3 固定

1．固定の定義と意義

矯正歯科治療で歯や顎骨の移動をはかるとき，矯正装置を用いて歯や顎骨に [1] をかけるが，動かしたい歯（[2]）に力をかけると，動かしたくない歯（[3]）にも同時に，同じ大きさの反対方向への力がかかる．この矯正力に対する抵抗を [4] といい，移動歯に対して抵抗源となる非移動歯のことを [5] という．

2. 固定の種類

1) 部位（固定源の位置）による分類

(1) [6　　　　　　　　] (**図 34**)

固定源（非移動歯）と移動歯が同じ顎内（一方が上顎ならばもう一方も上顎，一方が下顎ならばもう一方も下顎）にある場合を，[6　　　　　　　　] という．たとえば，顎内ゴムやリンガルアーチの補助弾線によって歯の移動をはかる場合は，[6　　　　　　　　] である．

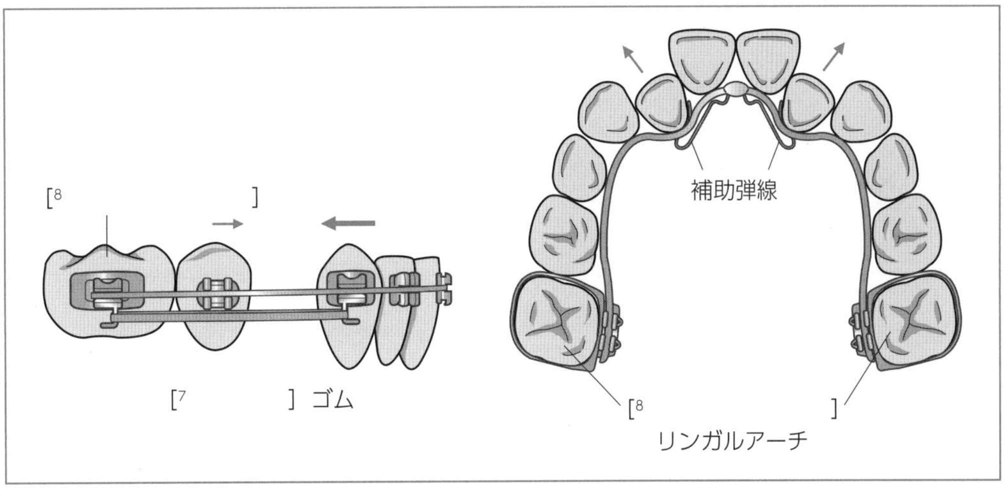

図 34　[6　　　　　　　　] の例
固定源（非移動歯）と移動歯（オレンジの矢印方向に移動する歯）が同じ顎内に存在する．
（「歯科矯正学　第 2 版」p.80 参照）

(2) [9　　　　　　　　] (**図 35**)

固定源が移動歯と反対側の顎にある場合を，[9　　　　　　　　] という．代表的なものに顎間ゴムを利用した方法があり，ゴムのかけ方によって歯の移動方向が異なる．

(3) [10　　　　　　　　]

固定源を口腔外に求める場合を [10　　　　　　　　] という．[10　　　　　　　　] 装置は，一般的に可撤式の矯正装置であり，装置の使用時間や頻度によっては固定の喪失をきたすことがある．

[11　　　　　　　　]，[12　　　　　　　　]，上顎前方牽引装置などが [10　　　　　　　　] 装置である．

2) 抵抗の性質による分類

(1) [13　　　　　　　　]

固定歯（固定源）が傾斜移動するよう設計された固定の様式を [13　　　　　　　　] という (**図 36**)．傾斜移動は弱い力でも生じるため，固定の程度は [14　　　　]．

(2) [15　　　　　　　　]

固定歯が歯体移動するよう設計された固定の様式を [15　　　　　　　　] という．固定歯が傾斜移動する単純固定よりも，固定の程度は [16　　　　]，固定源が安定している (**図 37**)．

(3) [17　　　　　　　　]

移動させたい歯と固定源となる歯の双方が，同じ大きさの矯正力を受けることにより，互いに移動する状態を [17　　　　　　　　] という (**図 38**)．

(4) [18　　　　　　　　]

固定の喪失をできるかぎり防ぐために，固定の強化・保護をはかることを [18　　　　　　　　] という．

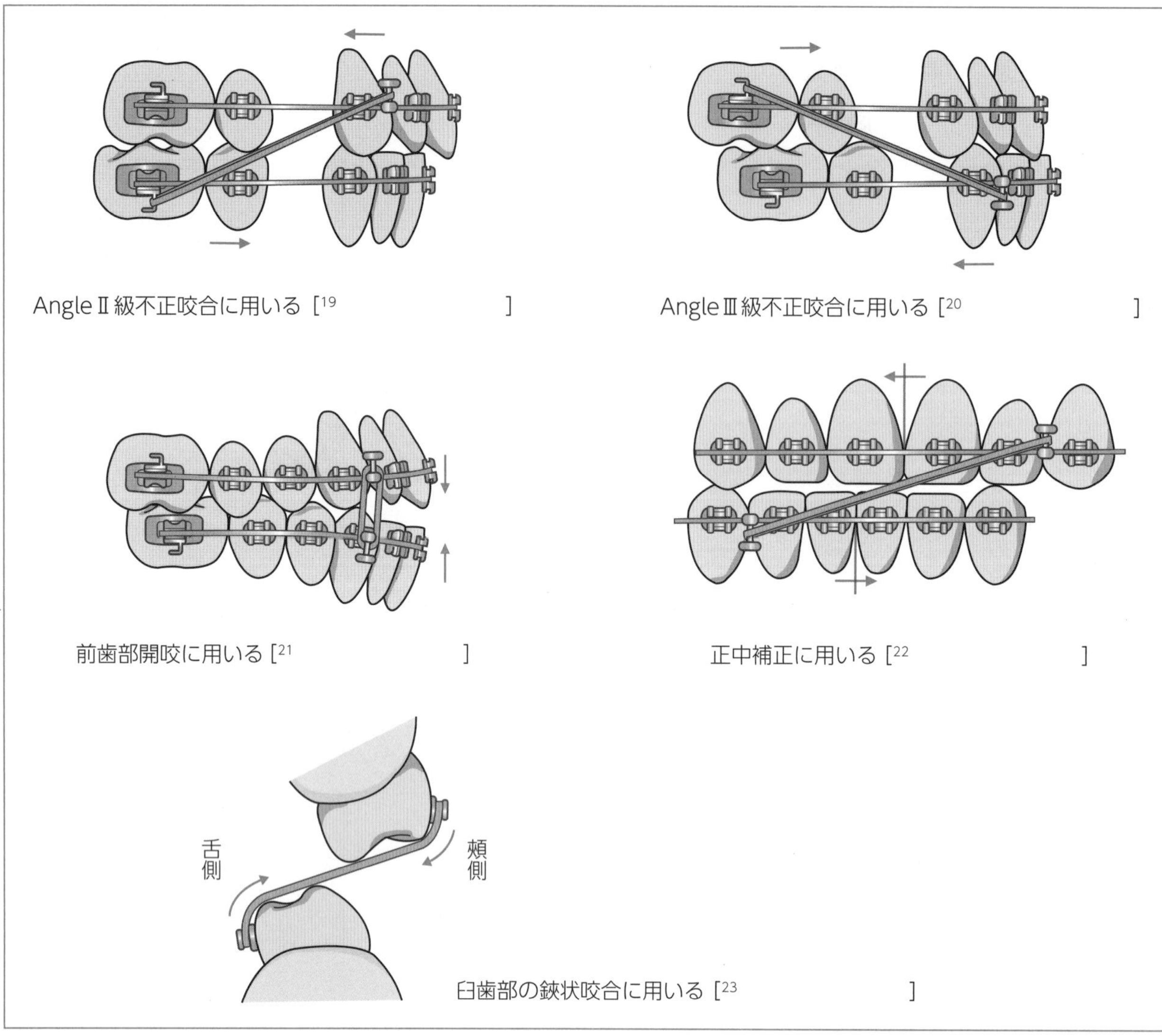

図 35 [9]（「歯科矯正学　第 2 版」p.80 参照）

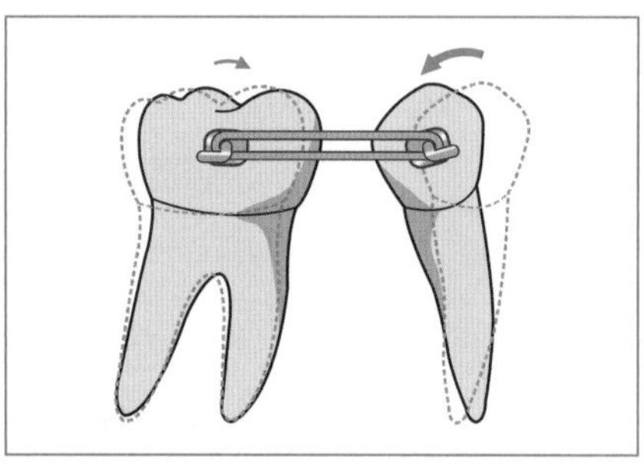

図 36 [13]
点線は移動前の歯の位置を示している．大臼歯と小臼歯間での移動の場合，歯根の表面積が小さい小臼歯のほうが移動量が大きくなる．
（「歯科矯正学　第 2 版」p.82 参照）

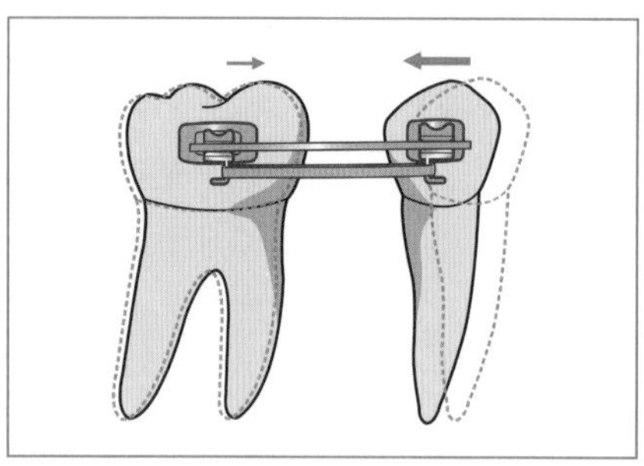

図 37 [15]
点線は移動前の歯の位置を示している．
（「歯科矯正学　第 2 版」p.82 参照）

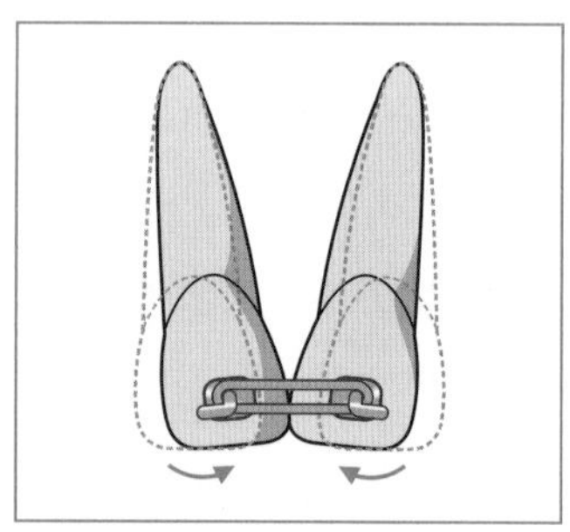

図 38 [17]
両中切歯（[24]）はお互いが移動歯であり，固定歯でもある．
（「歯科矯正学　第 2 版」p.82 参照）

具体的には，[25] を増やしたり，装置を追加したり，または筋の [26] を利用したりすることで，固定を [27] することができる．

4 矯正力による組織変化

矯正力が加わり，歯が平行に移動すると，移動方向の歯根膜が圧迫されて，反対方向の歯根膜は牽引される（引っぱられる）．前者を [1　　　　　　　　]，後者を [2　　　　　　　　] という．歯の移動は圧迫側での [3　　　　　　　　] と，[2　　　　　　　　] での [4　　　　　　　　] によって生じる（**図 39**）．

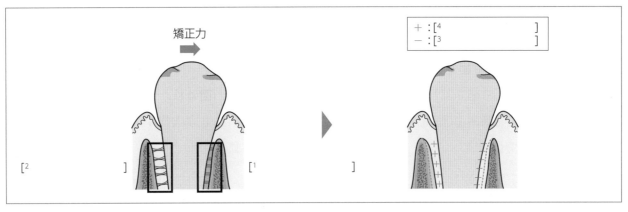

図 39　矯正力による歯の移動
[1　　　　　　　　] では [3　　　　　　　　] が，[2　　　　　　　　] では [4　　　　　　　　] が起こり，歯が移動する．
（「歯科矯正学　第２版」p.84 参照）

1．圧迫側における組織変化

強い矯正力が加えられると，まず圧迫側の [5　　　　　　　　] が圧迫され，その中にある血管も押しつぶされて血流障害が生じ，貧血領域となる．この領域を [6　　　　　　　　] という．

[6　　　　　　　　] では，血流障害によって細胞への栄養供給が途絶えるため，歯根膜細胞が死に，[7　　　　　　　　] という状態になる（**図 40**）．この [7　　　　　　　　] が生じた部分（[7　　　　　　　　] 組織）の周辺には [8　　　　] 細胞が出現し，[9　　　　　　　　] という骨吸収が起こる．また，[7　　　　　　　　] 組織は [10　　　　　　　　] によって吸収される．

一方，[6　　　　　　　　] から離れた圧迫状態の弱い領域（弱い矯正力がかかっている領域）は [11　　　　　　　　] とよばれる．[11　　　　　　　　] では歯槽骨の表面に [12　　　　　　　　] が多数集まり，[13　　　　　　　　] という骨吸収が起こる．

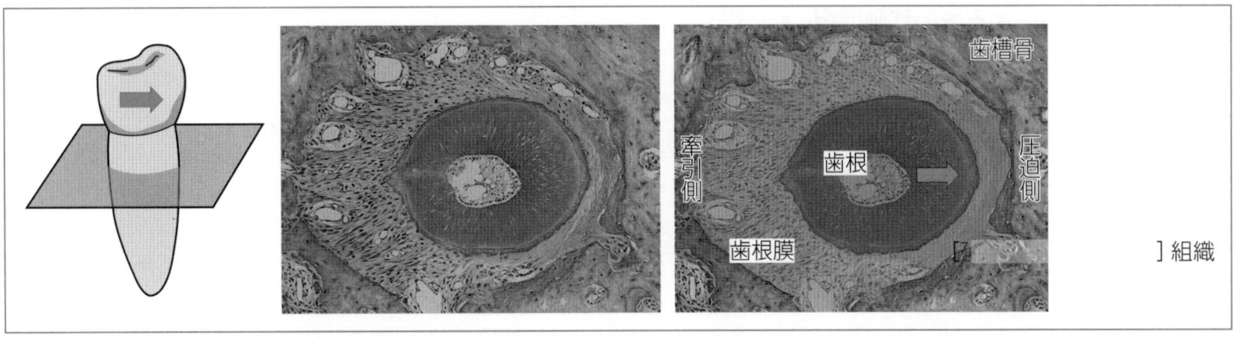

図 40　[7　　　　　　　　] の組織像（歯根の断面図）
矢印（➡）は歯の移動方向（矯正力がかかっている方向）を表している．
（「歯科矯正学　第２版」p.85 参照）

2. 牽引側における組織変化

矯正力が加えられると，牽引側の [14] は徐々に引き延ばされ，その中にある血管内の血流が [15] する．これによって歯根膜に存在する [16] 細胞や [17] 細胞，線維芽細胞の増殖・分化が促進され，[18] 形成やセメント質形成，歯根膜線維の再形成が進行する．

5 矯正力による生体反応

1. 歯の移動様相

1）矯正力による一般的な歯の移動様相

矯正力を負荷すると，歯は以下に示すような 3 つの移動様相を示す（**図 41**）．

① 初期移動：歯根膜および歯槽骨のわずかな [1]（粘弾性）による初期移動．

② 移動の停滞：[2] 組織の出現による歯の移動の停滞．

③ 停滞後の [3]：変性組織の消失と [4] に伴う歯の移動の再開．

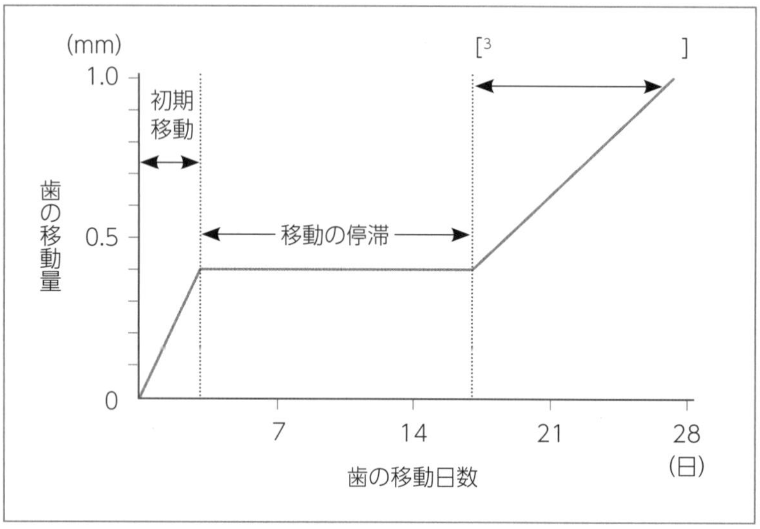

図 41 矯正力による歯の移動の様相
歯の移動様相は，①初期移動，② [2] 組織の出現による移動の停滞，③停滞後の [3] の 3 つに分けられる．
（「歯科矯正学 第 2 版」p.85 参照）

2）最適な矯正力による歯の移動様相

最適な矯正力が負荷されると，[2] 組織の形成はほとんど起こらず，歯槽骨壁では [5] が進行し，歯は停滞期の [6]，直線的で穏やかな移動様相を示す．

4 矯正歯科治療と装置

1 矯正装置の分類

矯正装置（保定装置は除く）の分類には，① [1　　　　　　] の種類による分類，②患者自身で着脱できるかどうかによる分類，③ [2　　　] の部位による分類がある（**表 2**）.

表 2　矯正装置の分類（「歯科矯正学　第 2 版」p.87 参照）

① [1　　　　] の種類による分類	②患者自身で着脱できるかどうかによる分類	③ [2　　　] の部位による分類	装置の名称
[3　　　　] 矯正装置	[4　　　　] 矯正装置	顎内固定装置	マルチブラケット装置，[7　　　　　　]，急速拡大装置，緩徐拡大装置，Nanceのホールディングアーチ，パラタルアーチ
		顎間固定装置	顎間固定装置
	[5　　　　] 矯正装置	顎内固定装置	床矯正装置
		顎外固定装置	[8　　　　　]，チンキャップ，上顎前方牽引装置
[6　　　　] 矯正装置			[9　　　　　　]，バイオネーター，Fränkel 装置，リップバンパー，咬合斜面板※，咬合挙上板※など

※咬合斜面板と咬合挙上板は機能的矯正装置に含める考え方もあるが，その構造から床矯正装置にも分類できるため，床矯正装置と同様に 3 器械的矯正装置―可撤式矯正装置として説明する.

2 器械的矯正装置―固定式矯正装置

1．マルチブラケット装置（[1　　　　　] 装置）

ブラケットや [2　　　　　] を歯に装着し，主に [3　　　　　　　　] が発揮する矯正力で三次元的な歯の移動を行い，不正咬合を改善する装置をマルチブラケット装置という.

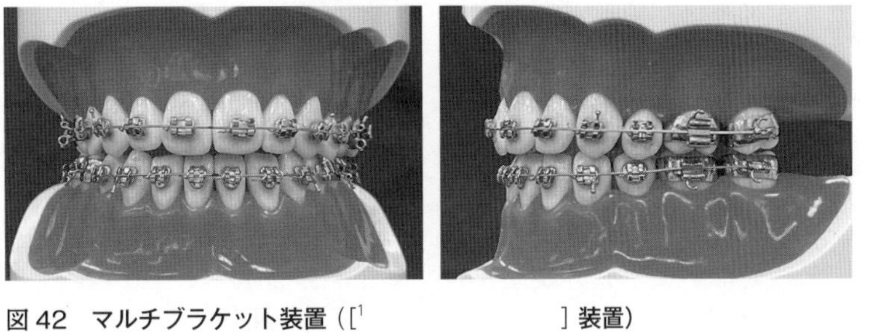

図 42　マルチブラケット装置（[1　　　　　] **装置**）
（「歯科矯正学　第 2 版」p.88 参照）

1）装置の構造（図 42）

マルチブラケット装置は［4　　　　　　　　　］，チューブ，アーチワイヤー，［5　　　　　　　　　］，［6　　　　　　　　　］などで構成される．

2）装置の適応

個々の歯の位置異常の改善を目的として，永久歯列期には［7　　　　　］に用いられ，混合歯列期には［8　　　　　　　　　］に部分的に用いる．

2．リンガルアーチ（舌側弧線装置）

臨床で広く応用されている［9　　　　　　　　　］の矯正装置で，主線と維持装置を介して，維持バンドが装着された臼歯が［10　　　　　　　　　］となり，［11　　　　　　　　　］による矯正力が個々の歯を移動させる．矯正力は［12　　　　　　　　　］に作用し，歯は主として［13　　　　　　　　　］する．

1）装置の構造（図 43）

（1）維持バンド

装置の［14　　　　　　　　　］として，主に［15　　　　　　　　　］に装着する．小臼歯や乳臼歯に装着することもある．

（2）［16　　　　　　　　　］

主線を維持バンドに接続する部分で，主線を［17　　　　　］できるものと，主線をろう着するものがある．

（3）［18　　　　　］

直径 0.9 mm の技工用ワイヤーを用い，移動する歯の［19　　　　　　　　　］に接して，なめらかなカーブを描くように屈曲する．

（4）［20　　　　　　　　　］

直径 0.5 mm の技工用ワイヤーを用い，主線にろう着される．移動する歯の歯頸部に接し，［21　　　　　　　　　］な矯正力を発揮する．形状により次の 4 種類がある（**図 44**）．

① ［22　　　　　］弾線：主に切歯の唇側移動に用いる．

② ［23　　　　　］弾線：歯の唇側，頬側移動に用いる．

③ ［24　　　　　］弾線：前歯や小臼歯の近遠心移動に用いる．

④ 連続弾線：主に小臼歯の頬側移動に用いる．

2）装置の適応

個々の歯の［25　　　　　　　　　］や下顎前突の改善などを目的として，乳歯列期から永久歯列期にかけて用いる．

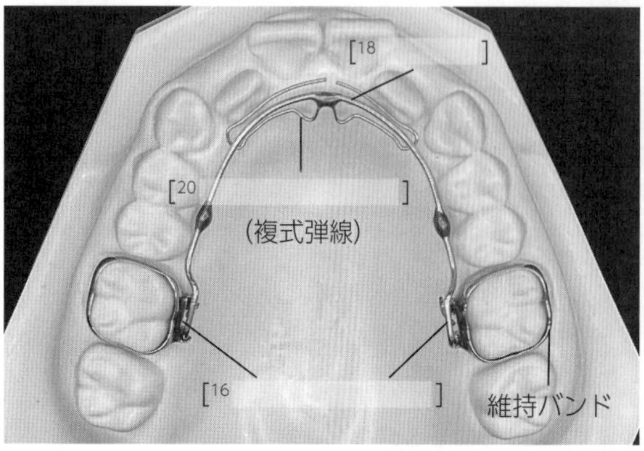

図 43　リンガルアーチ
（「歯科矯正学　第2版」p.89参照）

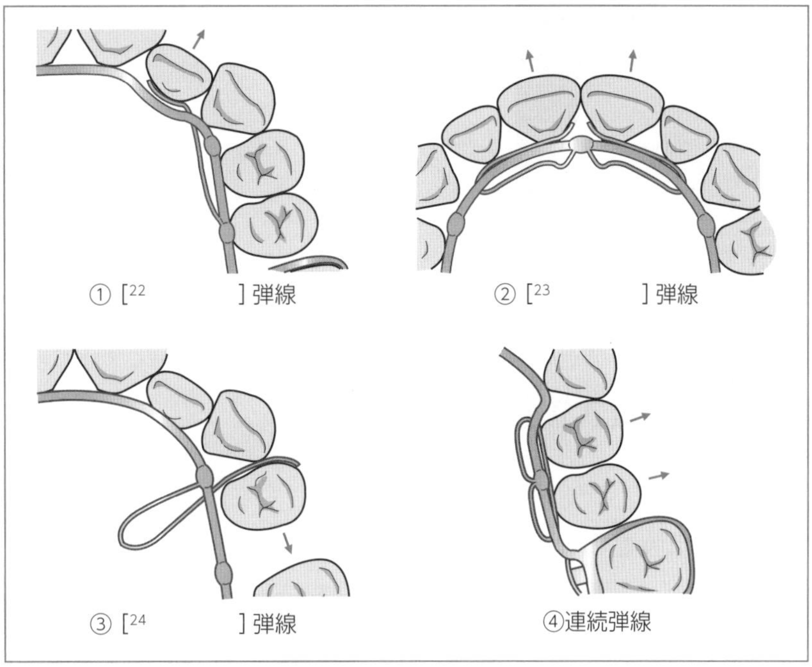

図 44 リンガルアーチの [20] の種類
(「歯科矯正学 第 2 版」p.89 参照)

3. [26] 拡大装置

拡大ネジ (スクリュー) が発揮する [27] な [28] によって, [29] を離開させる [30] の拡大装置である.

1) 装置の構造 (図 45)

①維持バンド, ② [31] からなる. 補助的なワイヤーが装着される場合もある.

2) 装置の適応

[32] した上顎歯列弓の拡大を目的として使用する.

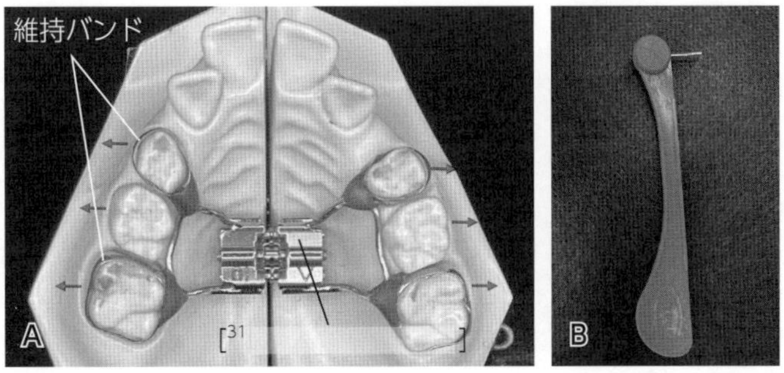

図 45 [26] 拡大装置
A : [26] 拡大装置, B : スクリューキー.
[26] 拡大装置の [31] の中央の穴にスクリューキーを挿入し, [31] に印字された矢印の方向に回転させることで調整 (拡大) する.
(「歯科矯正学 第 2 版」p.90 参照)

4. [33] 拡大装置

ワイヤーが発揮する矯正力によって, 上顎第一大臼歯の [34] を改善しながら, 上顎歯列弓の [35] を行う拡大装置である. 拡大のメカニズムは, 側方歯の頬側への [36] が主である. 固定式の [33] 拡大装置として [37] 装置がある.

1) 装置の構造 (図 46)

[37] 装置は, 主に①ワイヤー, ②バンドからなる.

2) 装置の適応

[38] した上顎歯列弓の拡大を目的として, 混合歯列期から永久歯列期に用いる.

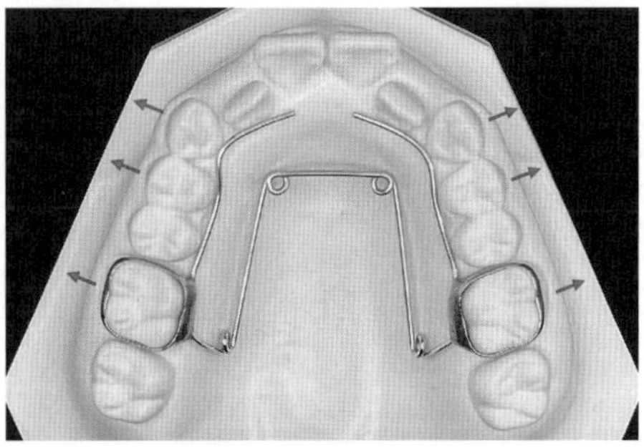

図 46 [33] 拡大装置 ([37] 装置)
(「歯科矯正学 第 2 版」p.91 参照)

3 器械的矯正装置─可撤式矯正装置

1. 床矯正装置

歯の位置異常に対して用いる装置であり，症例に応じてさまざまな設計がある.

1) 装置の構造 (図 47)

① [1]，② [2]，③ [3] (主線)，④拡大ネジ (あるいは弾線) で構成される.

2) 装置の適応

歯の傾斜移動や歯列弓拡大を目的として，混合歯列期から永久歯列期に用いる.

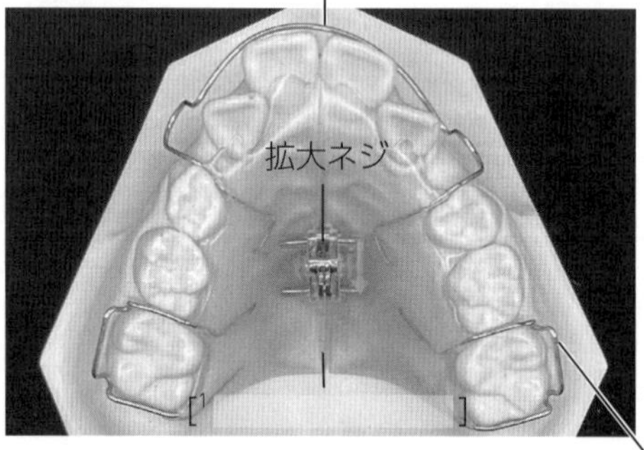

図 47 床矯正装置 (拡大床)
(「歯科矯正学 第 2 版」p.93 参照)

2. 咬合斜面板

[4] と [5] の改善に用いる. 装置を装着して咬みこむと，下顎前歯が斜面板に接触し，下顎が前方に誘導され，上下顎の臼歯は咬合せずに離開する. これにより，下顎の [6] と臼歯の [7] が生じ，下顎前歯の [8] と [9] 移動が生じる. また，[10] の調整によって上顎前歯は舌側傾斜する (**図 48，49**).

1) 装置の構造

① [11] 付きレジン床，②クラスプ，③ [10] からなる.

2) 装置の適応

混合歯列期に用いる.

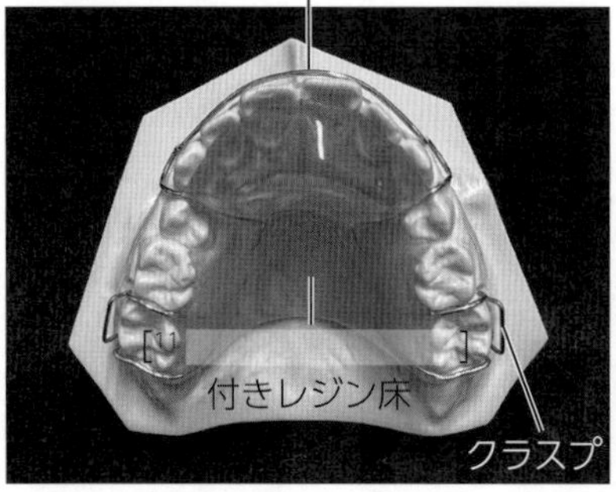

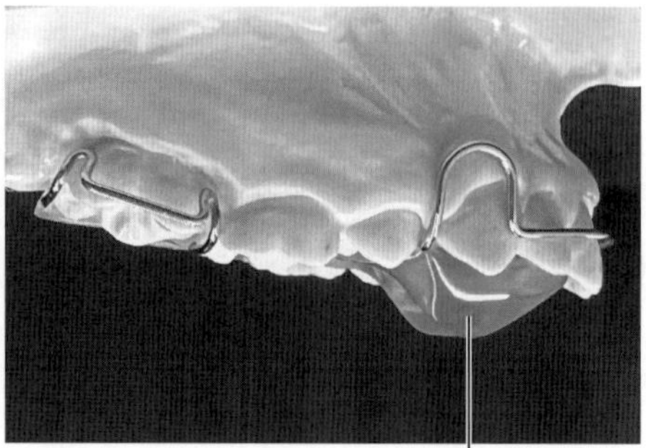

図 48 咬合斜面板 (「歯科矯正学 第 2 版」p.94 参照)

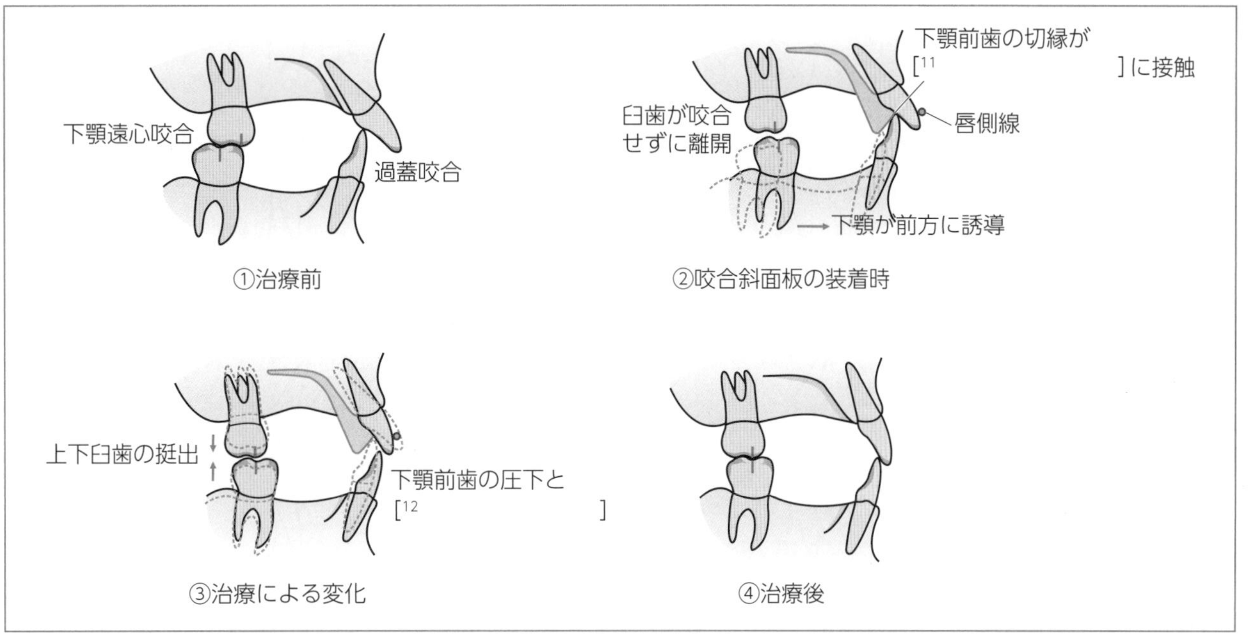

図 49 咬合斜面板による改善のしくみ(「歯科矯正学 第 2 版」p.94 参照)

3. 咬合挙上板

大臼歯の咬合関係が正常な [13] の改善に用いる．装置を装着して咬みこむと，下顎前歯が [14] に接触し，上下顎の臼歯が離開する．これにより [15] が挺出し，また下顎前歯のわずかな [16] によって，[13] が改善する (**図 50，51**)．

1) 装置の構造

① [14] 付きレジン床，②クラスプ，③唇側線からなる．

2) 装置の適応

混合歯列期から永久歯列期に用いる．

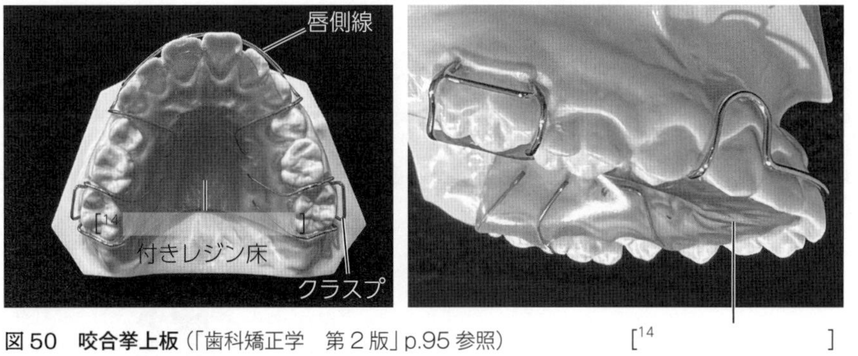

図 50 咬合挙上板(「歯科矯正学 第 2 版」p.95 参照)

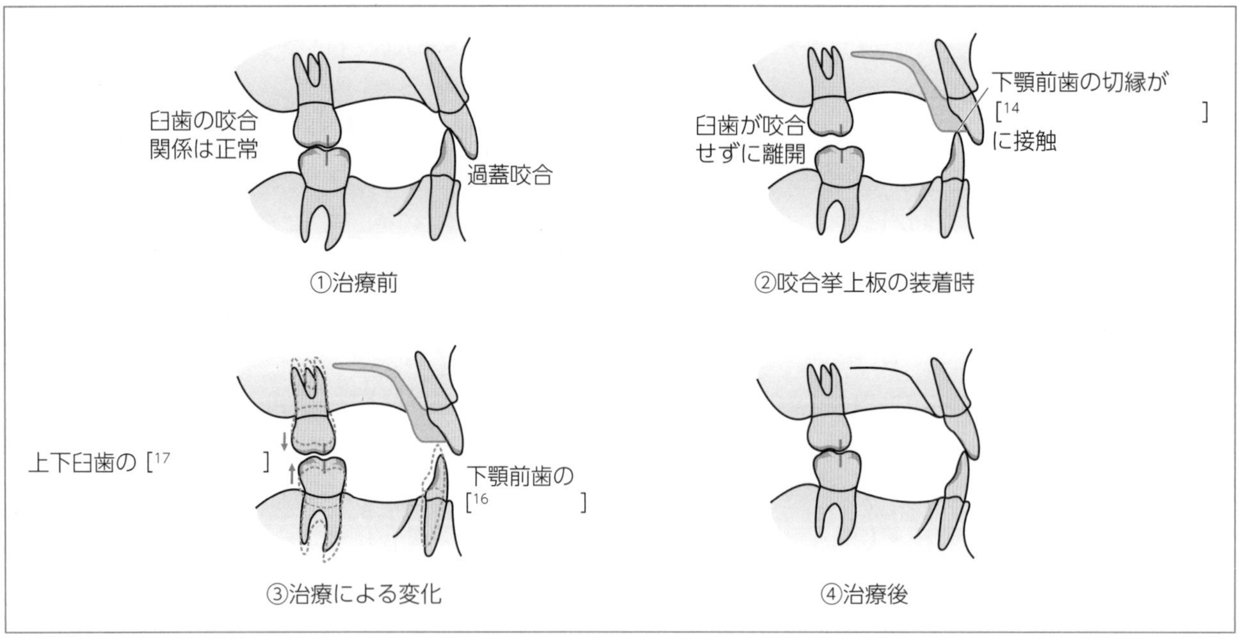

図 51　咬合挙上板による改善のしくみ（「歯科矯正学　第 2 版」p.96 参照）

4 器械的矯正装置―顎外固定装置

顎外固定装置とは，口腔外に矯正力の [1] を求める矯正装置の総称である．頭部や頸部が [1] となる可撤式の矯正装置であり，[2] な矯正力を用いることで，上顎骨や下顎骨の成長コントロールを行う [3] を作用させる，または歯列に矯正力を作用させる装置である．

1. ヘッドギア（上顎顎外固定装置）

頭部や頸部を [4] として，以下の場合に使用する．主に Angle [5] 不正咬合に適用される．

① 上顎骨に後方や上後方に向かう [6] を作用させ，上顎骨の前方成長の [7] をはかる場合．

② 上顎第一大臼歯および上顎歯列の [8] 移動をはかる矯正力を作用させる場合．

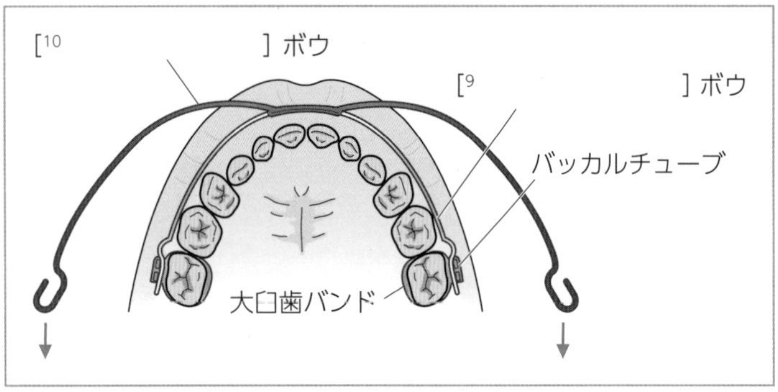

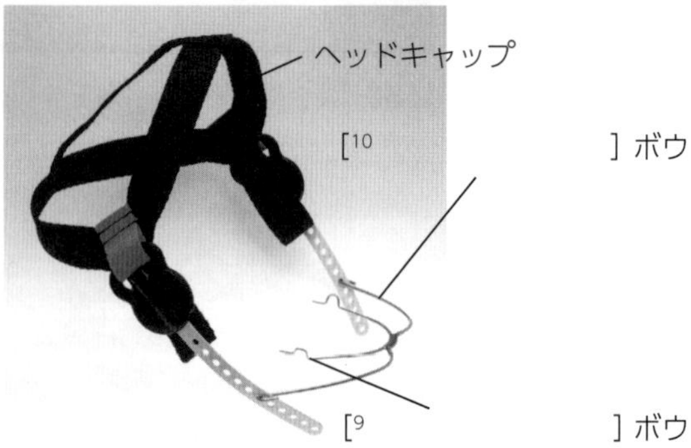

図 52　ヘッドギアの基本構造
上顎大臼歯にバッカルチューブ付きの大臼歯バンドを合着し，バッカルチューブに [9] ボウと [10] ボウからなる [11] を取り付け，口腔外に出た [10] ボウの先にヘッドキャップあるいはネックバンドを装着し，遠心へ牽引する（→）．
（「歯科矯正学　第 2 版」p.97 参照）

③　マルチブラケット装置と併用することで，上顎大臼歯の近心移動を防ぐ加強固定装置として用いる場合．

1）装置の構造（図 52，53）

①バッカルチューブ付きの大臼歯バンド，②［9　　　　　　］ボウと［10　　　　　　］ボウからなる［11　　　　　　］，③ネックバンドあるいはヘッドキャップからなる．

2）装置の適応

基本的には上顎第一大臼歯の萌出後の適用となるため，Hellman の咬合発育段階（歯齢）ⅢA 期以降の適用となる．［12　　　　　　］装置と併用する場合は成人にも適用されるが，上顎骨の成長抑制や大臼歯の遠心移動を目的とした場合には，ⅢA～ⅢC 期が適用時期の中心となる．

顎顔面形態や咬合状態により，適用するヘッドギアの種類を選択する必要がある．ヘッドギアの種類により，上顎骨の前方成長の抑制に加えてそれぞれ次の作用がある．

(1)［13　　　　　　］ヘッドギア（**図 53-①**）

上顎第一大臼歯の遠心移動と［14　　　　］を目的とする場合に用いる．

(2)［15　　　　　　］ヘッドギア（ロープルヘッドギア，**図 53-②**）

上顎第一大臼歯の遠心移動や［16　　　　］を目的とする場合に用いる．

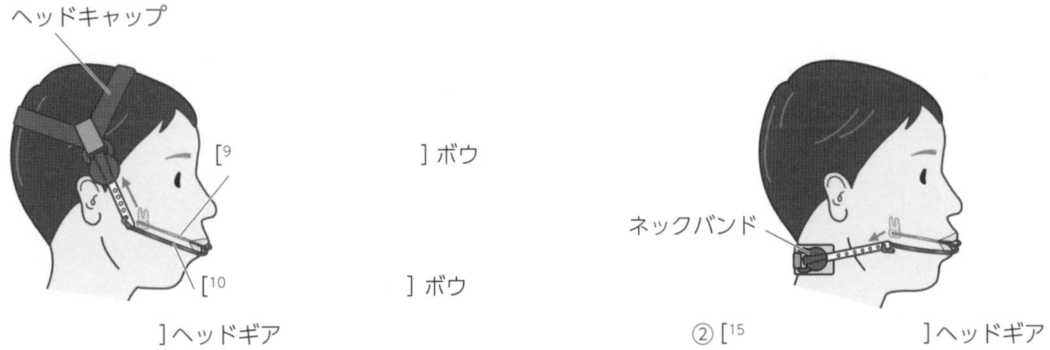
ヘッドキャップ
［9　　　　］ボウ
［10　　　　］ボウ
①［13　　　　］ヘッドギア
ネックバンド
②［15　　　　］ヘッドギア

図 53　ヘッドギア（上顎顎外固定装置）（「歯科矯正学　第 2 版」p.98 参照）

2. チンキャップ（オトガイ帽装置）

頭部を固定源として，［17　　　　　　］にあてがったチンカップを牽引することで，下顎骨に［18　　　　　　］を加え，下顎骨の成長［19　　　　］をはかる装置である．下顎骨の前下方への過成長を認める，骨格性の［20　　　　　　］に適用される．

1）装置の構造（図 54）

①ヘッドキャップ，②チン［21　　　　　　］，③牽引用エラスティックからなる．

2）装置の適応

下顎骨の［22　　　　　　］を目的とするため，早期の使用では乳歯列期からの適用となる．思春期性成長の前のⅡA～ⅢC 期が装置適用の中心となる．

(1)［23　　　　　　］（**図 54-①**）

下顎骨の前下方への成長を抑制するため，［24　　　　　　］に向かう後上方に牽引する．

(2)［25　　　　　　］チンキャップ（**図 54-②**）

下顎骨の［26　　　　　　］な成長を抑制するため，上方に牽引する．

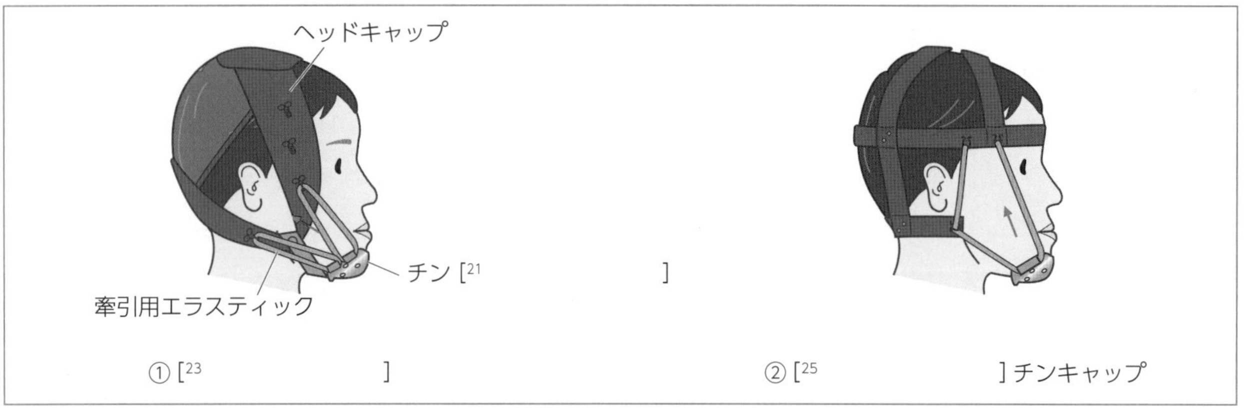

図 54　チンキャップ（オトガイ帽装置）
ヘッドキャップで頭部を固定し，チン [21] でオトガイ部を覆い，牽引用エラスティックでチン [21] を牽引する．（「歯科矯正学　第２版」p.99 参照）

3. 上顎前方牽引装置

オトガイ部や [27] を固定源として上顎に [28] を加え，上顎骨の前方への成長促進をはかる装置である．上顎骨の [29] や後方位を認める，骨格性の下顎前突に適用される．

1）装置の構造（図 55）

①ホルン付きチンカップやフェイスマスク，②口腔内装置（リンガルアーチや [30] などの固定式矯正装置，または可撤式の床矯正装置），③牽引用エラスティックからなる．

2）装置の適応

上顎骨の成長 [31] を目的とするために，早期の使用では乳歯列期からも適用されるが，混合歯列前期から [32] 成長の前までが主な適用時期となる．

(1) [33] タイプ（チンキャップタイプ，**図 55-①**）

上顎骨の [34] または後方位と，下顎骨の過成長または前方位の両方が認められる [35] の，上下顎骨の成長コントロールに用いる．

(2) [36] タイプ（**図 55-②**）

上顎骨の [37] または後方位による骨格性 [38] の，上顎骨の前方への成長 [39] に用いる．

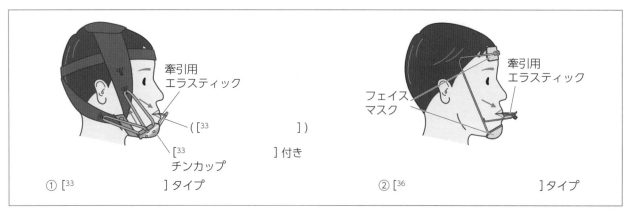

図 55　上顎前方牽引装置
[33] 付きチンカップや [36] を固定源として，口腔内装置を牽引用エラスティックで牽引する．（「歯科矯正学　第２版」p.100 参照）

5 機能的矯正装置

機能的矯正装置とは，装置自体は矯正力を発揮しないものの，下顎の運動に関与する咀嚼筋などの［1 ］を利用する，あるいは筋の力を［2 ］することによって，歯や顎の移動をはかる装置である．

1. アクチバトール

アクチバトールは［3 ］という特殊な下顎位で咬合採得をして製作されるため，装着すると下顎は［3 ］をとるようになる．その状態から習慣性咬合位に戻ろうとする［4 ］を利用する，［5 ］の矯正装置である．また，装置に付与されている［6 ］が発揮する矯正力で，個々の歯の移動が行われる場合もある．

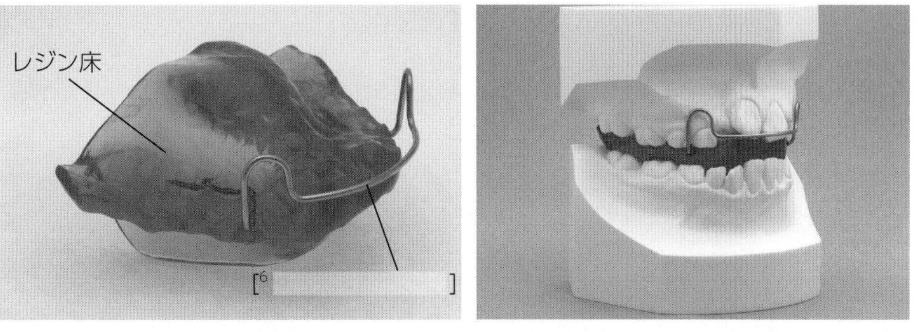

図56 アクチバトール（「歯科矯正学 第2版」p.102 参照）

1）装置の構造（図56）

①レジン床，②［6 ］からなる．

2）装置の適応

混合歯列期から永久歯列完成期の，下顎の［7 ］を伴う［8 ］，機能性下顎前突，［9 ］，ならびに交叉咬合などに用いる．

2. バイオネーター

アクチバトールから派生した［10 ］矯正装置である．主に下顎の後方位による上顎前突の改善を目的として使用される．下顎を［11 ］に誘導することによって，下顎骨の前方への成長［12 ］をはかる装置である．アクチバトールよりもレジン床の部分が少ないため，鼻呼吸が難しい患者にも使用できる．

1）装置の構造（図57）

①レジン床，②［13 ］，③舌側線，④パラタルアーチからなる．歯列弓の側方拡大のために，拡大ネジを付与することがある．

2）装置の適応

混合歯列期から永久歯列完成期の，下顎骨の［14 ］を伴う［15 ］に対して適用されることが多い．

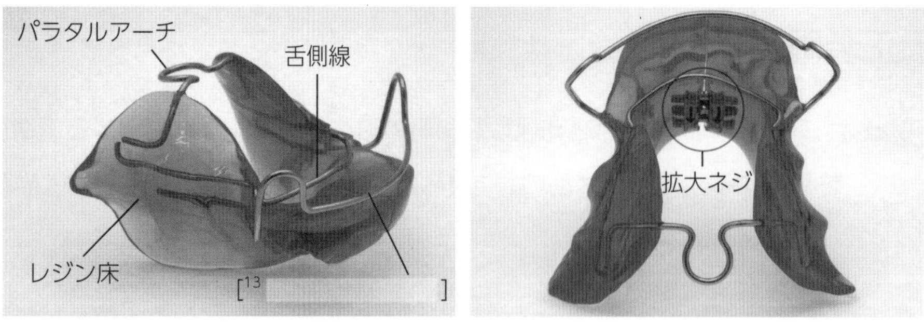

図 57　バイオネーター（「歯科矯正学　第 2 版」p.103 参照）

3. Fränkel〈フレンケル〉装置（ファンクショナルレギュレーター）

ラビアルパッドや [16] で頬筋やオトガイ筋，口輪筋の異常な [17] を排除し，口腔周囲筋の筋訓練を行うことで機能的な適応をはかり，良好な咬合関係を獲得することを目的とした装置である．

不正咬合の種類によって装置の設計が異なる．装置の製作には [18] の採得が必要である．

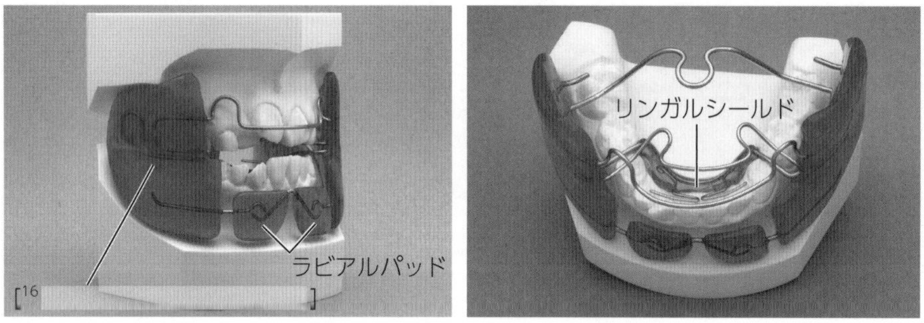

図 58　Fränkel 装置（ファンクショナルレギュレーター）（「歯科矯正学　第 2 版」p.103 参照）

1）装置の構造（図 58）

①[16]，②ラビアルパッド，③リンガルシールド，④ワイヤーからなる．

[16] やラビアルパッドは筋の異常な機能圧を排除するとともに，歯肉頬移行部の粘膜を伸展・刺激し，歯槽部の骨形成を促進させることから，歯列の拡大効果が期待できる．また，リンガルシールドは下顎を [19] で安定させる役割を担っている．

2）装置の適応

主に [20] に用いる．軽度の叢生を伴う Angle Ⅰ級，Ⅱ級，Ⅲ級不正咬合のほか，開咬にも応用する．

4. リップバンパー

[21] を排除することで，舌側傾斜している [22] を唇側移動させ，下顎の歯列弓 [23] を増加することができる．[21] を利用して下顎大臼歯を [24] させたり，近心移動を [25] したりすることもできる．

1）装置の構造（図 59）

①チューブのついたバンド，②[26]，③[27]（受圧板）からなる．

2）装置の適応

混合歯列期以降で，下顎前歯の舌側傾斜の改善や，下顎大臼歯の近心転位あるいは傾斜の改善に用いる．また，[28　　　　　　] や [29　　　　　　] などの口腔習癖の改善にも用いる．

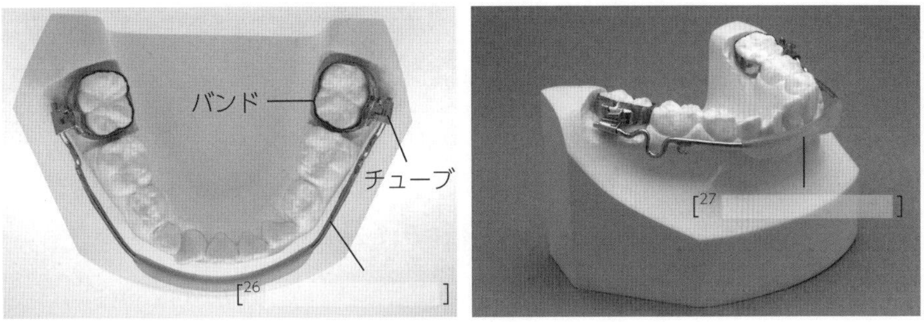

図 59　リップバンパー（「歯科矯正学　第２版」p.104 参照）

6 その他の矯正装置

1．口腔習癖除去装置（タングクリブ）

歯性の [1　　　] や上顎前突の原因となっている [2　　　　　　] や吸指癖（母指吸引癖）などの口腔習癖を除去するために用いる．

1）装置の構造（図 60）

固定式の場合はリンガルアーチと [3　　　　　　]，可撤式の場合は床装置と [3　　　　　　] からなる．

2）装置の適応

舌癖や [4　　　　　　] を伴う混合歯列期の歯性 [5　　　] が適応症となる．クリブの部分が突出させがちな [6　　　] や吸引する [7　　　] の感覚を変え，患者に口腔習癖を自覚させることで，[4　　　　　　] の除去や，[6　　　] の位置変化をもたらす．このことが [8　　　　　　] を防止し，特に開咬などの不正咬合の改善につながる．

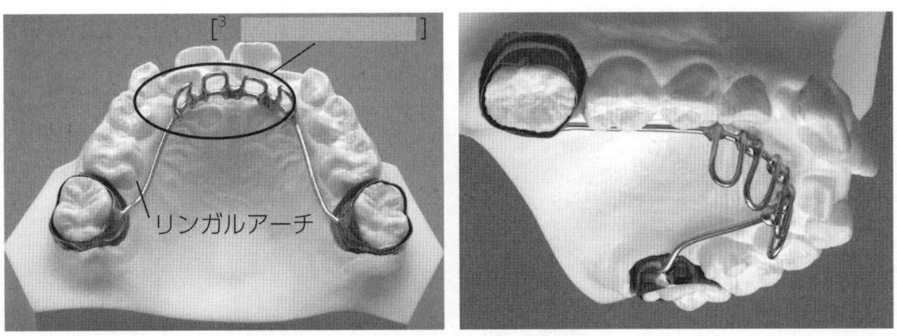

図 60　タングクリブ（固定式）（「歯科矯正学　第２版」p.105 参照）

7 保定装置

1．保定の定義と意義

矯正歯科治療には，不正咬合を積極的に治す [1　　　　　　] と，治った状態を維持して後戻りを防ぐ静的治療がある．保定は [2　　　　　　　　　] であり，動的治療によって適正に位置づけられた歯列・咬合関係を保持し，長期間の安定が得られる条件を整える処置のことである．矯正歯科治療は [3　　　　　　　　　] のリスクを伴うため，保定はきわめて重要である．保定には，[4　　　　　] 保定，[5　　　　　] 保定および永久保定の 3 種類がある．

1）[4　　　　　] 保定

[4　　　　　] 保定とは，動的治療後に保定装置を用いて咬合を維持することをいう．動的治療後のほとんどの症例において，器械保定が行われる．

2）[5　　　　　] 保定

[5　　　　　] 保定とは，装置を使わずに動的治療で得られた状態を保持することをいう．ただし，動的治療直後から [5　　　　　] 保定のための条件が整っていることはまれで，一般的には [4　　　　　] 保定により歯列・咬合関係が安定したと判断された時点で，[5　　　　　] 保定に移行する．

3）永久保定

永久保定とは，自然保定への移行が困難と考えられる場合に，[6　　　　　　　　　] などにより永久的に行う保定をいう．

2. 保定装置

保定装置には [7　　　　　　　　　] と [8　　　　　　　　　] がある．いずれの装置を用いるかは，患者の協力度や症状によって判断される．

1）[7　　　　　　　　　] 保定装置

（1）装置の種類

❶ [9　　　　　　　　　] タイプリテーナー（**図 61-A，B**）

レジン床と，両側犬歯の遠心間を結ぶ [10　　　　　　　　　] を有する床装置である．維持装置として，大臼歯部に単純鉤やクラスプが付与される．

❷ [11　　　　　　　　　] タイプリテーナー（**図 61-C**）

レジン床と，両側の最後臼歯の遠心間を結ぶ唇側線を有する [12　　　　　　　　　] である．

❸トゥースポジショナー（**図 61-D，E**）

上下顎一塊に歯列を覆う保定装置である．[13　　　　　　　　　] 材料で製作されている．

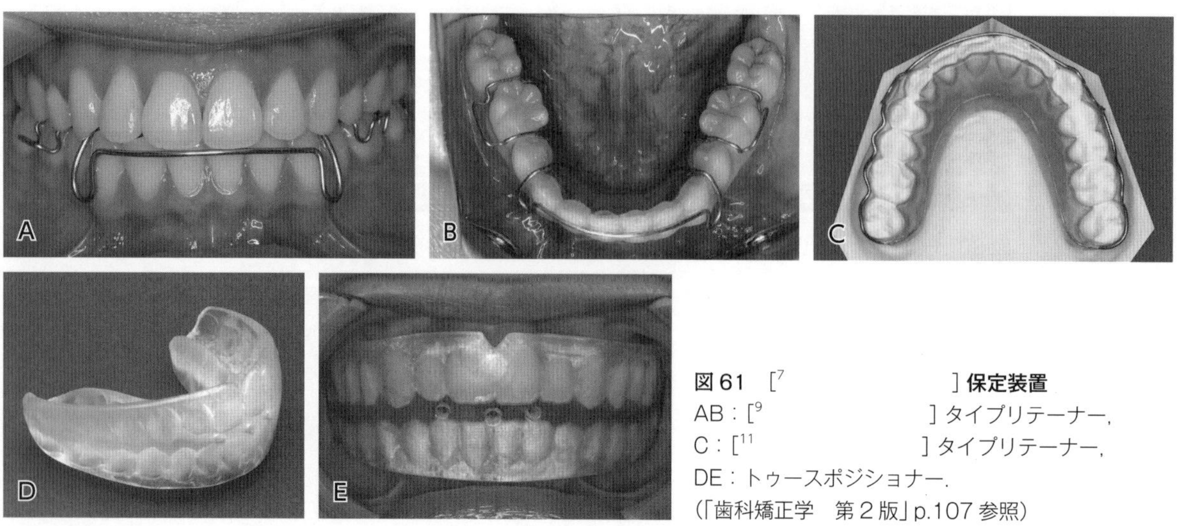

図 61　[7　　　　　　　　　] 保定装置
AB：[9　　　　　　　　　] タイプリテーナー，
C：[11　　　　　　　　　] タイプリテーナー，
DE：トゥースポジショナー．
（「歯科矯正学　第 2 版」p.107 参照）

2）［8　　　　　　　］**保定装置**

［8　　　　　　　］であるため，保定の効果が患者の協力度に影響されないという利点がある．

（1）装置の種類

❶［14　　　　　　　　　］

両側犬歯間を連結する太いワイヤーを，両側［15　　　　］の［16　　　　］に装着する装置である（**図 62-A**）．

❷ 接着式［14　　　　　　　　　］

両側犬歯間または小臼歯間で［17　　　　］歯面に沿わせた細いワイヤーを，1 歯ずつ歯面に［18　　　　］固定する装置である（**図 62-B**）．審美的に良好で異物感が少ないことから，比較的使用頻度の高い［8　　　　　　　］保定装置である．

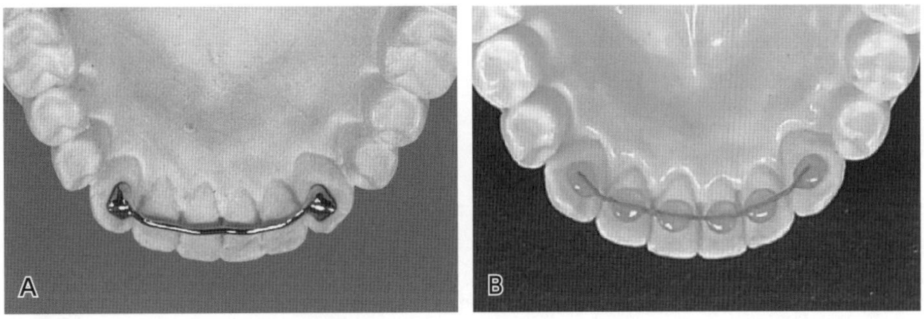

図 62　［8　　　　　　　］**保定装置**
A：［14　　　　　　　　］　B：接着式［14　　　　　　　　］．
（「歯科矯正学　第 2 版」p.108 参照）

5 矯正歯科治療に伴うリスク（偶発症・併発症）とその対応

1．歯根吸収

歯根吸収には，矯正歯科治療だけではなく，［1　　　　］や，顎骨内での歯冠と歯根の接触，舌癖などの要因も関与している．歯根吸収を生じやすい体質や，［2　　　　］の形状・長さなどのリスク因子が知られている．

2．エナメル質の白濁・う蝕

矯正装置を装着する際には，患者や家族に口腔清掃の重要性について十分に説明し，［3　　　　　　　］管理の徹底を促す．また，必要に応じて［4　　　　　　　］や［5　　　　　　　］の応用を検討する．

とりわけ，患者自身が取り外すことのできない［6　　　　　　　］矯正装置は，［7　　　　　　　］矯正装置に比べてエナメル質の［8　　　　］やう蝕発生のリスクが高くなるので，注意が必要である．

3. 歯周病

歯周病の予防の観点からも，[9] を徹底する必要がある．矯正装置の装着によって不潔域が生じると，歯肉炎や [10] などを引き起こす要因となる．

また，[11] に炎症が生じている状態で矯正歯科治療が行われると，歯周ポケットの深さ (PPD) や歯の [12] が増大し，さらに炎症が悪化することになる．

4. アレルギー(金属)

矯正歯科用材料に含まれる [13]，クロム，コバルトなどの金属が原因で，金属アレルギーが生じることがある．そのため，初診時の医療面接および診察が重要となる．金属アレルギーが疑われた場合には，原因の特定のため [14] が広く行われている．

5. 矯正装置の装着・調整による痛み

矯正装置を装着した直後や調整後には，一過性の [15] が生じやすい．この [15] は通常，数日～1 週間程度で消失するが，長期にわたる場合は来院するよう説明する．

6. ワイヤーによる口腔粘膜への傷害

マルチブラケット装置による治療中に，アーチワイヤーの末端や [16] が突出して，粘膜を損傷することがある (**図 63**)．

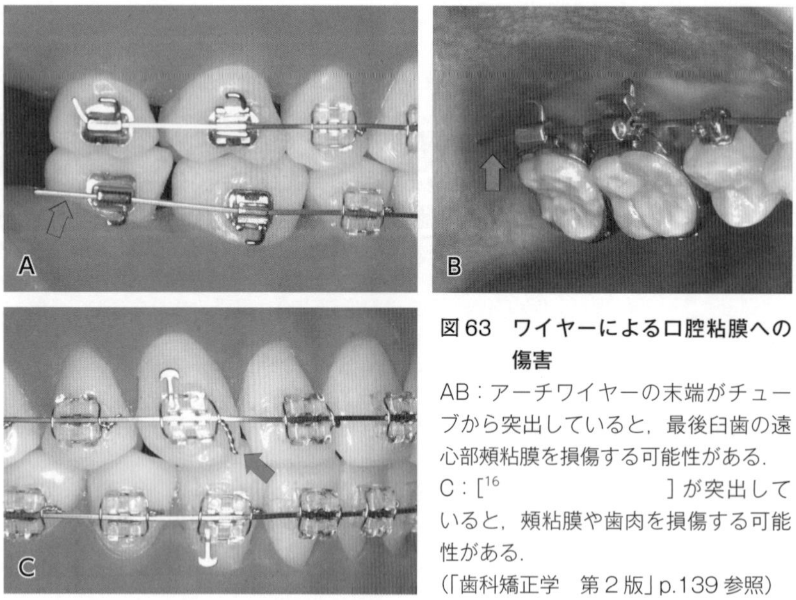

図 63　ワイヤーによる口腔粘膜への傷害

AB：アーチワイヤーの末端がチューブから突出していると，最後臼歯の遠心部頬粘膜を損傷する可能性がある．

C：[16] が突出していると，頬粘膜や歯肉を損傷する可能性がある．

(「歯科矯正学　第 2 版」p.139 参照)

口腔周囲筋の緊張が強い患者では，[17] や [18] によって粘膜に圧痕や炎症が生じることがある．装置の調整が必要な場合もあるが，応急処置として，装置の刺激の原因となっている部分に [19] などを貼り付けて，一時的に粘膜刺激を回避する方法もある．

7. 矯正装置の破損・脱離

矯正装置の破損や脱離が生じた場合は，ただちに［20　　　　］するよう患者や家族に指示する（**図 64**）.

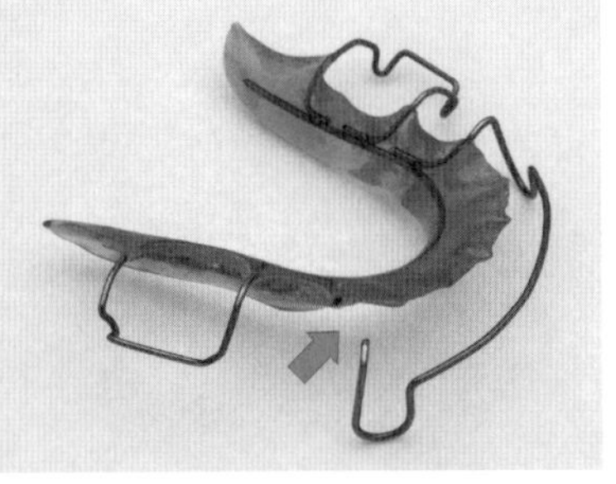

図 64　矯正装置の破損の例
（「歯科矯正学　第 2 版」p.140 参照）

8. 歯科矯正用アンカースクリューによるトラブル

近年，歯科矯正用アンカースクリューが広く用いられているが，［21　　　　］や［22　　　　］が生じることもある．このため，来院時には歯科矯正用アンカースクリューの緩みや動揺がないか，周囲の粘膜に［23　　　　］が生じていないかを確認する（**図 65**）.

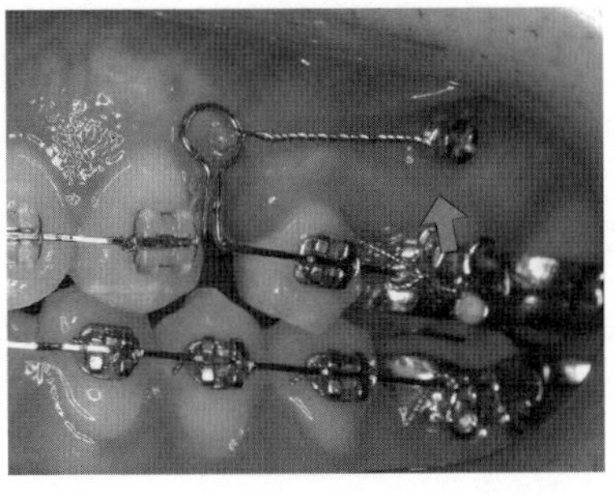

図 65　歯科矯正用アンカースクリュー周囲の［23　　　　］
（「歯科矯正学　第 2 版」p.140 参照）

Ⅲ編 小児歯科学

■文献

・全国歯科衛生士教育協議会監修．歯科衛生学シリーズ　小児歯科学．医歯薬出版，2023．

1 発育

1 成長と発達の定義

- 成長とは，細胞や器官の［1　　　　］や［2　　　　］など量的な増加を示す過程で，［3　　　　］や［4　　　　］の増加として示される．
- 発達とは，［5　　　　］や［6　　　　］機能の分化や発展を示す過程で，歩く，話す，食べるなどの［7　　　　］や［8　　　　］の進展を意味する．

2 発育の原則

- 発育は［9　　　　］正しく，ほぼ一定の［10　　　　］で進行する．
- 発育は［11　　　　］に進行するが，常に一定の［12　　　　］で進むものではない．
- 生体の器官や臓器には，その発育を決める重要な時期（［13　　　　］期）があり，その時期に発育の障害があると，永続的な欠陥や［14　　　　］障害を残すことになる．
- 発育には一定の方向性があり，［15　　　　］部に近い部分が身体［16　　　　］部より先に発育し，身体［17　　　　］部が［18　　　　］部より先に発育する．

3 発育期の分類

① 出生前期（胎生期）：0（受精）～280 日（出生）
② 新生児期：出生～［19　　　　］
③ 乳児期：出生～［20　　　　］歳未満
④ 幼児期：［21　　　　］～［22　　　　］歳未満
⑤ 学童期：［23　　　　］～［24　　　　］歳未満
⑥ 思春期：男子（12～20 歳），女子（10～18 歳）

4 発育状態の評価

- 体重および身長の基準値はパーセンタイル値で示され，計測値が基準値の何パーセンタイルで判定する．10 パーセンタイル値とは，100 人中低いほうから［25　　　　］番目ということを示している．
- 成長の相対的評価には，発育指数がよく使われる．

1. [26] 指数（[27] 未満の乳幼児に用いられる）

計算式＝体重（g）／身長（cm）^{2}×10

22 以上は肥満，19～22 未満は肥満傾向，15～19 未満は正常範囲，13～15 未満はやせぎみ，10～13 未満はやせと判定する．

2. [28] 指数（[29] 以上の学童に用いられる）

計算式＝体重（g）／身長（cm）^{3}×10^4

160 以上は肥満，145～160 未満は肥満ぎみ，115～145 未満は標準，100～115 未満はやせぎみ，100 未満はやせと判定する．

5 年齢と身体発育の特徴

1. 出生前期

- 胎芽期（2～9 週）は [30] を通して母胎からの影響を最も受けやすい時期である．

2. 新生児期

- 日本人の出生時の平均体重は男児で [31] g，女児で [32] g で，平均身長は男児で [33] cm，女児で [34] cm である（**表 1**，**表 2**）．
- 出生直後に体重は 200～250 g 減少するが 7～10 日で出生時の体重に戻る．これを [35] とよぶ．この現象は，[36]，[37] など，体外への排出量が哺乳による補給量を上回るためである．

表 1　小児における体重の増加時（「小児歯科学」p.9 参照）

月齢・年齢	出生時	4 カ月	1 年	3 年	5 年	7 年	14 年
出生時体重に対する比	1	[38]	[39]	[40] 倍強	5～6	6～7	14～16

（白川哲夫ほか編．小児歯科学，第 5 版．医歯薬出版，2017.）

表 2　小児における身長の増加時（「小児歯科学」p.9 参照）

年齢	出生時	1～1.5 年	4 年	15 年
出生時身長に対する比	1	[41]	[42]	[43] 倍強

（白川哲夫ほか編．小児歯科学，第 5 版．医歯薬出版，2017.）

Ⅲ編 小児歯科学

3. 乳児期

- 頭囲は，出生時において胸囲よりも［44　　　　　］が［45　　　　　］歳でほぼ同じとなる．
- ［46　　　　　］反射は［47　　　　　］頃より消失し始め，反射に基づく運動から随意的（意識的）な運動へと移行していく．
- 母親の授乳やおむつ交換などの乳児に対する世話や［48　　　　　］，優しい声かけなどの献身的な養育行動（［49　　　　　］）が非常に重要となる．

4. 幼児期

- 運動機能が著しく発達し，［50　　　　　］歳頃までには走ったり，階段を上がることが可能となり，［51　　　　　］歳で片足立ちができるようになる．
- 自我の芽生える［52　　　　　］期は［53　　　　　］～［54　　　　　］歳頃で，自己主張が強くなる．

5. 学童期

- 学校生活への適応は［55　　　　　］能力を伸ばし，［56　　　　　］性がさらに広がり，友人関係を築きあげることができるようになる．

6. 思春期，青年期

- 思春期における発育急進（［57　　　　　］）の始まりとピークは個人差が大きい．
- 学童期から思春期への移行は，身体的には［58　　　　　］として現れ，女子では［59　　　　　］，乳房の発育がみられ，男子では外性器の発達，［60　　　　　］がみられる．
- 自我意識が高まり，［61　　　　　］期として示される反抗的行動が自己防衛的行動として現れやすい．

6 生理的年齢

出生時からの時間経過で評価する年齢（暦齢）に対して，［62　　　　　］や［63　　　　　］の生理的状態を基準にした評価を生理的年齢といい，骨年齢や歯齢（歯年齢）などが一般的に用いられる．また，［64　　　　　］年齢，［65　　　　　］年齢も生理的年齢に含まれる．

1. 骨年齢

- 一般には［66　　　　　］のエックス線画像を撮り，［67　　　　　］の化骨数（成人では10個）を計測し，標準値と比較することにより骨年齢を決定する（**表3**）．

表3　［68　　　　　］**の仮骨数**（「小児歯科学」p.11参照）

数え年齢（歳）	0～2	3	4	5～7	8～11
化骨数	0～3	4	5	6～8	9～10

（白川哲夫ほか編．小児歯科学，第5版．医歯薬出版，2017.）

2. 歯齢（歯年齢）

- 歯の［69 　　　　　　］を基準にした成長の評価法で，暦齢と強く相関する．一般には［70 　　　　　　　　］画像を撮り評価する．

7 器官の発育

組織・器官別の発育パターンを一般型，神経型，リンパ型，生殖器型の 4 つの型に大別したものが，［71 　　　　　　　　］の臓器別発育曲線である（**図 1**）．

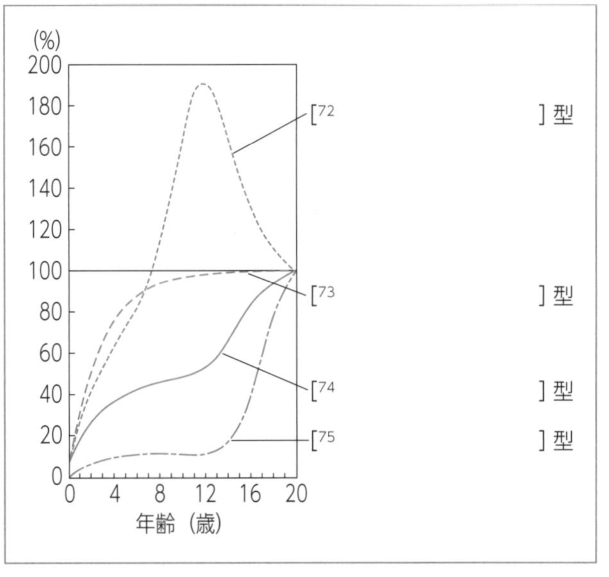

図 1 ［76 　　　　　　　　］の臓器別発育曲線
（「小児歯科学」p.12 参照）

- 一般型は，身長や体重に代表され，［77 　　　　　］，骨格，呼吸器，［78 　　　　　］器，心臓，腎，血液量などの発育パターンを示す．発育の曲線は［79 　　　　］期と［80 　　　　］期に急激な発育がみられ，緩やかな S 字状を描くことから，［81 　　　　　　］曲線とよばれる．
- 神経型は，［82 　　　　　］，脊髄，［83 　　　　　］器の発育パターンを示すもので，［84 　　　　　］期から［85 　　　　　］期にかけてほぼ成人に近いレベルに発達する．
- リンパ型は，［86 　　　　　］組織や［87 　　　　　］腺などの免疫系に代表され，思春期前まで急激な発育を示すがそれ以降は縮小していく．
- 生殖器型は，［88 　　　　　］，卵巣，［89 　　　　　］などの発育パターンで［90 　　　　　］期に急激に発育する．

2 精神発達と機能の発達

1 精神発達

精神発達を評価する指標として [1] 指数と [2] 指数がある．また，発達検査には，運動機能，言語機能および社会性の発達の評価を行う [3] 式発達判定法や [4] 式乳児分析的発達検査法などがある．

1．言語の発達

- 生後 5〜6 カ月頃になると，[5] を発するようになる．
- 1〜1 歳 6 カ月頃になると，[6] 文を発声するようになる．
- 2 歳になると，[7] 文，動詞，形容詞も表現するようになる．
- 2 歳 6 カ月頃になると，[8]，[9]，[10] を使うようになる．
- 3〜4 歳になると，単語数は [11] 語と大幅に増加し，接続詞や助詞も使えるようになる．
- 5 歳になると，[12] がほぼ完成し，内容も文章化されたものとなる．

2．精神発達

1）情動の分化

- 新生児では興奮しかなかった情動が，生後 [13] 月で快・不快の情動の分化が現れる．
- [14] 月で不快が分化して怒り，嫌忌，[15] が現れる．
- [16] 歳では快が分化して得意と愛情が現れる．
- [17] 歳で成人と同じ情動の形態となる．

2）恐れ

- 生後 [18] 月頃から現れるが，恐れの対象は年齢とともに変化する．
- 2〜3 歳までは大きな音や見慣れない人など [19] 的および [20] 的なものが恐れの対象となる．
- 4〜5 歳になると孤独や暗やみなど [21] したことや，おばけなどの [22] などが対象となる．

3）泣き

- 不快に関する情動表現で，[23] 頃では泣くことによって不快を表現する．

2 機能の発達

1. 運動機能の発達

全体的運動から分化した細かい運動に発達する（**表 4**）.

表 4 運動機能の発達（「小児歯科学」p.14 参照）

粗大運動	首がすわる（定頸）	([24] カ月)
	寝返り	([25] カ月)
	1 人で座る	([26] カ月)
	つかまり立ち	([27] カ月)
	1 人で歩く	([28] 歳 0～2 カ月)
	転ばないで走る	([29] 歳 4～6 カ月)
	片足立ち	([30] 歳 9 カ月～[31] 歳)
	スキップ	([32] 歳 4～8 カ月)
微細運動	物をつかむ	([33] カ月)
	目と手の協調運動（目で見た物を手を出してつかむ）	([34] カ月)
	指先で物をつかむ	([35] カ月)
	コップの中の小粒を取り出そうとする	(1 歳 0～2 カ月)
	ボタンをはめる	([36] 歳 0～4 カ月)
	紙飛行機を自分で折る	([37] 歳 4～8 カ月)

（白川哲夫ほか編．小児歯科学，第 5 版，医歯薬出版，2017）

2. 摂食嚥下機能の発達

小児期は [38]（食物を認知し，食べること）とそれに続く [39]（口に入れた食べ物をかみ砕き，飲み込むこと）機能が確立する時期である.

1）哺乳

- 哺乳とは乳汁（母乳あるいは育児用ミルク）を飲ませ育てることであり，[40] ともいう.
- 乳汁を吸飲する [41] 運動は，不随意運動の [42] 反射である.
- 哺乳に関する反射としては，[43] 反射，[44] 反射，[45] 反射，[46] 反射があるが，[46] 反射は [42] 反射には含まれない.

2）離乳と咀嚼機能

- 離乳とは，[47] だけでは不足するエネルギーや栄養素を補うために幼児食へと移行するための過程をいい，その際の食事を [48] という.
- 離乳初期（生後 [49]～[50] カ月頃）では，[51] と舌触りや味に慣れることが主目的となる.
- 離乳中期（生後 [52]～[53] カ月頃））では，[54] で潰せる固さのものを 1 日 2 回与える．舌や顎は [55] 運動から [56] 運動へ移行する.

- 離乳後期（生後［57　　　］～［58　　　］カ月頃）では，［59　　　］で潰せる固さのものを1日3回与える．舌が［60　　　］に動くことで食物を［61　　　］や［62　　　］で潰すことができるようになる．
- 離乳完了期（生後［63　　　］～［64　　　］カ月頃）は，エネルギーや栄養素の大部分を［65　　　］以外の食物から摂取できるようになった状態をいう．

3）摂食嚥下のプロセスと発達

- 咀嚼は［66　　　］期に行われ，嚥下は［67　　　］期，［68　　　］期，［69　　　］期の3過程で行われる．
- 乳児期の嚥下パターンは成人の嚥下とは異なり，［70　　　］嚥下とよばれ，嚥下時に［71　　　］が上顎と下顎の間に介在する．一方，［72　　　］嚥下では，上下顎は咬合し，［73　　　］は上顎切歯の［74　　　］に接している．

3 小児の生理的特徴

1 バイタルサインと生理的特徴

1. 体温

- 小児の体温は一般的に成人よりも [1 　　　　] い．これは小児の [2 　　　　] が旺盛なためである．特に新生児や乳児では [3 　　　　] の機能が未熟で，[4 　　　　] の気温，運動，興奮などにより体温は変化しやすい（**表 5**）．

表 5　平均体温（「小児歯科学」p.20 参照）

	新生児	乳　児	幼　児	学　童	成　人
腋窩温度範囲（℃）	36.7〜37.5	36.8〜37.3	36.6〜37.8	36.5〜37.5	36.0〜37.0
平均値	37.1	37.0	37.0	37.0	36.5

（前田隆秀編．小児歯科マニュアル．南山堂，2005.）

2. 呼吸

- 小児の呼吸数は成人より [5 　　　　] い．これは小児の [6 　　　　] が小さく，身体が小さいわりには多くの酸素を必要とするためである．幼少時には胸部の発育が未成熟なため [7 　　　　] 式呼吸をとるが，胸郭の成長が進むにつれて 10 歳頃からは成人と同じ [8 　　　　] 式呼吸となる．

3. 脈拍

- 小児の脈拍数は [9 　　　　] 期では成人に比べて多い（**表 6**）．

表 6　平均脈拍数（「小児歯科学」p.21 参照）

年　齢	脈拍数（/分）	
出生時	140	(100〜180)
6 カ月	110	(100〜190)
1 歳	100	(100〜180)
3〜4 歳	95	(60〜150)
5〜9 歳	90	(50〜100)
10〜14 歳	85	(50〜100)
15 歳以上	75〜80	(50〜100)
成　人	60〜80（男性） 70〜90（女性）	

（青木継稔ほか編．数値から見る小児の成長と発達―表で見る身体の基準値―．金原出版，2005.）

4. 血圧

- 収縮期血圧は [10 　　　　] ともいい，小児は成人に比べて [11 　　　　] い．一方，拡張期血圧は [12 　　　　] ともいい，小児でも成人とほぼ同じである（「小児歯科学」p.21 参照）．

5. 血液

- 幼児期の血色素（[13]）量，赤血球数，[14] 値（血液中に占める赤血球の体積割合）は成人より [15] 値を示すが，[16] 期になると成人に近い値となる．
- 白血球数は，[17] に最も高い値を示し，[18] 期になると成人に近い値となる．

2 薬剤処方と薬物療法

1. 小児の薬物感受性の特徴

- 特に新生児や乳児においては，薬剤の [19]，[20] および [21] に関係する器官の発達が未熟なため，成人とは異なる薬物反応や感受性を示す．
- [22] 量と [23] 量の幅が狭いため，薬用量の決定は慎重に行うべきである．

2. 薬用量と投与方法

- 薬用量は成人量を基準として年齢，体重，体表面積などから換算して決定される．しかし，[24] を基準とする方法は個体差が大きく，[25] を基準とする方法は煩雑であるため，臨床では [26] から算出する方法が利用されている．

3. 投与時の注意

- 乳幼児には散剤，[27] などの剤形を用いる．
- 吸収が緩やかな [28] に投与するように説明する（薬剤によっては，食前のものもあるので事前に確認する）．
- ほかの医療施設から投薬されていないかを聴き，投薬されている場合には，薬の飲み合わせに問題がないか [29] に確認する．
- 薬剤に対する [30] 症状の既往歴の有無について確認する．
- 薬剤の [31] と，確実に服用してもらうことを保護者に十分説明する．
- 嘔吐，[32] などの消化器症状，[33]，[34] などのアレルギー症状が出現した場合，ただちに服用を中止し，主治医に連絡するよう説明する．

4 歯の発育とその異常

1 乳歯・幼若永久歯の特徴

1. 乳歯の形態的特徴

- 乳前歯の大きさは，後継永久歯より明らかに小さいものの，[1] は基本的に似ている．
- 乳臼歯はその後継永久歯とは全く異なる形態を呈し，特に第二乳臼歯は第二小臼歯よりも [2] に似ている．

2. 乳歯の組織学的・物理化学的特徴

- 乳歯のエナメル質の厚さは永久歯の約 [3] であり，象牙質とセメント質の厚さも永久歯と比較して [4] い．
- 乳歯の硬度は永久歯より [5] い．これは永久歯に比べて [6] が多く，無機質結晶のサイズも [7] いためである．

3. 乳歯歯髄の特徴

- 乳歯歯根の [8] が始まると，固有細胞や線維性結合組織の消失など歯髄組織に変化がみられるようになる．

4. 幼若永久歯の形態的特徴

- 大臼歯では，咬合面に [9] が発達し，[10] が深く，複雑に入り組んでいる．

5. 幼若永久歯の組織学的・物理化学的特徴

- エナメル質は [11] が不完全で，う蝕に対する抵抗性は [12] い．

6. 幼若永久歯歯髄の特徴

- 年齢とともに [13] が形成されて [14] の容積は小さくなる．
- 外来刺激に対する歯髄反応は鋭敏で，[15] の形成が旺盛である．
- 歯髄の細胞成分は [16] していき，線維成分が [17] してくる．

2 歯の形成

1. 歯の発育段階（図2）

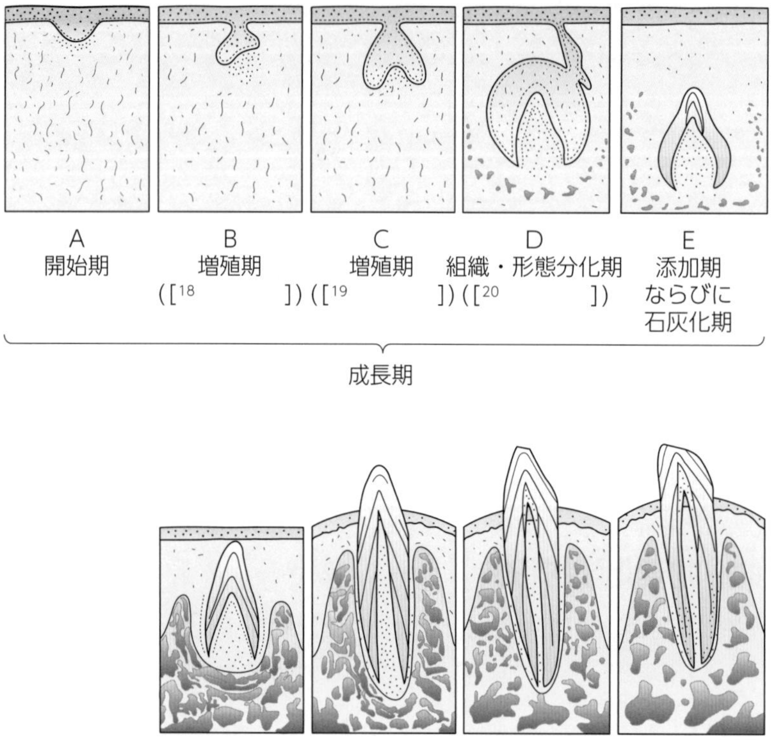

図2　歯の発育段階（「小児歯科学」p. 35 参照）

1）成長期

① 開始期：胎生 [23　　　　] ～ [24　　　　] 週の間に口腔粘膜上皮の陥入，増殖，肥厚が起こり，その直下に未分化な [25　　　　] 細胞が集まり，[26　　　　] の形成が始まる．この [27　　　　] が増殖して [28　　　　] を形成する．

② 増殖期：歯胚部の細胞増殖により [29　　　　] が発生する時期である．[30　　　　] 期を経て，帽状期となる．帽子状の凸部分を [31　　　　] 上皮，凹状部分を [32　　　　] 上皮という（「小児歯科学」p.36 参照）．

③ 組織分化期：[33　　　　] 上皮は [34　　　　] 細胞になり，[35　　　　] 上皮を取り巻いている間葉性の細胞が [36　　　　] をつくり [37　　　　] 細胞になる．

④ 形態分化期：歯冠と歯根の [38　　　　] および [39　　　　] を決定する時期である．

⑤ 添加期：エナメル質基質および象牙質基質が規律的に添加していく時期である．

⑥ 石灰化期：エナメル質基質および象牙質基質が石灰化する時期である．

2）萌出期

- 顎骨内での移動と，口腔内に出てから咬合位に達するまでの移動とがある.

3）咬耗期

- 機能を営むことにより歯が摩耗する時期である.

3 歯の発育時期と形成異常

1. 数の異常（歯の［40　　　　　］期および［41　　　　　］期の障害で起こる）

1）歯数の不足

- 全部の歯が先天的に欠如している場合を完全無歯症とよび，1 本あるいは数本が欠如している場合を［42　　　　　］症という.
- 全歯あるいは多数歯が欠如した場合は，全身疾患との関連が強く，［43　　　　　］症や［44　　　　　］症などにみられる.
- 先天欠如は［45　　　　　］歯より［46　　　　　］歯に多く発生する.

2）歯数の過剰

- 正規の数を超えて過剰に形成された歯を［47　　　　　］という.
- 好発部位は乳歯列では［48　　　　　］部，永久歯列では［49　　　　　］部と下顎の臼歯部に多い.

2. 構造の異常

1）組織分化期の異常

- エナメル芽細胞の障害は［50　　　　　］症を，象牙芽細胞の障害は［51　　　　　］症を生じ，いずれも遺伝性疾患である.

2）添加期および石灰化期の異常

- 添加期の障害がエナメル質に起こると［52　　　　　］を引き起こす．石灰化期の障害は［53　　　　　］を引き起こす.
- 原因は，［54　　　　　］の過剰摂取，［55　　　　　］疾患，外傷，放射線，［56　　　　　］欠乏症，内分泌障害，周産期性障害などである.
- 全身的原因の場合には，その障害が起こっていた時期に形成されていた歯のすべてに減形成が生じ，［57　　　　　］状エナメル質減形成を呈する.
- 局所的原因の場合には，乳歯の［58　　　　　］炎により，後継永久歯の歯冠部に形成不全（エナメル質の［59　　　　　］などの石灰化不全も含む）を生じ，これを［60　　　　　］歯という.

3. 形態の異常（形態分化期の異常で起こる）

1）歯の大きさの異常

- 歯冠部の大きさが平均値よりも著しく小さい歯を［61　　　　　］とよび，著しく大きい歯を［62　　　　　］とよぶ.

2）歯冠部の異常

- ［63　　　　　］歯は円錐状（円錐歯）や栓状（栓状歯）を示し，上顎［64　　　　　］にしばしばみられる．

- [65] 歯（融合歯）は隣り合う歯胚が発育途中で融合して [66] を含めて一体化したもので，下顎 [67] でみられることがある．
- 切歯結節とは，上顎切歯口蓋側の [68] が発達したものである．
- 臼歯の咬合面中央部に出現する棒状の異常結節を [69] という．
- 臼傍結節とは乳臼歯，大臼歯の [70] 面に出現する異常結節のことで，下顎の臼傍結節を [71] という．
- [72] 結節は上顎第二乳臼歯，上顎大臼歯の近心口蓋側咬頭の口蓋側に出現する結節である．

3）歯髄および歯根部の異常

- 臼歯の歯頸部から歯根分岐部までの部分が異常に長くなり，長胴になったものを [73]（長胴歯）という．

4．色調の異常

- 歯の形成期間中に [74] 系の抗菌薬の投与を受けると，黄色，灰白色，[75] 色歯に変色することがある．

1）内因性の着色（[76] 期にみられる障害）

- 重篤な新生児黄疸———— [77] 色または [78] 色
- 新生児メレナや胎児赤芽球症———— [79] 色
- 肝性ポルフィリン症———— [80] 色

2）外因性の着色

- 萌出後に飲料に含まれる色素により，歯に着色がみられることがある．歯面研磨により除去できる．

4 歯の萌出

1．乳歯の萌出時期と順序

- 乳歯は生後 [81] 頃に下顎乳中切歯が萌出を開始し，[82] 頃に上顎第二乳臼歯が萌出して，[83] 歳頃に 20 本の全乳歯が萌出を完了する（**表 7**）．

表 7　乳歯の萌出順序（「小児歯科学」p.39 参照）

順序	1	2	3	4	5	6	7	8	9	10
上顎		A	B		[84]	—	[85]	—		E
下顎	A			B	[86]	—	[87]	—	E	

（日本小児歯科学会，2019．）

2．永久歯の萌出時期と順序

- 永久歯は生後 [88] 歳頃に下顎中切歯が萌出を開始し，[89] 歳頃に上顎第二大臼歯が萌出して，28 本の永久歯が萌出を完了する（**表 8**）．

表 8　永久歯の萌出順序（「小児歯科学」p.39 参照）

順序	1	2	3	4	5	6	7	8	9	10	11	12	13	14
上顎			[90　]	[91　]	—	[92　]		[93　]		[94　]		[95　]		7
下顎	1	6		[96　]	—		[97　]		[98　]		[99　]		7	

（日本小児歯科学会，2019.）

5 歯の萌出異常

1. 萌出時期の異常

1）早期萌出

- 出生時に萌出している歯を [100　　　　　] といい，生後 1 カ月以内に萌出する歯を [101　　　　　] というが，ほとんどが下顎 [102　　　　　　　] で，[103　　　　　] 歯であることはまれである．

2）萌出困難

- [104　　　　　] 嚢胞が原因であることが多い．
- 萌出経路に [105　　　　　] や [106　　　　　] があるとき，萌出困難になることがある．

3）萌出遅延

- 乳歯では [107　　　　　] 月，永久歯では [108　　　　　] 年以上，通常の萌出時期を過ぎても萌出してこない場合を萌出遅延という．
- 多数歯の著しい萌出遅延があるときは，[109　　　　　　　] の異常や甲状腺・副甲状腺機能異常などの全身的疾患を疑う．
- 局所的なものとして，歯胚の位置や形成異常，[110　　　　　] の肥厚，萌出余地の不足，先行乳歯の [111　　　　　　　] などがある．

2. 萌出方向の異常

1）異所萌出

- 正常な位置より離れて萌出するものを異所萌出という．
- 原因は永久歯胚の位置異常，小さな顎骨，[112　　　　　] と [113　　　　　　　] の不調和，[114　　　　　] 歯の存在，乳歯の [115　　　　　　　] がある．
- 上顎第一大臼歯の異所萌出では，多くの場合，隣在歯である [116　　　　　　　] の遠心根を吸収しながら萌出する（[117　　　　　　　] 型という）．

3. 萌出不全

1）低位乳歯

- 咬合を営んでいた乳歯，特に [118　　　　　] が，なんらかの原因により周囲歯槽骨との [119　　　　　　　] を引き起こし，低位となったものである．

2）埋伏

- 乳歯の埋伏は永久歯に比べて頻度は [120　　　　　] い．
- 1 歯または数歯の場合は局所的な原因で発生するが，多数歯の埋伏は [121　　　　　　　] 症など全身性疾患に伴って現れる．

5 歯列・咬合の発育と異常

1 歯列・咬合の発育段階

- 咬合の発育の評価には，ヘルマン〈Hellman〉の咬合発育段階が用いられている．
- 萌出開始をＣ（Commence），萌出完了をＡ（Attain）と定め，ⅢＡとⅢＣの間をⅢＢ（Between）としている（**表９**）．

表９　ヘルマンの咬合発育段階と歯列の発育（「小児歯科学」p.44 参照）

ⅠＡ	乳歯萌出前（乳歯未萌出）	無歯期
ⅠＣ	[1　　　　　　　　]	乳歯列期
ⅡＡ	[2　　　　　　　　]	
ⅡＣ	[3　　　　　　　　] および [4　　　　　　　　]	混合歯列期
ⅢＡ	[5　　　　　　　　] あるいは [6　　　　　　　　] または [7　　　　　　　　]	
ⅢＢ	[8　　　　　　　　]	
ⅢＣ	[9　　　　　　　　]	永久歯列期
ⅣＡ	[10　　　　　　　　]	
ⅣＣ	第三大臼歯萌出開始期	
ⅤＡ	第三大臼歯萌出完了期	

1．無歯期の特徴

- 暦齢では生後 [11　　　　　] 月頃までをいう．
- 出生時には [12　　　　　] の発育が不十分で，上顎に対して下顎は [13　　　　　] 心位にあるが，乳歯の萌出につれて前後的な差はなくなってくる．
- 出生時には上下顎を閉じた状態でも前歯部の歯槽堤は接触せず空隙が存在する．これを [14　　　　　　　] という（「小児歯科学」p.44 参照）．

2．乳歯列期の特徴

- 暦齢では生後 [15　　　　　] 月頃から [16　　　　　] 歳頃までをいう．
- ⅠＣ期は，歯列弓の [17　　　　　] および [18　　　　　] が顕著に大きくなる．
- ⅡＡ期は，歯列弓に大きな変化はなく，咬合が安定した時期である．

- 上顎の乳側切歯と乳犬歯の間，および下顎の乳犬歯と第一乳臼歯の間に存在する空隙を [19] という．
- [20] は，[21] 以外の乳歯列期の歯間空隙をさし，永久歯の萌出が近づくと顎が成長し，そのために生じると考えられている．
- 上下顎 [22] の遠心面の近遠心的位置関係をターミナルプレーンとよんでいる（**図 3**）．

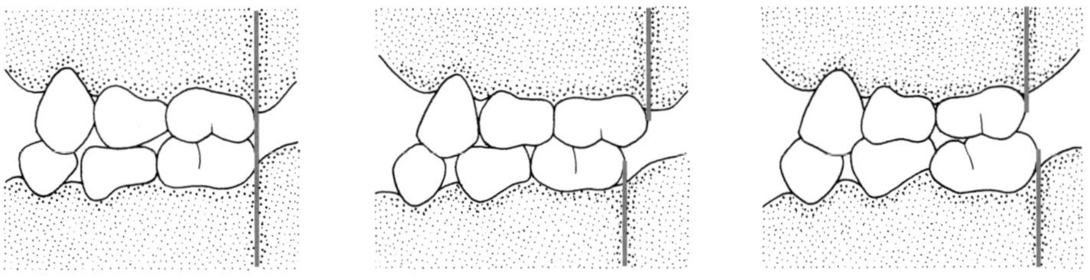

図 3　乳歯列咬合にみられるターミナルプレーン（「小児歯科学」p.46 参照）

- 永久歯に比べ被蓋は [26] く，[27] 咬合がみられることがある．
- 乳歯列弓の形態は，上顎は半円形，下顎は半円形または半楕円形を呈する．
- 乳歯の歯軸関係は，永久歯に比べ咬合平面に [28] 的で，上下顎乳切歯のなす歯軸角は，永久歯の歯軸角に比べて [29] い（**図 4**）．

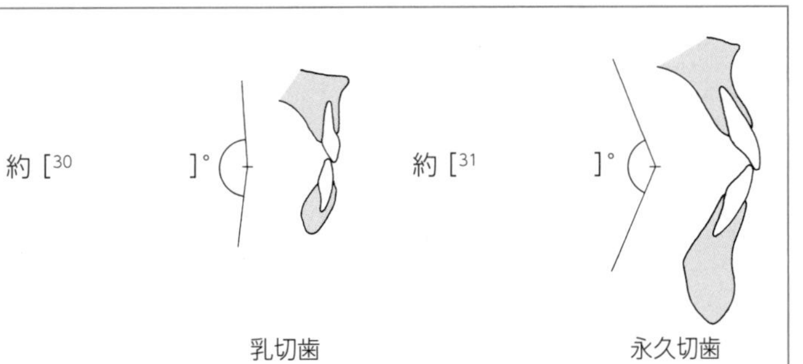

図 4　乳切歯と永久切歯の歯軸傾斜の違い（「小児歯科学」p.46 参照）

- 上下顎乳臼歯の植立状態は，近遠心的には咬合平面に対して [32] に近い状態であるが，永久歯では [33] がみられる．

3．混合歯列期の特徴

- 暦齢では [34] 歳頃から [35] 歳頃までをいう．
- ⅡC 期では，下顎切歯は先行乳歯の [36] 側に萌出するが，乳歯が脱落すると [37] の作用で [38] 側に移動して歯列内に配列される．
- ⅢA 期では，[39] の型により萌出する [40] の咬合関係が決まる．

- ⅢA 期では，上顎中切歯と側切歯の萌出後，犬歯が萌出するまでの間，[41　　　　　　　　　] がみられ，一見萌出異常のように見受けられるが，正常な発育過程の 1 つの現象で，[42　　　　　　　　　] の時代という．
- 犬歯，第一小臼歯および第二小臼歯を合わせて永久歯 [43　　　　　] 群とよんでいる．これらの交換期がⅢB 期であり，暦齢では [44　　　　　] 歳の後半頃より開始する．
- ⅢB 期の交換順序は，上顎では 4 ⇒ [45　　　　　] ⇒ [46　　　　　]，下顎では 3 ⇒ [47　　　　　] ⇒ [48　　　　　] の型がほとんどである．

4．永久歯列期の特徴

- 暦齢では [49　　　　　] 歳以上をいう．
- 第二大臼歯の萌出は [50　　　　　] や [51　　　　　] の近心移動をもたらし，[52　　　　　　　　　] により残されたスペースを閉鎖させることになる（**図 5**）．

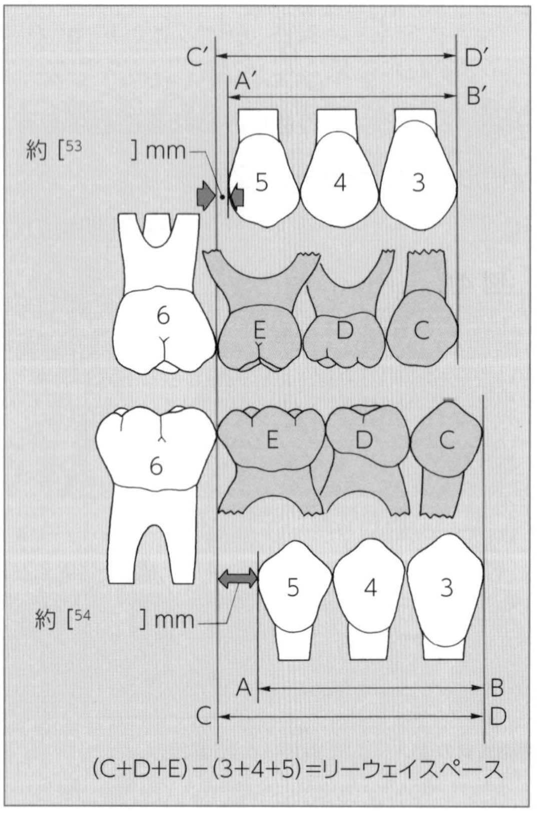

図 5　リーウェイスペース
（「小児歯科学」p.49 参照）

2 歯列・咬合の異常

1．機能性不正咬合

- かむという機能を営むために起こった不正咬合を機能性不正咬合という．
- 早期接触が乳切歯で起こると [55　　　　　　　] 咬合，乳犬歯や乳臼歯で起こると [56　　　　　　　] 咬合となる．

2. 骨格性不正咬合

- 上下顎骨の［57　　　　　　］の異常や両者の位置など，骨格自体の［58　　　　　　］により起こる不正咬合を骨格性不正咬合という．その原因は，［59　　　　　　］によることが多い．

3. 口腔習癖に起因する不正咬合（表 10）

表 10　口腔習癖と歯列・咬合への影響（「小児歯科学」p.50，51 参照）

口腔習癖	特　徴	口腔への影響
［60　　　　］癖	・指をしゃぶる癖 ・［61　　　　　　］が最も多い．	・［62　　　　　　］ ・［63　　　　　　］ ・［64　　　　　　］の狭窄
［65　　　　］癖	・通常は，上顎乳前歯の舌側に下唇をかみ込む癖	・［66　　　　　　］部の唇側傾斜 ・［67　　　　　　］部の舌側傾斜 ・［68　　　　　　］
［69　　　　］癖	・舌を上下顎歯列間に入れ込む癖 ・異常嚥下癖と一緒に起こる場合が多い．	・上下顎前歯部の［70　　　　　　］ ・［71　　　　　　］
［72　　　　］癖	・爪をかむ癖 ・［73　　　　］期に増加する癖である．	・［74　　　　　　］ ・［75　　　　　　］
［76　　　　］	・鼻咽腔疾患に起因するもの ［77　　　　　　］ ・歯列不正により口唇閉鎖が困難なもの ［78　　　　　　］ ・原因はなく習慣的に生じるもの ［79　　　　　　］	・［80　　　　　　］の唇側傾斜 ・［81　　　　　　］ ・［82　　　　］

4. 歯性不正咬合

- 上下顎骨の大きさや位置関係に大きな異常がなく，歯の［83　　　　　　］に起因する不正咬合である．
- 歯性不正咬合の原因には以下のようなものがある．
  ① 乳歯のう蝕による歯冠崩壊や［84　　　　　　］
  ② 永久歯の歯胚の位置や歯軸方向の異常
  ③ 永久歯の［85　　　　　　］が顎の大きさに比べて大きすぎる不調和
  （［86　　　　　　］）
  ④ ［87　　　　］や［88　　　　］，嚢胞などが永久歯の正常な萌出を障害する場合

6 小児の歯科疾患

1 小児にみられるう蝕

1．う蝕の原因

1）う蝕の発生メカニズム

- ［1　　　　］歳前後からミュータンスレンサ球菌が定着を始め，［2　　　　］歳では約60％の小児にミュータンスレンサ球菌の定着がみられる．
- 感染時期が遅くなると，歯の萌出後成熟などによって，発生するう蝕が減少する．
- ミュータンスレンサ球菌の感染源は，多くの場合，母親の［3　　　　］である．

2）プラークの形成

- ミュータンスレンサ球菌は［4　　　　］（GTF）という酵素によってスクロースから，粘着性で水に溶けない［5　　　　］を産生し，［6　　　　］をつくって歯面に強力に付着する（**図6**）．

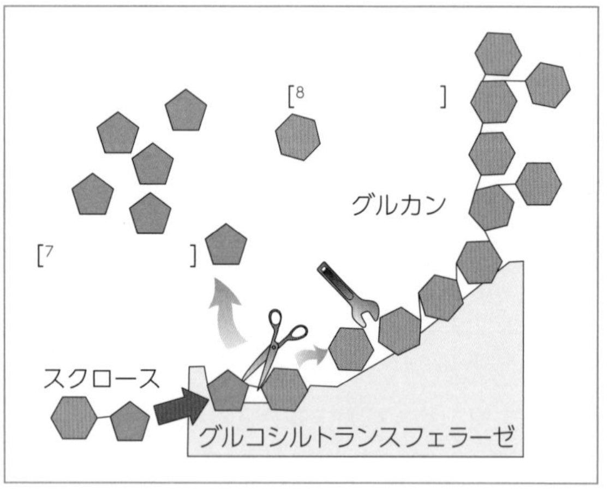

図6　プラークの形成
（「小児歯科学」p.54 参照）

3）酸の産生と歯の脱灰

- プラーク内の細菌は，食物中の炭水化物を代謝して［9　　　　］を産生し，pH［10　　　　］以下になるとエナメル質が脱灰され，う蝕が発生する．

4）プラークの機能

- 細菌は唾液に含まれる［11　　　　］の作用を受けにくいため，プラーク内部で長く生存を続けることができる．

- プラーク内で産生された [12] は，唾液による [13] や [14] 作用を受けないので，エナメル質の脱灰が促進される.

2. 乳歯う蝕

1）乳歯う蝕の特徴

- 乳歯のエナメル質は，永久歯と比べて [15] く，[16] 度が低いため，う蝕に対する抵抗性が [17] く，進行が [18] い.

2）乳歯う蝕の好発部位

① 2 歳頃まで：上顎 [19] 面
② 2〜3 歳頃まで：上顎 [20] 面
③ 3 歳を過ぎると：上下顎 [21] 面
④ 3 歳 6 カ月から：上下顎 [22] の [23] 面

3）う蝕の罹患型

- [24] で甘味飲料を飲んでいたり，[25] 歳を過ぎても [26] を就寝時に飲む習慣があるなど，誤った授乳習慣によって発生した重度のう蝕を [27] う蝕という.

4）乳歯う蝕の為害性

- 痛みによる不快感，集中力の欠如や [28] 不良
- [29] 機能の低下
- [30] う蝕の原因
- 歯列不正や咬合異常の原因
- 永久歯への障害（[31] 歯を引き起こす）
- 発音障害や [32] の誘発
- [33] 疾患の原因
- 心理的影響

3. 幼若永久歯のう蝕

1）幼若永久歯の特徴

① 副隆線が多く [34] が深いため，[35] の形態が複雑である.
② エナメル質の石灰化が不十分（未成熟）で，[36] が低い.
③ 象牙質が [37] く，歯髄腔が [38] いため，[39] に波及しやすい.
④ 歯根が未完成なため，[40] 法が難しく，予後不良である.

2）第一大臼歯のう蝕

以下の理由により永久歯の中で最も高い罹患率を示す.

① [41] の [42] 側に萌出するために，その萌出に気づくのが遅れること
② 通常のブラッシングでは歯ブラシが [43] にうまく当たらず清掃が不十分になること
③ [44] までに時間がかかるため，[45] 作用が長期間期待できないこと

- 第一大臼歯のう蝕予防は小児歯科で最も重要な目的の 1 つである.

2 小児にみられる歯周疾患

1. 歯肉炎

1）単純性歯肉炎

(1) 原因：[46 ］の付着であり，[47 ］歯肉炎とよばれることもある．また，歯の萌出の際に辺縁歯肉や歯間乳頭部に限局して一過性にみられる歯肉炎を[48 ］という．

(2) 症状：プラークの付着した辺縁歯肉や歯間乳頭部の発赤や腫脹を特徴とする．

(3) 対応法：[49 ］指導や[50 ］除去により治癒する．

2）思春期性歯肉炎

(1) 原因：[51 ］の変調が歯肉の炎症をもたらすと考えられている．

(2) 症状：10〜13歳頃の[52 ］子にみられ，歯間乳頭部の発赤と腫脹を特徴とする．

(3) 対応法：[53 ］を行うことで改善する．

2. 歯周炎

1）前思春期性歯周炎（前思春期歯周炎ともよばれてきたが，現在，[54 ］性歯周炎に分類される）

(1) 原因：広汎型は[55 ］に伴う局所所見として現れることが多い．

(2) 症状：[56 ］期に発症する歯周炎で，歯肉の炎症，急速な[57 ］，歯の動揺と喪失がみられる．

(3) 対応法：予後は不良であるが，ブラッシングによる口腔清掃を徹底的に行う．

2）若年性歯周炎（現在，[58 ］性歯周炎に分類される）

(1) 原因：[59 ］の機能不全を伴うことが多い．

(2) 症状：混合歯列期から永久歯列期にかけて発症する歯周炎で，中高生の[60 ］子に多い．[61 ］と[62 ］部の動揺が主な症状で，歯槽骨吸収がみられる．

(3) 対応法：徹底した口腔清掃とスケーリングを行う．

3）全身疾患に伴う歯周炎

(1) 組織抵抗性が低下する全身疾患

[63 ］症候群，[64 ］症候群，[65 ］病

(2) 免疫機能が低下する全身疾患

[66 ］症候群（AIDS），家族性周期性好中球減少症，[67 ］病

4）薬物誘導性の歯肉増殖症

- 抗てんかん薬の[68 ］，免疫抑制薬の[69 ］，降圧薬の[70 ］の副作用として，歯肉増殖が発生することがある．

5）歯肉退縮

- 前歯部の[71 ］により，[72 ］唇側歯肉の退縮が引き起こされる．

3 小児にみられる口腔軟組織の異常と疾患

1. 口腔粘膜

1）ヘルペス（疱疹）性口内炎

(1) 原因：[73　　　　] の初感染による.

(2) 症状や特徴：2〜5 歳の小児に発症する．発熱，歯肉の [74　　　　] 性炎症と，特徴的な水疱が [75　　　　]，[76　　　　]，舌，頰および [77　　　　] 粘膜などに出現する.

(3) 対応法：乳幼児では，水分や栄養の補給に努め，[78　　　　] により食物摂取が困難な場合には，小児科に点滴を依頼する必要がある．臨床症状は 2 週間くらいで消失する.

2）アフタ性口内炎

(1) 原因：アレルギー，[79　　　　] 欠乏，[80　　　　] など免疫力の低下とも考えられている.

(2) 症状や特徴：[81　　　　] 性の [82　　　　] 形の小潰瘍が発生し，疼痛がある.

(3) 対応法：口腔内の洗浄，[83　　　　] などの対症療法が行われる．2 週間ほどで治癒する.

3）麻疹

(1) 原因：[84　　　　] による感染

(2) 症状や特徴："はしか" の初発症状として，[85　　　　] の出現する 2〜4 日前に，両側 [86　　　　] 相当部の頰粘膜に周囲が発赤した白色から灰白色の小さな [87　　　　] が出現する．これが [88　　　　] である.

(3) 対応法：感染力がきわめて強く，[89　　　　] 法によって出席停止になる．小児科を紹介し，治癒するまで来院しないように指導する.

4）水痘（帯状疱疹）

(1) 原因：[90　　　　]・[91　　　　] による感染

(2) 症状や特徴：初感染が水痘で，"みずぼうそう" とよばれる．治癒後，ウイルスが再活性化して出現する症状が [92　　　　] である．体幹を中心に発疹が出現し，小水疱から [93　　　　] 形成へと変化していく.

(3) 対応法：すべての発疹が [94　　　　] 化するまで，感染力があるので外出しないように指導する.

5）ヘルパンギーナ

(1) 原因：[95　　　　] 型ウイルスによる感染

(2) 症状や特徴：乳幼児期に春から [96　　　　] にかけて流行する．発熱と [97　　　　] 痛があり，[98　　　　] 部に特徴的な水疱ができるが，すぐに壊れて潰瘍となり [99　　　　] 痛や嚥下困難を引き起こす.

(3) 対応法：脱水や栄養障害に注意して，安静，解熱薬，鎮痛薬投与などの対症療法を行う.

6）手足口病

(1) 原因：[100　　　　] 型あるいは [101　　　　] 型ウイルスによる感染

(2) 症状や特徴：[102　　　　]，[103　　　　]，[104　　　　] に水疱性発疹が現れるのが特徴である.

(3) 対応法：脱水や栄養障害に注意して，安静，解熱薬，鎮痛薬投与などの対症療法を行う.

Ⅲ編 小児歯科学

7）口腔カンジダ症

(1) 原因：[105　　　　　　] による感染

(2) 症状や特徴：口唇，頰，口蓋，舌の粘膜に [106　　　　　　] が生じる．

(3) 対応法：口腔内清掃と [107　　　　　　] 薬の内服や塗布を行う．

2. 歯肉

1）歯肉膿瘍（歯槽膿瘍）

(1) 原因：う蝕による [108　　　　　　] 炎

(2) 症状や特徴：歯肉に膿瘍を形成する．

(3) 対応法：原因歯の [109　　　　　　] 治療，あるいは [110　　　　　　] を行う．必要であれば [111　　　　　　] 切開を行う．

2）ベドナー〈Bednar〉アフタ

(1) 原因：哺乳時の [112　　　　　　]，哺乳ビンの [113　　　　　　] が原因で生じる．

(2) 症状や特徴：[114　　　　　　] 児の [115　　　　　　] 粘膜にできる表在性で有痛性の [116　　　　　　] 性潰瘍

(3) 対応法：口腔内清掃や [117　　　　　　] を塗布する．

3. 口唇

1）粘液囊胞

(1) 原因：[118　　　　　　] 腺の導管部の損傷

(2) 症状や特徴：唾液が組織内に貯留し生じた水疱で [119　　　　　　] ともいう．境界明瞭な水疱性病変で，[120　　　　　　] と [121　　　　　　] を繰り返すことが多い．

(3) 対応法：周辺腺組織を含めて摘出する．

2）口唇ヘルペス

(1) 原因：[122　　　　　　] ウイルスによる感染（初発感染もあるが，多くは [123　　　　　　] 型である）

(2) 症状や特徴：発熱や日光刺激によって [124　　　　　　] が低下すると口唇などに [125　　　　　　] を形成する．

(3) 対応法：[126　　　　　　] 薬が用いられることがあるが，[127　　　　　　] 法が主である．

4. 小帯の異常

1）上唇小帯

- 乳児期には上唇小帯と [128　　　　　　] はつながっており，[129　　　　　　] の発育に伴い小帯は退縮する．
- 乳歯列期では，[130　　　　　　] の使用が困難な場合にのみ切除を行う．
- 永久切歯萌出時に [131　　　　　　] の原因と考えられる場合も，犬歯の萌出直前まで経過観察し，閉鎖傾向が認められないときに切除術を行う．

2) 舌小帯

- 新生児では舌小帯は比較的 [132　　　　] く，短く舌尖部に付着しているが，舌の成長に伴って退縮する．
- 舌突出時に舌尖に [133　　　　] 型の陥凹を示すようであれば [134　　　　] を生じることがあり，構音の完成する 6 歳までに [135　　　　] 術を行う．

5. 口唇裂・口蓋裂

1) 口唇裂・口蓋裂の問題点

(1) 哺乳障害

- 上顎に裂があるために [136　　　　] 閉鎖がうまくいかず，十分な哺乳ができない．口蓋床（閉鎖床あるいは [137　　　　] ともいう）を装着して裂部を閉鎖し，哺乳を助ける．

(2) 審美障害

- 生後 2～4 カ月頃に [138　　　　] 術を，1 歳 6 カ月～2 歳頃に [139　　　　] 術を行い，鼻の変形が残存する場合には，6 歳以降に [140　　　　] 術を施し，審美性の回復をはかる．

(3) 言語障害

- [141　　　　] や [142　　　　] などにより，構音に問題が生じるため，[143　　　　] を装着して [144　　　　] による母音の息もれ声と子音の歪みを直す言語治療を行う．とくに，幼児期における訓練が重要である．

(4) 歯列不正

- 裂による直接的影響と [145　　　　] の発育障害のために，歯列不正が生じる．

(5) 耳鼻科疾患

- 口腔，鼻腔の閉鎖が不全なため [146　　　　] などの耳鼻科疾患が多い．

2) う蝕リスク

(1) 直接的原因

- 裂周辺の歯に [147　　　　] が多い．
- 歯列不正のため自浄性が悪く，ブラッシングが十分に行えない．
- 口蓋床や矯正装置の装着による口腔衛生の不良

(2) 間接的原因

- 乳児期から形成手術を受けており，[148　　　　] に対する恐怖がある．
- 保護者の関心が裂のみに向かいがちで，[149　　　　] になる．

3) 口唇裂・口蓋裂児に対するチームアプローチ

- 口唇裂・口蓋裂児に対しては，口腔外科，[150　　　　]，[151　　　　]，予防歯科，補綴歯科などの歯科領域だけでなく，産婦人科，[152　　　　]，耳鼻咽喉科，[153　　　　] など医科領域，[154　　　　] 士（ST），看護師などのコメディカルの協力体制が不可欠となる．

7 小児の一般的対応法

1 小児歯科治療時の一般的対応法

1. 小児とのコミュニケーション

- 小児の [1　　　　　　] や [2　　　　　　] に合わせて理解しやすい言葉で話しかけてコミュニケーションをはかることが大切である.
- やさしく [3　　　　　　　　] とした口調で話しかけることで不安や緊張を和らげることができる.
- 歯科衛生士はいつも同じようにやさしく自然に話をする必要がある.
- 握手や頭をなでるなどの [4　　　　　　　　] や [5　　　　　　　　] を交えて話しかけることも有効である.
- 落ち着いて話を聞くことができる [6　　　　　　] 歳以上の小児に対しては，治療の内容をわかりやすく説明することにより治療への理解や協力が得られやすくなる.
- 診療に用いる歯科治療器具について小児にも理解できる言葉で説明する (**表 11**).

表 11　小児歯科で用いる診療用語 (「小児歯科学」p.85 参照)

診療用語	代用語
[7　　　　　　]	風さん
[8　　　　　　]	水鉄砲，お水，シャワー
[9　　　　　　]	掃除機
[10　　　　　　]	歯の眠り薬，しびれ薬
[11　　　　　　]	ジェット機
ブラシコーン	歯医者さんの歯ブラシ
[12　　　　　　]	マスク
乳歯用既製金属冠	銀歯
エックス線写真	歯の写真
印象材	粘土

(岡山大学病院小児歯科で用いている代用語)

2. 治療時間

- 1 回の診療時間は，集中力が持続しにくく忍耐力が乏しい低年齢ほど [13　　　　　　] くする.
- 治療の時間帯は，幼児期までは気分や体調が安定している [14　　　　　　] に行うことが望ましい．その理由は，[15] になると眠気や疲労感で不機嫌になりやすく，治療が難しくなることがある．

- 空腹時は不機嫌になりやすく，満腹時は号泣などにより [16] した場合，[17] のリスクが生じる．

3. 治療の進め方

- 歯科衛生士は，治療を迅速，かつ能率的に短時間で完了するために，[18] に従って，必要な器具，薬品を順序よく揃えておく．
- 緊急を要する場合を除き，小児の負担の少ない簡単な処置から始めて [19] 度や忍耐力をみながら，治療を進める．
- [20] や [21] などの処置は，小児が慣れてから行うことが望ましい．
- 浸潤麻酔を行う際には，注射器，特に [22] が小児の目に入らないようにする．
- 小児に [23] を想起させるような器具類も目に入らないように気をつける．

4. 保護者の付き添い

- 小児の歯科治療の際，歯科診療室に保護者を入室させ付き添わせる場合と，保護者から分離（[24]）して小児のみを入室させる場合がある．
- [25] 歳未満では保護者から離した状態で診療を行う利点はなく，保護者同席のもとで治療を行うことが原則である．
- [26] 歳以降になると大部分の小児では [27] が備わっているため，歯科治療も受け入れる準備ができている．
- 発達の遅れがある小児，[28] のある小児，[29] のある小児は保護者が小児の異変に早く気づくことができるため保護者を入室させたほうがよい．

【保護者を入室させる場合の利点】

- 保護者が近くにいることで安心し，小児の気持ちに余裕が生まれることで治療を受け入れやすくなる．

【保護者を入室させる場合の欠点】

- 小児が甘えて医療スタッフとの [30] を妨げ，術者との [31] 関係を確立しにくい．

【保護者を同席させない場合の利点】

- 術者と小児の [32] 関係を構築しやすい．

【保護者を同席させない場合の欠点】

- 保護者に治療内容や治療中の小児の態度を理解させにくい．

5. 治療終了時の対応

- 治療中に小児がどのような態度であっても，歯科医師・歯科衛生士は，終了時には，「頑張ったね」と声かけをし，[33] の前で褒めるようにする．
- 保護者にも家庭で必ず褒めてあげるようにお願いする．このような声をかけることで，次の来院時には，[34] 度が向上することが多い．

8 行動療法的対応法

1 行動変容法（行動療法）

幼児期は，情緒のほか，[1　　　　　　]，判断，[2　　　　　　]などの能力が未熟であり，歯科治療に際して泣いたり，怒ったり，あるいは拒否をするなどの[3　　　　　　]行動を示すことが少なくない．

学童期以降でも，過去に[4　　　　　　]を伴う医療行為を経験しているような場合は，それがきっかけで歯科治療を受けることができなくなっているケースもある．

行動変容法（行動療法）は，学習理論に基づいて個人の行動を[5　　　　　　]する技法であり，その利用は歯科診療への適応性を高め，治療を円滑に進めることができるようになる．

1．TSD 法（Tell-Show-Do 法）

- これから行うことについて，話して（[6　　　　　　]），見せて（[7　　　　　　]），行う（[8　　　　　　]）という手順で進める．
- [9　　　　　　]では，治療内容や器具などについてわかりやすい言葉で説明する．
- 次に[10　　　　　　]では器具を見せながらどのように使うかを説明する（**図 7 A**）．
- そして説明し見せたことを[11　　　　　　]で実際に行ってみる．[12　　　　　　]では，手鏡を見せながら行うとより効果的である（**図 7 B**）．
- TSD 法では 1 つのステップを上手にできたときには，褒めて自信を持たせて，次のステップに進めていく．[13　　　　　　]い刺激から始めてこの手順を繰り返して，段階的に[14　　　　　　]い刺激に対して慣れるようにする．

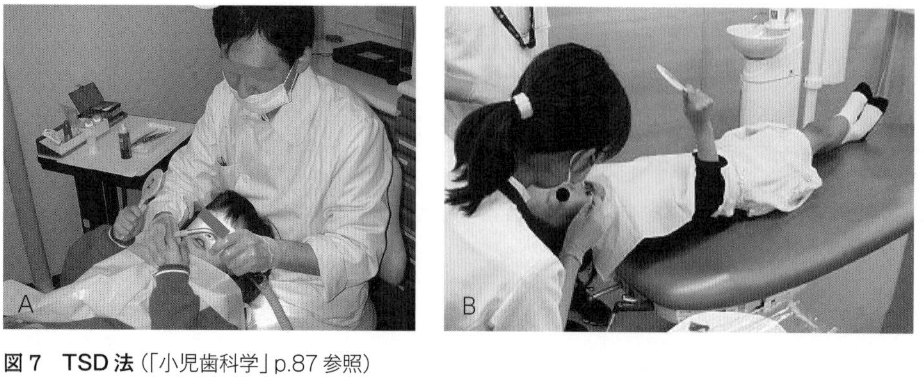

図 7　TSD 法（「小児歯科学」p.87 参照）
A：小児に手鏡を持たせながら，バキュームを説明している．
B：手鏡で見せながら治療を行っている．

- 理解力がある［15　　　　　］歳以降で有効であり，初めて歯科治療を経験する小児でより効果的である．

2. オペラント条件づけ

- オペラント条件づけは，［16　　　　　］的条件づけともよばれ，自発的な行動である［17　　　　　］行動を報酬や罰により，その行動頻度を変容させるものである．
- 歯科治療においては，患児の［18　　　　　］行動に対して，主に［19　　　　　］の強化子（褒め言葉などの快刺激）を与えることによって，その行動の出現頻度を増加させる．

3. タイムアウト法

- 小児に不適応の行動がみられた場合に，ある一定時間だけ［20　　　　　］の強化を受けられな いような［21　　　　　］や状況に隔離する方法である．
- この方法は自閉スペクトラム症では，なぜ隔離されたのかが理解できず，パニックに陥るので用いない．また，この方法を用いる際には［22　　　　　］に目的を説明し同意を得ることが必要である．

4. シェイピング法

- 目標とする行動を獲得するまでを［23　　　　　］に分け，少しずつ強化する方法で，［24　　　　　］の［25　　　　　］の強化子に基づく方法である．
- 知的発達障害児，［26　　　　　］児で特定の行動を習得する方法として用いられることが多い．

5. トークンエコノミー法

- トークンとは［27　　　　　］のことで，望ましい行動がみられたときにトークンが与えられて，トークンがたまって一定の数に達したら小児が欲しいものと交換するという方法である．
- 小児歯科では，シールやぬり絵，カードなどを本人に選択させて与え，治療が上手にできたことへのご褒美とする方法である（**図 8**）．
- 幼児期のほか［28　　　　　］期でも適用できる方法であるが，低年齢児や［29　　　　　］障害があってシステムを理解できない小児では効果が得られない．

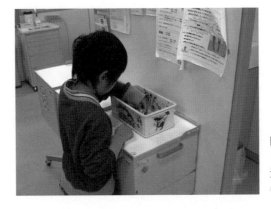

図 8　トークンエコノミー法
（「小児歯科学」p.88 参照）
治療終了後に頑張ったご褒美として箱の中から好きなシールを選んでいる．

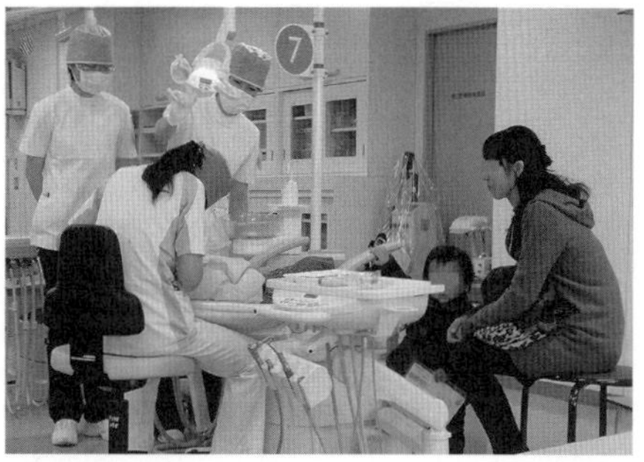

図 9　モデリング法
(「小児歯科学」p.89 参照)
兄・姉を，弟・妹にお手本として見せながら，少しでも雰囲気に慣れてもらう.

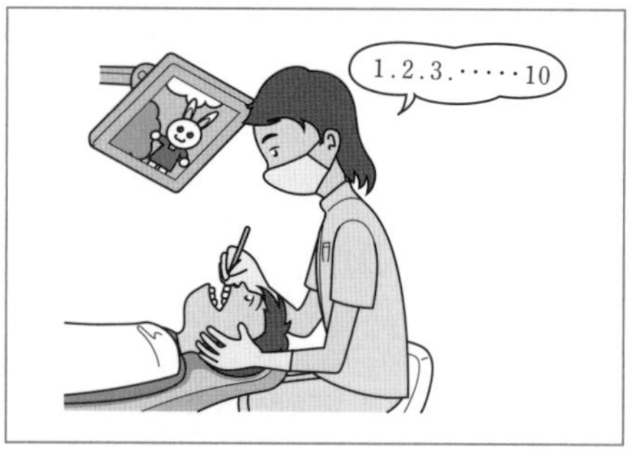

図 10　10 カウント法
(「小児歯科学」p.89 参照)
10 数える間だけ器具を使うことを約束して，数を数えながら行う方法.

6. モデリング法

- 手本となる他人の行動を観察させ，同じように行動するよう学習させる方法である (**図 9**).
- 実際の診療の場面を見せる方法 ([30　　　　　] モデリング) と，ビデオ機器や人形などを使用する方法 ([31　　　　　] モデリング) がある.

7. カウント法

- 特定の器具に対して [32　　　　　] を感じるような場合，声を出して数えながら実施する方法である.
- 数を数えることに注意が向くため，[33　　　　　] が減弱して感じられること，また，10 までという [34　　　　　] がみえることで協力が得られやすい (**図 10**).

8. ハンドオーバーマウス法

- [35　　　　　] して術者の話を聞き入れず，診療室で泣き叫んだり，大声を出して暴れる小児に対して，診療ユニット上で小児の [36　　　　　] を [37　　　　　] で覆うことで声が出ないようにし，耳元で穏やかな声で「泣いていると治療ができない」こと，「静かにした場合には手を離す」ことを説明する方法である.
- 口を覆われた行為に対し，驚いて泣き止んだところで術者の声が聞こえる状況にし，[38　　　　　] をはかろうとする方法である.
- 事前に [39　　　　　] に目的を説明して同意を得ることが必要である.
- 小児が自分の [40　　　　　] をコントロールしきれていない場合に有効である.
- [41　　　　　] 児や理解力がない低年齢児には用いるべきではない.

9 身体抑制法

低年齢で治療に対する理解ができずに治療への協力が得られない小児では，やむを得ず治療が必要な場合やほかの対応では歯科治療が困難な場合には，身体抑制法（抑制的対応法）を用いることがある．

1 最小限度の抑制

- 泣いてコミュニケーションがとれない低年齢児の場合でも，体動が少なく治療に伴う危険性が低い場合は，［1　　　　　　］と［2　　　　　　］の動きを制限する程度で短時間にて処置を行う．

2 物理的な抑制法

1．徒手による抑制法

- 低年齢で大きな体動がない場合は，保護者や歯科衛生士，介助者の手によって体動を抑制する．［3　　　　　　］や［4　　　　　　］による抑制は小児に安心感を与えるため，歯科治療がスムーズに行える．

2．タオルやシーツを用いる方法

- 体動が少し大きく，より確実な抑制が必要な場合は，バスタオルやシーツなどで手足と体を包んで［5　　　　　　］から抑える．また，タオルやシーツのみでは抑制が不十分な場合に，［6　　　　　　　　］を併用することで，より効果的に抑制できる．

3．抑制具を用いる方法

- 体動のコントロールが難しい場合に使用される抑制具としてレストレイナーがある（**図 11**）．小児をタオルやシーツで包んでからネットで覆って固定し，［7　　　　　　］を介助者が支えて保持する．タオルやシーツで包むことにより，過度の［8　　　　　　］や手や足にネットによる［9　　　　　　］を防ぐことができる．

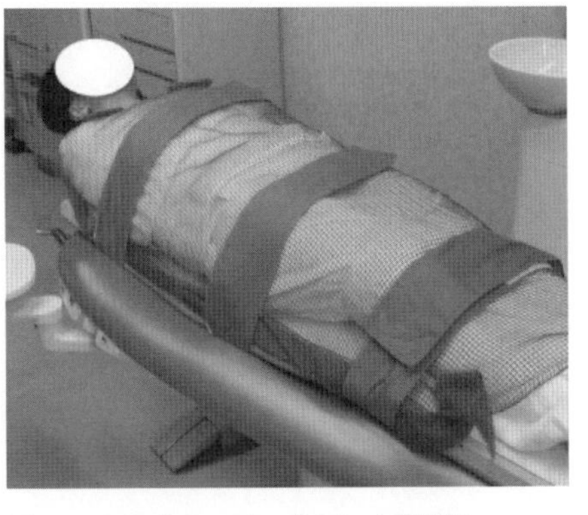

図 11　レストレーナーを用いた抑制法
（「小児歯科学」p.90 参照）

3 開口器の使用

- 小児にとって長時間，口を開けた状態を保つのは難しく，開口器を上下顎の間に挿入することによって開口状態を保持することができる．
- 割り箸にガーゼを巻いたものも開口器として使用できる（**図12**）．
- 無理に器具を挿入しようとすると，歯の［10　　　　　　］や［11　　　　　　］，それに起因する誤飲，［12　　　　　　］や［13　　　　　　］の損傷などを生じる危険性があるため注意が必要である．
- 開口器は，必ず［14　　　　　　］部でかませるように挿入する（**図13**）．

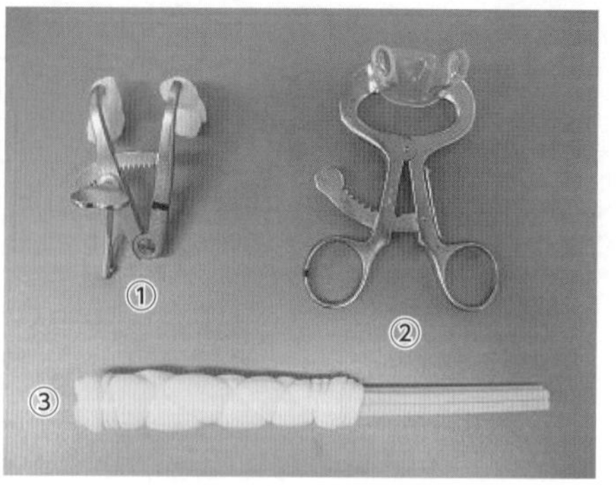

図12　開口器の種類
（「小児歯科学」p.90 参照）

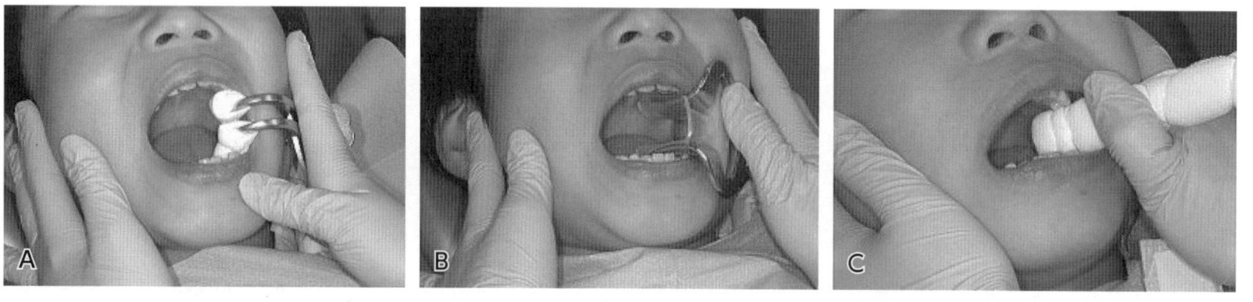

図13　開口器の使用方法（「小児歯科学」p.91 参照）
開口器は必ず臼歯部でかませるように挿入する．（A：図12の①，B：図12の②，C：図12の③）

4 身体抑制法における留意点

- ［15　　　　　　］への説明と同意が不可欠である．
- 小児とのコミュニケーションは抑制具を使用しない場合と同様に行い，［16　　　　　　］も忘れないようにする．
- 治療終了時には，頑張ったことを褒めて励ますようにする．
- 治療に慣れて，［17　　　　　　］が向上した場合には，抑制具の使用を中止する．
- 小児と保護者に過度の［18　　　　　　］的，［19　　　　　　］的な負担を与えないような配慮が必要である．

10 鎮静・減痛下の対応法

1 精神鎮静法

1. 経口投与鎮静法（前投与法）

• 治療前に鎮静薬を内服させることで，不安や緊張を軽減し治療への協力を得やすくする方法である．鎮静薬は主として抗［1　　　］，鎮静，抗［2　　　］作用をもつ［3　　　］系の薬剤が用いられ，歯科においては［4　　　］と［5　　　］を用いることが多い．

• 使用される薬剤は［6　　　］期が長いものが多く，治療終了後は十分に観察を行って効果が消えるまで，必ず保護者が付き添い，目を離さないようにする．

2. 亜酸化窒素（笑気）吸入鎮静法（図 14）

• 亜酸化窒素（N_2O 笑気）と酸素の混合ガスが用いられ，亜硝酸化窒素を低濃度（［7　　　］〜［8　　　］%）に設定し，鼻マスクを介して吸入させることにより，［9　　　］を失わせることなく，［10　　　］や［11　　　］への感受性の低下，治療時の［12　　　］感や［13　　　］感，［14　　　］感を減少させる効果がある．

• ［15　　　］呼吸のできる小児や［16　　　］反射の強い小児に有効である．

• ［17　　　］性が高く，［18　　　］や［19　　　］も早く，副作用も少ないため，歯科診療に応用しやすい．

• 吸入開始前に，［20　　　］，血圧，脈拍，［21　　　］（SpO_2）を測定し，術中も生体モニターで［22　　　］をモニタリングする．

• 治療終了後は，数分間［23　　　］吸入を行い，［24　　　］に異常がないこと，［25　　　］が明瞭でまっすぐに歩けることを確認し，帰宅させる．

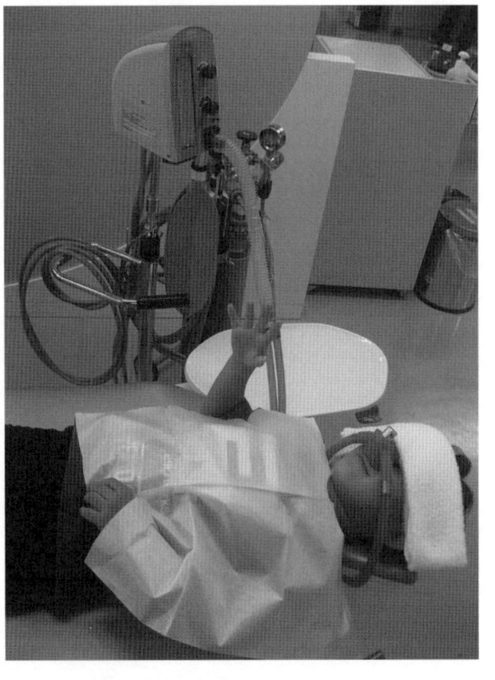

図 14　亜酸化窒素（笑気）吸入鎮静法
（「小児歯科学」p.92 参照）

3. 静脈内鎮静法

- 静脈内に［[26]　　　　　　　　　］などの鎮静効果のある薬物を注入することで，安定した鎮静状態を得る方法である．
- ［[27]　　　　　　］鎮静法より確実な鎮静効果が得られ，［[28]　　　　　　］効果も強く，やや長めの治療も可能である．
- ［[29]　　　　　　］抑制や反射の抑制による［[30]　　　　　　］に細心の注意と対応能力が必要であるため，［[31]　　　　　　］の知識と技術をもった専門医が担当する．
- 術中は［[32]　　　　　　　　　　］(SpO_2)，脈拍，血圧などの［[33]　　　　　　　　］を行う．
- 治療後は安静にして回復を待つ．帰宅を許可する際は，十分に［[34]　　　　　　］が戻り，歩行に問題がないことを確認する．帰宅の際は保護者の付き添いが必須である．

4. 全身麻酔法

- 全身麻酔法は麻酔薬によって患者の意識を［[35]　　　　　　］に消失させる方法である．
- 全身麻酔および呼吸・循環系の管理は［[36]　　　　　　］が行う．
- 重度の［[37]　　　　　　　　］を有する小児，号泣によって［[38]　　　　　　　　］を起こす可能性のある全身疾患児が適応となる．
- 治療に先立って施術日の 1〜2 週間前に，［[39]　　　　　　］検査，［[40]　　　　　　］検査，胸腹部のエックス線撮影などの術前検査が必要である．
- 全身麻酔法によって治療を行った後は，［[41]　　　　　　　　］を継続し，う蝕および歯周病の予防法について指導を行い，再発防止に努める．

11 緊急時の対応法

1 小児歯科医療における緊急事態と偶発症

• 小児歯科医療において起こりやすい偶発症としては，異物の誤飲・誤嚥，嘔吐物による気道閉塞，薬物アレルギー，治療用器具による組織の損傷などがある．

• 院内においては，[1　　　　　　　　] や救急カートといった緊急時対応のための薬品・器具類をまとめたものを常備しておく（**図 15**）．

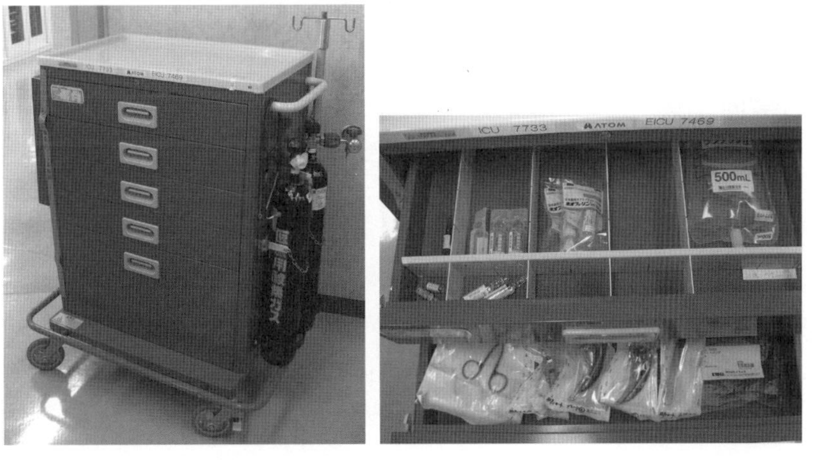

図 15　救急カート（「小児歯科学」p.93 参照）

1．異物の誤飲・誤嚥

• 異物を誤って飲み込み，それが [2　　　　　　] あるいは消化器官に達した場合を [3　　　　　　]，食道ではなく [4　　　　　　] あるいは [5　　　　　　] に入ってしまった場合を [6　　　　　　] という．誤嚥の場合は，ただちに生命に危険が及ぶ場合がある．

• 異物を落下させた場合には，まず顔を [7　　　　　　] に向かせた後，異物の位置を確認する．直接把持できるようであればそのまま取り出すか，バキュームで吸引する．

• 呼吸の苦しさを訴えている場合は，[8　　　　　　　　] の可能性が高いと判断し，[9　　　　　　　　] 法あるいは [10　　　　　　　　] 法（[11　　　　　　　　] 法）で排出を試みる．

1）[12　　　　　　　　] 法

救助者の片腕の上に乳児をうつ伏せに載せ，手のひらで 乳児の顔を支えながら，頭が低くなるような姿勢にして突き出し，もう一方の手の付け根で，背中の中央部を強く叩く（**図 16 A**）．

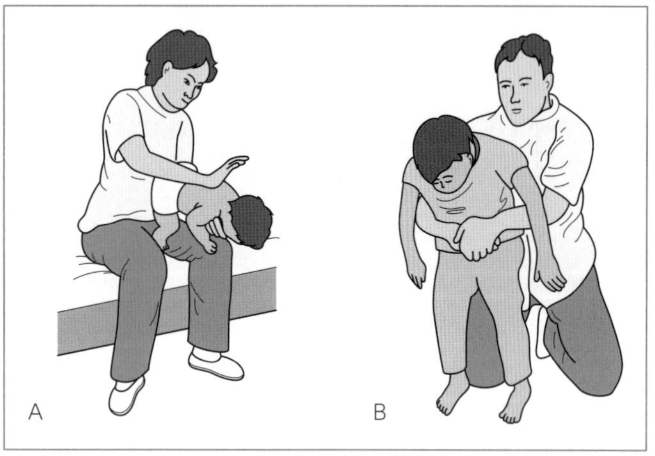

図 16　異物の誤飲・誤嚥による窒息への対応法
A：背部叩打法，B：ハイムリック法
（「小児歯科学」p.94 参照）

2）［13　　　　　　　　］法（腹部突き上げ法）

比較的大きな食塊などによって窒息した場合，後方から抱きかかえ，手によって腹部に圧を加え，［14　　　　　　］を押し上げる（**図 16 B**）．

- 誤飲あるいは誤嚥が疑われるものの苦痛を訴えていない場合は，胸腹部の［15　　　　　　　　］を行う．小児では，乳歯用［16　　　　　　］冠，抜去乳歯，［17　　　　　　　　］・［18　　　　　　　　］類，切削用［19　　　　　　］，綿球などを誤飲・誤嚥しやすい．

2. 嘔吐物による気道閉塞

- 嘔吐した場合には，咽頭部に嘔吐物が流れ込まないようにすぐに頭を［20　　　　　　］に倒し，バキュームで吸引する．

3. 薬物アレルギー

- 局所麻酔薬による［21　　　　　　　　］はごくまれであるが，いったん発症してしまうと生命に危険が及ぶことがある．
- ラテックスについてもアレルギー反応を起こすことがある．
- ［22　　　　　　　　］，［23　　　　　　　　］，［24　　　　　　　　］，意識レベルの低下などのショック症状がみられた場合にはただちに処置を中止し，［25　　　　　　　　］を確認するとともに緊急時連絡ルートに沿って応援要請を行う．
- ［26　　　　　　　　］症状に対しては［27　　　　　　　　　　　　］（エピペン®）の注射が有効とされている．
- 歯科用薬剤あるいは器具等で［28　　　　　　］，発疹などがみられた場合は，［29　　　　　　］型のアレルギーの疑いがあるため，小児科あるいは内科の受診を促す．

4. 治療用器具による組織の損傷

- タービンなどによる歯の切削操作で，誤って舌，頬粘膜，口腔底，口唇などの軟組織を損傷するリスクがある．［30　　　　　　　　］法によって大幅にリスクを低減することができる．
- ［31　　　　　　］などでも歯や軟組織を損傷させないように注意が必要である．

12 フッ化ジアンミン銀塗布

1 適応

- フッ化ジアンミン銀 [$Ag(NH_3)_2F$] 溶液（38%）は銀製剤とフッ化物と同様の作用により，[1　　　　] う蝕の進行抑制，[2　　　　] や [3　　　　] の抑制に使用される（**図 17 A**）.
- 近年，う蝕が多い発展途上国の小児や高齢者の [4　　　　] う蝕の進行抑制への使用頻度が増加している.

2 特徴

① [5　　　　] の水溶液
② [6　　　　] 臭
③ [7　　　　] 味
④ 歯肉や粘膜への [8　　　　] 性
⑤ う蝕部の [9　　　　] 変

3 使用方法（実施手順）

1）事前説明

- 塗布部分が [10　　　　] 変するため，事前に保護者に説明をする必要がある.

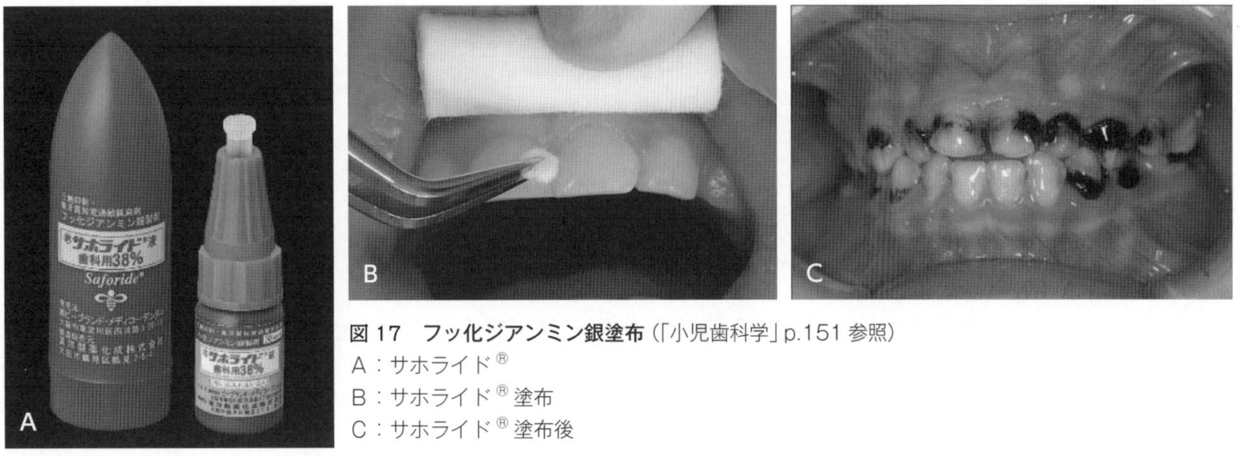

図 17　フッ化ジアンミン銀塗布（「小児歯科学」p.151 参照）
A：サホライド®
B：サホライド® 塗布
C：サホライド® 塗布後

2）歯面清掃

① 綿球に [11] を含ませて清掃する.

② スプレー洗浄をする.

③ ポリッシングブラシで清掃する.

④ スプレー洗浄をする.

3）防湿

- 対象歯を [12] で防湿する（**図 17 B**）.
- 歯肉部分に綿球で [13] または [14] を塗布し，腐蝕を防ぐ.

4）乾燥

- エアシリンジで乾燥させる.

5）薬液の塗布（図 17 B）

- 歯面の乾燥後，直径 [15] mm 程度の硬めの小綿球を用いて，薬液を含ませ，[16]～[17] 分間歯面にすり込むように塗布する.
- 塗布は [18]～[19] 日間隔で [20] 回繰り返す.

6）防湿の除去

- 簡易防湿の除去後，洗口する.

4 器材の取り扱い方

- 容器は [21] 式になっているので，必要量を出す.
- 塗布部位が多い場合には，[22] 容器に数滴とり，綿球は数個準備する.
- 使用したプラスチック容器に [23] を 1 滴入れ，綿花で拭い水洗する.
- 使用した綿球は [24] に包んで廃棄する.
- 使用したピンセットは，先の部分をよく拭き，すぐに水洗する.
- キャビネットなどを汚してしまった場合は，着色除去剤や [25]，[26] で汚れを取る.

5 塗布後の口腔内の管理方法

- リコールの間隔は [27]～[28] カ月に 1 回の割合で行う.
- 治療に協力的な時期になれば，[29] 処置を施す.

6 薬剤の管理方法

- 光や熱により薬剤が変化するので [30] に保管する.
- [31] 薬であるため，必ず普通薬と区別して保管する（「医薬品，医療機器等の品質，有効性及び安全性の確保等に関する法律」第 48 条）.

Ⅳ編 高齢者歯科学

■文献
・全国歯科衛生士教育協議会監修．歯科衛生学シリーズ　高齢者歯科学．医歯薬出版，2023.

1 高齢者をとりまく社会と環境

1 高齢社会と健康

- 国の全人口に占める65歳以上の人口比率が［1　　　　　］%を超えると「高齢化社会」となる.
- 日本は2023年に高齢化率が29.1%と過去最高になり，高齢化率の増加は2050年に至っても続くとされている.
- 人の生存期間を示す日本人の［2　　　　　　］は，2023年発表の厚生労働省の調査によると男性81.05歳，女性87.09歳である.
- 国民が一生のうちで健康面の支障なく日常生活を送ることのできる期間は［3　　　　　　］と名付けて公表されている.
- 人口動態統計によると，［4　　　　　］（［5　　　　　　］）は1981年に死因のトップとなり，その数は年々増加してきている.
- 2011年，［6　　　　　］が脳血管障害を抜いて死因のトップ3となった．高齢化に伴い，［7　　　　　　　　　　　］とされる重症化しやすく死亡率の高い［6　　　　　］が増加したことが影響していると考えられる.
- 現在歯数は，特に65歳以上において増加し，2022年の調査では80歳にして20本以上の歯を有するものは51.6%に達している.

2 高齢者の健康に関わる法制度

1．老人保健・医療・福祉対策の経緯

- 1963年に制定された［1　　　　　　］による事業として老人健康診査が開始された.
- 医療費の保障について，1973年から一部負担金を公費で肩代わりする［2　　　　　　　　　　］が発足した.
- 1982年には［3　　　　　　］が成立し，翌1983年からは同法に基づいた保健医療対策が総合的・体系的に整備された. 対象者は［4　　　　　］歳以上の者および［5　　　　　］歳以上［6　　　　　］歳未満の寝たきり老人等であり，その他の保健事業については［7　　　　　］歳以上のものであった.
- 2000年には［8　　　　　　］の施行に伴い，老人保健施設療養費の全部，老人訪問看護療養費と老人医療費の一部が介護保険制度下に移行する等を内容とする改正が行われた．2002年には，受給対象年齢が［9　　　　　］歳以上に引き上げられた.
- 老人保健法に基づく医療等以外の保険事業については，2006年の医療制度改正において「老人保健法」を［10　　　　　　　　　　　］に改正した．それに伴い高齢者の患者負担の見直しが行われ，2008年からは［11　　　　　　　　　　］と前期高齢者の給付に係る財政調整制度が創設された.
- 成人習慣病予防の観点からの取り組みについては以下のように変更された.

- 老人保健事業として実施してきた基本診査等について，平成 20 年度から
  a. 40 歳から 74 歳までのものについては，高齢者医療確保法に基づく [12] および [13] として，医療保険者にその実施を義務づける.
  b. 75 歳以上の者については，[14] に努力義務が課されている保健事業の一環として健康診査を実施する.
- 老人保健事業として実施してきた歯周疾患検診，骨粗鬆症検診等については，平成 20 年度から [15] に基づく事業として市区町村が引き続き実施すること.

2. ゴールドプラン

- 高齢者保健福祉施設の充実については，1989 年に策定された高齢者保健福祉推進 10 か年戦略（ゴールドプラン），1995 年から 1999 年までは，全国の地方公共団体において策定された新・高齢者保健福祉推進 10 か年戦略（新ゴールドプラン）により推進が図られてきた.
- 2000 年からは，2004 年度までの 5 か年計画として，「今後 5 か年の高齢者保健福祉施策の方向（[16]）」が策定された.

3. オレンジプラン

- 認知症については，2015 年に「認知症施策推進総合戦略（[17]）」が策定された.
- さらなる高齢化の進展と認知症高齢者の増加が見込まれるなかで，政府は 2019 年に「[18]」を取りまとめた.

4. 介護保険制度

- 1997 年に介護保険法が交付され，2000 年から施行された.
- 2011 年に [19] 実現に向けた取り組みを進める観点から法改正が行われた.
- 介護保険制度の保険者は，介護サービスの地域性，市町村の老人福祉や老人保健事業の実績を考慮し，また地域分権の流れのなかで地域の実情に応じたきめ細かい対応が期待される点も踏まえ，国民に最も身近な行政単位である [20] とされている.
- 被保険者は [21] 歳以上のものとし，65 歳以上の [22] と 40 歳以上 65 歳未満の医療保険加入者である [23] とに区分される.
- 介護保険給付がなされる要介護等の状態にあるかどうか，要介護状態にあるとすればどの程度かを確認するために，市町村に設置される介護認定審査会において要介護認定が行われる．介護認定審査会は，保険・医療・福祉の学識経験者で構成され，高齢者の心身の状況調査に基づくコンピューター判定の結果と主治医の意見（[24]）等に基づき診査・判定（[25]）を行う．それをもとに最終判定（[26]）を行う.
- 新規の要介護認定については，市町村による認定調査を原則とするが，更新・変更認定時の調査の場合は [27]（[28]）等に委託できる.
- 介護サービス利用者は，居宅介護支援事業者に依頼して，利用する在宅サービスの種類や内容を定めた [29] 計画（[30]）を作成してもらうこともできる．施設入所の場合は，施設の介護支援専門員により [31] 計画（[30]）が作成される．介護予防

サービスの場合は，[32] により [33] 計画（[34]）が作成される.

5. 歯科衛生士が関わる介護保険

- 口腔機能の向上支援は，摂食機能の向上と口腔衛生管理から構成されており，その専門職は，歯科衛生士，看護師，言語聴覚士である.

①地域支援事業における口腔機能の向上支援：[35] を関連施設で行い，規定以上のチェックが入った者を個別あるいは集団にて口腔機能の向上支援，指導，教育を歯科衛生士が実施する.
②デイケア・デイサービス（通所）による介護保険利用における口腔機能の向上支援
③高齢者施設入所者への口腔健康管理
④在宅療養高齢者への居宅療養管理指導

3 地域包括ケアシステム

- 医療，介護，住まい，生活支援，介護予防の 5 つの構成要素からなる.
- 高齢者の尊厳保持と自立生活の支援を目的に，たとえ要介護状態となっても，可能な限り住み慣れた地域で自分らしい生活を最後まで続けることができることを目指す.
- 歯科衛生士には，地域包括ケアシステムを構築する医療従事者の一人として，歯科診療所のなかで診療に従事するだけでなく，[1] や [2] に積極的に参加することが求められている.

4 高齢者の居住する場所と設備の特徴

1）一般住宅・高齢者向け住宅

- 一般住宅
- シルバーハウジング：公営・公団賃貸住宅で，高齢者が自立して快適に過ごすことのできるバリアフリー化された設備を備えた住戸.
- サービス付き高齢者向け住宅：高齢者の生活を支援するさまざまなサービスを，個々の契約に基づいて受けることができる賃貸住宅.

2）老人福祉法で規定された高齢者施設

- [1]：65 歳以上の者で，身体上または精神上著しい障害があるために常時の介護を必要とするものであって，居宅で適切な介護を受けることが困難な者を入居させる施設．介護保険法に規定する施設サービスの 1 つでもある.
- [2]：65 歳以上の者で，環境上の理由および経済的な理由により居宅での生活が困難な者を入居させる施設.
- [3]（[4]）：身体機能の低下等により自立した生活を営むことに不安があり，家族による援助を受けることが困難な人が利用する入所施設である.
- [5]：入浴，排泄，食事の介護，食事の提供またはその他の日常生活上必要な便宜を供与する事業を行う民間の高齢者住宅・介護施設.

- [6]：要支援 2 または要介護 1 以上の認知症の高齢者が，少人数で生活する小規模な介護施設である.

3）介護保険法で規定された介護保険施設

- [7]（[1]）：常時介護が必要で在宅介護が困難な人（原則要介護 3 以上）を対象とした施設.
- [8]：病状安定期にあり，入院治療をする必要はないが，リハビリテーションや看護・介護を必要とする要介護者を対象とし，看護・医学的管理下における介護および機能訓練，日常生活上の世話等を行い，自立した生活を営むことができるようにすることを目的とした施設.
- [9]：生活機能としての機能と，看取りやターミナルケア等の医療機能を兼ね備え，長期の療養が必要な者を医療と介護を一体的に提供して支える施設.

4）病床

- 医療法では，病床数 20 床以上の入院施設をもつものを「病院」と称し，無床もしくは 19 床以下のものを「診療所」と定義している．また病院の機能的区分として，高度な医療を提供するための設備や，医療従事者に対する研修機能等を備えた「[10]」や，地域の病院や診療所の後方支援の役割を担う「[11]」がある.
- 医療法において入院病床は [12] 病床，[13] 病床，[14] 病床，[15] 病床，[16] 病床の 5 つに区分されている.
- 1 つの病院内に一般病床と療養病床または精神病床をあわせ持つ病院は [17] 病院とよばれる.

2 加齢による身体的・精神的変化と疾患

1 加齢に伴う身体的機能の変化

- 老化とは，一般的に [1] に伴い，すべての臓器の機能が低下していくことをいう.

1．筋力の加齢変化

- 加齢により骨格筋量が減少し，20 歳の筋力を 100％とすると 70 歳代後半では [2] ％まで低下する.
- 筋力低下は [3] 肢より [4] 肢に強く現れる．その原因は筋減少症（サルコペニア）と不活動である.
- 不活動による筋量減少は [5] とよばれ，高齢者の活動性の低下に伴う.

Ⅳ編 高齢者歯科学

2. 骨の加齢変化

- [6　　　　　　] 性の方が加齢に伴う骨密度の減少が顕著である.
- 骨粗鬆症は，骨密度や骨芽細胞機能の低下，酸化ストレスの亢進によるコラーゲンの AGE 化（糖化）により，骨代謝のバランスが崩れ，骨が脆弱になる.

3. 内臓機能の加齢変化

1）呼吸器系

- 加齢に伴い気道の [7　　　　　　] 運動等の生体防御機能は低下する.
- 気管支の萎縮や硬化，肺胞道の拡張，肺胞表面積が減少する.
- 肺機能が低下し，予備力も低下する.

2）消化器系

- 胃酸分泌が [8　　　　　　] し胃液の pH が上昇する．胃内容排泄速度は低下する.
- 食道は [9　　　　　　] 運動の低下がみられ，食道クリアランスの低下や逆流を起こしやすくなり，食道裂孔ヘルニアや [10　　　　　　]（GERD）が発生しやすい.

3）泌尿器系

- 腎機能は腎疾患がなくても糸球体濾過率がほぼ直線的に低下し，80 歳代で 30 歳代の半分以下まで低下する.

4）内分泌系

- 耐糖能（血糖値を正常に保つ働き）が低下し，血糖反応曲線では若年者よりも食後血糖値の [11　　　　　　] を示す.

5）循環器系

- 心拍数が減少し，1 回拍出量は増加する．運動負荷がかかるときの心機能も低下する.
- 高齢者は [12　　　　　　] や [13　　　　　　] が起こりやすい.
- 収縮期血圧は上昇し，拡張機血圧は低下し，脈圧は上昇する.

6）脱水

- 体液量が欠乏した状態は脱水である.
- 体液中には電解質と非電解質が含まれている.
- 体液（細胞内液＋細胞外液）に含まれる電解質の量により [14　　　　　　] が決まる．[14　　　　　　] の変化で高齢者に起こりやすい症状として浮腫がある.

4. 感覚の加齢変化

1）聴覚

- [15　　　　　　] 難聴：外耳および中耳の機能低下による難聴
- [16　　　　　　] 難聴：内耳から聴神経の機能低下による難聴
- いわゆる老人性難聴は，[17　　　　　　] 性難聴を指す.

2）視覚

- 40 歳代後半になると老眼（老視）を発症し，視力は 70 歳になると 20 歳代の約半分にまで低下する．暗順能が遅くなり，夕方になると段差がみえづらくなり転倒・転落が増えるといわれる.

- [18] は 70〜80 歳代でほぼ 100%に出現し，水晶体が濁り，物がかすんでみえにくくなる．

3）味覚

- 味蕾の総数は若年者ほど多く，高齢者では新生児の半分から約 1/3 程度になるといわれているが，加齢による味覚低下を自覚する割合は少ない．

4）嗅覚

- 嗅覚も加齢や聴覚と同様に加齢に伴い低下する．

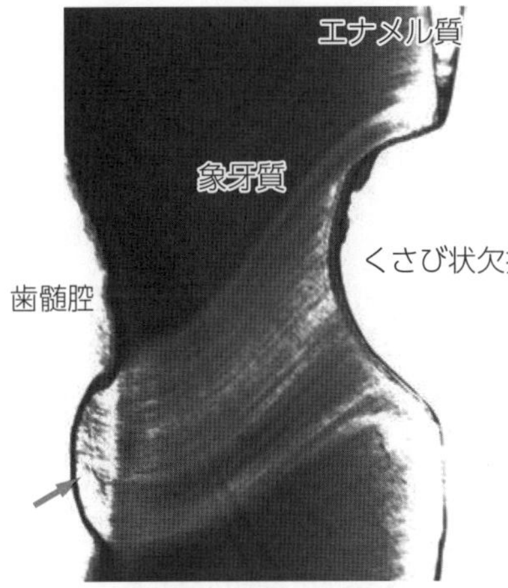

図 1 歯頸部摩耗の組織像（研磨標本）
（「高齢者歯科学」p.53 参照）
欠損に応じて形成された第三象牙質（補綴象牙質，修復象牙質）（矢印）

5．口腔・咽頭領域の加齢変化

1）歯と咬合

- 歯の加齢減少として，歯数の減少と歯の形態・構造変化があげられる．
- 歯数の減少はう蝕，歯周疾患に起因することが多い．
- 加齢に伴い象牙質は内側に徐々に形成される（[19]）ため，歯髄腔は [20] する．加齢に応じて歯髄腔全体にみられる象牙質の添加を第二象牙質といい，くさび状欠損等の局所的な欠損等に対して歯髄腔側に添加された象牙質を [21] とよぶ（**図 1**）．
- 歯根部歯髄側の象牙細管内に二次的石灰化が起こり，歯根透明象牙質が出現する．
- セメント質は歯根膜側に添加し，厚くなる．

2）顎骨

- 多数歯喪失および無歯顎になると，歯槽部が消失し，頰側では外斜線まで，舌側臼歯部では [22]，舌側前歯部ではオトガイ棘の位置まで吸収される（**図 2**）．
- 下顎骨内部での大きな形態変化を生じ，[23] の壁が厚くなる．

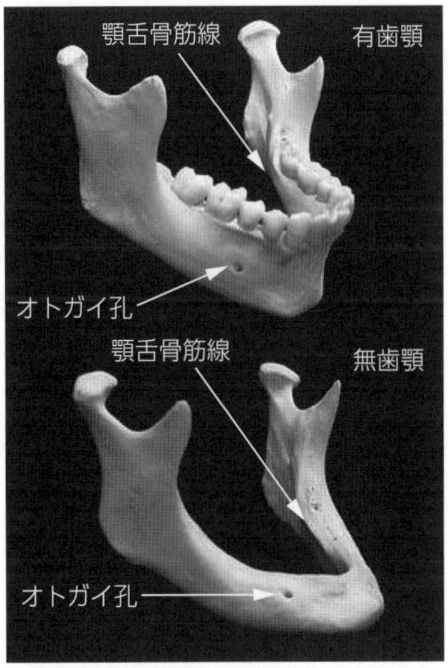

図 2 下顎骨外部形態の変化（内側面）
（「高齢者歯科学」p.54 参照）
吸収が顎舌骨筋線まで進んだ標本．

- 上顎骨の歯が植立する歯槽突起は，歯を喪失すると急速に吸収される．結果的に，上顎洞と口腔の距離が短くなる．

3）顎関節

- 歯の喪失に伴い特に [24] の大きさが減少する．
- [25] とその前方の [26] にも骨吸収がみられ，全体に平坦化するため，顎関節が緩くなる．

4）口腔・咽頭・喉頭

- 高齢者の口腔粘膜では，[27] 上皮よりなる粘膜上皮が薄くなり，粘膜下組織も萎縮し，傷つきやすくなる．
- 唾液は 1 日に 1〜1.5 L 分泌される．唾液腺は萎縮傾向にあり，分泌量は減少する．

Ⅳ編 高齢者歯科学

• 咽頭は，脊柱の前に位置し，鼻腔，口腔，喉頭と連絡する．上部から，上咽頭，中咽頭，下咽頭に区分される．下端は，第 6 頸椎の高さで後方の食道と前方の喉頭に分かれる．

• 上咽頭内面は，鼻腔と同様な [28　　　　　　] 上皮で被われ，中咽頭・下咽頭の内面は [29　　　　　　] 上皮で被われる．咽頭外壁は，上・中・下の咽頭収縮筋で構成される．

• 喉頭は，加齢により下降する．

2 高齢者の精神・心理的変化

1）老化による心理的変化

• 老化に伴い身体の機能低下のみならず心理的な変化もさまざまな原因によって現れる．

• 老化による知的（認知）機能の変化で，記憶の変化は重要である（**図 3**）．

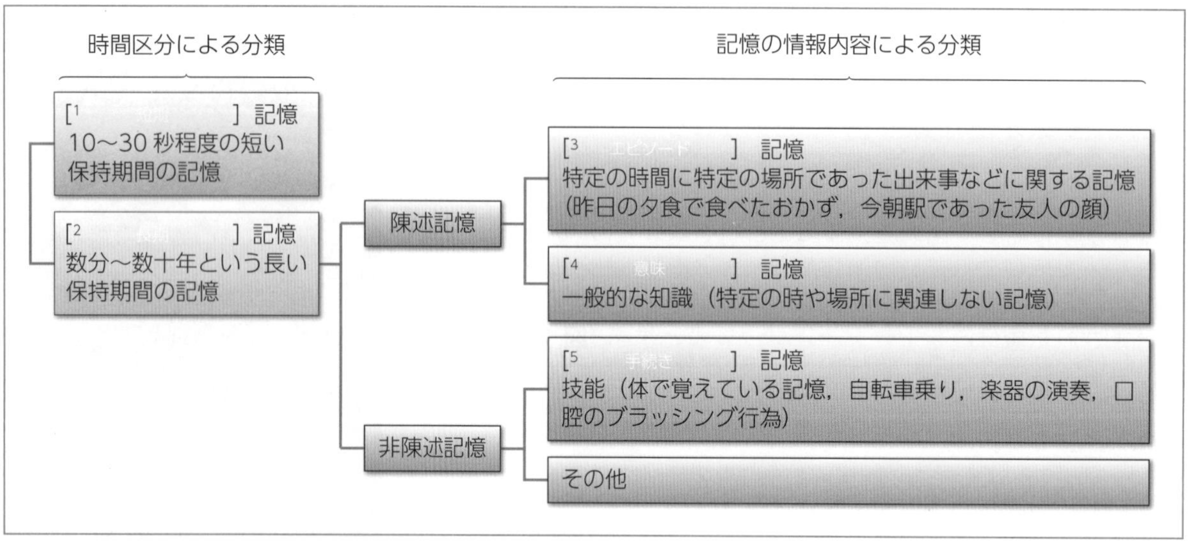

図 3　記憶の分類（「高齢者歯科学」p.60 参照）

（平野浩彦ほか．実践！認知症を支える口腔のケア．東京都高齢者研究福祉振興財団，2007.）

• 高齢期では，さまざまな喪失体験が生じ，これらがストレスとなり心理機能的に影響を及ぼす（**表 1**）．

表 1　高齢期に体験する喪失（「高齢者歯科学」p.60 参照）

対象喪失	親，配偶者，友人，人間関係
自己感覚の喪失	記憶，容貌，感覚機能（視力，聴力など）
役割・有用感の喪失	職場や家庭での役割の喪失から生きがいの喪失
場の喪失	仕事の場，逃げ場（ストレス発散のため必要としていた場）

（坂田三允監修．精神疾患・高齢者の精神障害の理解と看護．中央法規出版，2012）

• 高齢期では，死を具体的なイメージとして持つようになり，生死観に変化がみられる．

• 高齢者の精神疾患で多いのは，[6　　　　　]，[7　　　　　]，[8　　　　　] である．

2）うつ

• [9　　　　　　] ：精神的に活発になりすぎ，さまざまな問題が生じる躁の状態を認める

- 大うつ病性障害：抑うつ状態だけを認める
- 治療法は，抗うつ薬等の薬物療法，心理療法，環境調整等．近年は電気痙攣療法も行われている．

3）せん妄

- 意識混濁に加え，錯覚や幻覚，[10　　　　　　] 等がみられる状態で，突然始まり数時間から数日継続する．
- 原因は，身体的，環境，心理的要因に分類され，対応も多岐にわたる．

3 高齢者に多い全身疾患・障害および口腔疾患

1．主たる死因となる疾患

1）悪性腫瘍

- 生涯のうち，およそ 2 人に 1 人が罹患するといわれる．
- がん治療は，[1　　　　　　]，[2　　　　　　]，[3　　　　　　] の 3 つの治療法を単独または併用するのが基本となる．
- がんの進行度は，がんの大きさ（T），周囲のリンパ節に転移があるか（N），遠隔臓器への転移があるか（M）の 3 つの要素で決まる．これは [4　　　　　　] とよばれ国際基準となっている．
- がんの外科療法は，がん病変（原発巣）の完全切除を目的として行われる．またリンパ節への転移領域を切除するリンパ節郭清が併せて行われる．
- 放射線療法は正常の細胞に対しても影響を及ぼすため，口腔内に合併症をきたしやすい．[5　　　　　　] と [6　　　　　　] の予防のため，治療前からの口腔健康管理が必要である．
- 薬物療法は，がんの治癒，疼痛軽減や症状緩和，延命の 3 つの目的がある．
- 薬物療法はさまざまな合併症がある（**表 2**）．

表 2　がん薬物療法による有害事象（「高齢者歯科学」p.67 参照）

		口腔との関わり
骨髄抑制	白血球減少に伴う易感染	感染
	赤血球減少に伴う貧血	ヘモグロビン低値
	発熱性好中球減少症	感染
	血小板減少による出血傾向	出血
口腔粘膜障害	口内炎	口内炎，潰瘍
腎機能障害	腫瘍崩壊症候群	脱水
肝機能障害	HBV 再活性化	感染
肺障害	喀血，肺胞出血，肺血栓塞栓症	口腔衛生管理，口腔からの出血
アレルギー反応	アナフィラキシー	救急蘇生（ケア中なども注意）

（勝俣範之ほか編．がん治療薬まるわかり Book，第 2 版．照林社，2022.）

2）高血圧

- 高血圧は，その他の疾患を併存するとさまざまなリスクが上がる．

- 収縮期血圧が [7] mmHg 以上または拡張期血圧が [8] mmHg 以上になれば，その時点で患者に異常がないか，意識状態が清明か等の様子をみる必要がある．

3）心疾患

- 心疾患の種類は 6 つに分けられる（**表 3**）．

表 3　心疾患の種類（「高齢者歯科学」p.70 参照）

異常部位	病名
弁膜	弁膜症・弁狭窄症
冠動脈	狭心症・心筋梗塞
心拍動	心房細動・洞不全症候群等
心筋	拡張型心筋症・肥大型心筋症等
心膜	心膜症
心臓内腔（シャント）	心房中隔欠損症・心室中隔欠損症等

（医療情報科学研究所編．病気がみえる vol.2 循環器，第 5 版．メディックメディア，2021.）

- 心臓を栄養する血管は [9] 動脈で，詰まると心臓の筋肉に酸素が供給されなくなり，心臓の収縮と拍動が止まってしまう（狭心症や心筋梗塞）．
- 弁置換後や先天性心疾患の患者は，細菌が血流により心臓に到達することにより [10] を発症するリスクがある．

4）糖尿病

- [11] 糖尿病は自己免疫によって起こり，一生に渡りインスリンの補充が不可欠である．
- [12] 糖尿病は 90%以上を占め，食生活や運動不足，肥満等の環境因子によって起こる．
- 血糖値が 80 mg/dL 以下になると [13] が起こる．
- 糖尿病に合併する血流障害，神経障害，人工透析は感染の重症化に影響する．

2. 生活機能を低下させる全身疾患

1）脳血管障害

- [14]，[15]，[16] に代表される脳の疾患の総称である．
- 脳卒中の死亡率は，脳梗塞の割合が非常に高い．脳組織の壊死による機能障害が起こりやすく，退院後の生活機能を維持・向上させるための支援が必要になる．
- 脳梗塞：[17] 脳梗塞，[18] 脳梗塞，[19] 梗塞の 3 つに分類される．
- 脳出血：脳実質の中で出血が起こる．脳出血の主な原因は [20] である．
- くも膜下出血：急激に頭蓋内圧が亢進し，激しい頭痛を伴う．
- 軽症であれば後遺症がみられないことがあるが，中等症以上ではさまざまな後遺症が残る．
- 脳卒中が直接口腔内に特異的な病態を引き起こすことはないが，後遺症により全身的な障害と口腔の症状が出やすい（**表 4**）．

表 4 脳卒中による全身的な障害と生活への影響（「高齢者歯科学」p.75 参照）

全身的な障害		生活への影響
[21] 障害	ぼんやりしている 覚醒にむらがある	寝たきりの原因となりやすい．食事が十分に摂取できない場合には，胃瘻等により栄養管理される場合がある．口腔衛生状態の悪化や誤嚥性肺炎の予防のための口腔健康管理が必要．
[22] 障害	片麻痺，痙性麻痺	ADL の低下．脳梗塞の後遺症として痙性麻痺が多くみられる．上肢の障害により，ブラッシングや義歯の着脱が困難となり，口腔衛生状態が悪化しやすい．
[23] 障害	顔面，四肢の感覚鈍麻，しびれ	口腔周囲では，感覚障害がある側に食べこぼしや食渣の貯留がみられやすい．また，頬や舌をかんでしまう等の症状がみられることがある．
[24] 障害	失語，注意障害，記憶障害，遂行機能障害	外見的に障害がわかりづらく，本人も障害を認識できないことがある． 口腔衛生指導の環境や指導方法，コミュニケーションに工夫が必要．
[25] 障害	口腔運動や摂食嚥下に関係する筋の筋力低下や，運動の協調性が低下する．	咀嚼や，口腔から咽頭への送り込みの障害，誤嚥がみられることがある．口腔・咽頭の機能の評価と，機能に合わせた食事形態の調整が必要．

2）認知症

- 高齢者だけでなく，若年者でもさまざまな疾患に伴って出現する．日本では，約 6 割が [26] 認知症，2 割が [27] 認知症，1 割が [28] 認知症と [29] 認知症で，4 大認知症とよぶ（**表 5**）．

表 5 主な認知症の特徴（「高齢者歯科学」p.79 参照）

病型	主な特徴	
[26] 認知症	◆海馬や大脳皮質を中心に，広範な神経細胞の脱落と，さまざまな程度の老人斑，神経原線維変化を認める認知症 ◆発症は潜行的で，進行は緩徐である．初期から，近時記憶障害が目立つのが特徴	◇計画性がなくなり段取りが悪くなる ◇経験した出来事を忘れる ◇時間感覚が悪くなる
[27] 認知症	◆脳梗塞や脳出血などの脳血管障害に関連して現れる認知症 ◆脳卒中発作後に急速に発症し，階段状に進行するものと，慢性虚血変化を背景に，潜行的に発症し，緩徐に進行するものがある	◇手足のまひ ◇ろれつがまわらない ◇忘れやすい
[28] 認知症	◆認知症とパーキンソン症状を主症状とし，レビー小体が脳幹や大脳皮質に多数出現する認知症	◇夜中に大声を出し手足を動かす ◇体の動きが遅くなり転びやすくなる
[29] 認知症	◆大脳前方領域（前頭葉や側頭葉前部）に原発性変性を有する非アルツハイマー型変性性認知症の総称	◇言葉が出ない ◇意欲ややる気がない

（病院勤務以外の看護師等認知症対応力向上研修テキスト．令和 2 年度版．HAM 人・社会研究所）

• 認知症の症状は，認知機能の障害と，これらに伴う [30] ([31]) に分けられる (**図 4**).

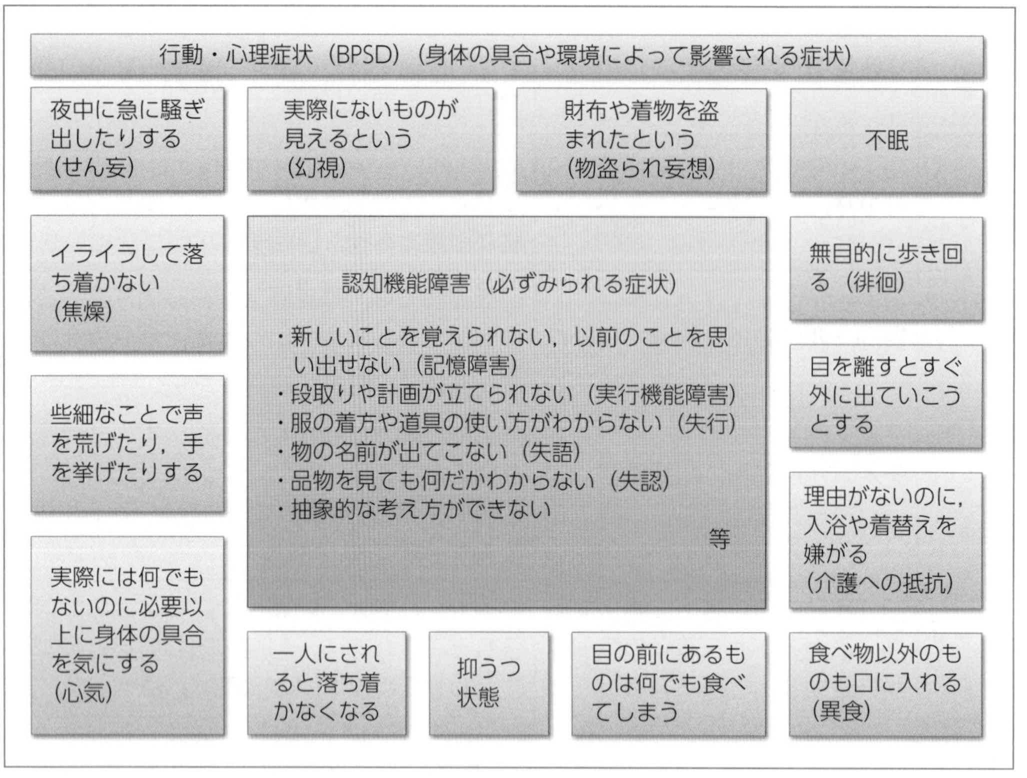

図 4　認知症の認知機能障害と行動・心理症状（BPSD）（「高齢者歯科学」p.76 参照）
（平野浩彦ほか著．認知症ライフパートナー検定試験　応用検定テキスト．中央法規出版，2010.）

• 認知症に対する評価は，直接質問する様式と観察式の 2 種類ある．前者の代表的なものに，改訂長谷川式簡易知能評価スケール (HDS-R)，MMSE がある．

3) パーキンソン病

• 脳内の神経伝達物質である [32] が減少し，錐体外路症状が現れる．
• 4 大症状として，①安静時振戦，②運動緩慢，③筋強剛，④姿勢保持障害，がある (**図 5**).

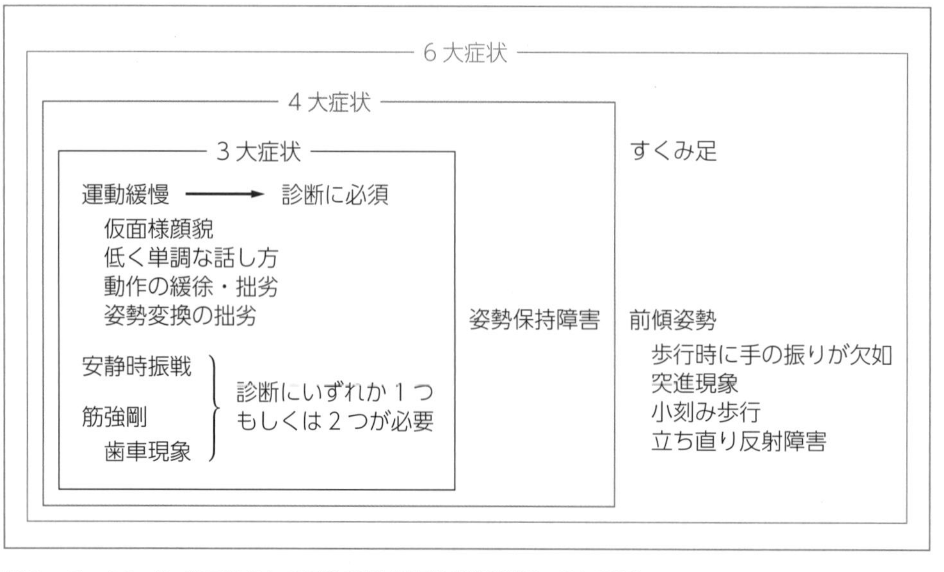

図 5　パーキンソン病でみられる運動症状（「高齢者歯科学」p.81 参照）
（渡辺宏久ほか．パーキンソン病の運動症状．医学のあゆみ．2021；278 (10)：836-41.）

- 病気が進行すると，特徴的な運動障害として [33] 現象と [34] が出現する.
- 病気の進行度を表す指標に「ホーエン＆ヤールの重症度分類」がある.

4）筋萎縮性側索硬化症（ALS）

- [35] が障害される進行性の神経変性疾患である.

5）肺炎

- 発症場所により，市中肺炎と院内肺炎に分類される.
- [36]（[37]）は，①長期療養型施設もしくは介護施設に入所している，②90日以内に病院を退院した，③介護を必要とする高齢者，身体障害者，④通院にて継続的に透析，抗菌薬，抗癌化学療法，免疫抑制薬による治療を受けている患者に発症した肺炎と定義される.
- 口腔内の食物や唾液等が気管に流入する [38] によって引き起こされる肺炎を [38] 性肺炎とよぶ.
- 気管内挿管による人工呼吸器管理下では，口腔や咽頭の細菌が気管チューブに沿って肺に侵入し，肺炎を発症することがある．気管チューブ挿管処置後48時間以降に発症する肺炎は，[39]（[40]）と定義される.

6）フレイル・サルコペニア

- フレイルは，加齢等に関連して生じた心身及び社会生活面がさまざまに脆弱化した状態である．フレイルは [41] に至る前段階で，適切な対応によって改善が期待できる.
- フレイルは，[42]，[43]，[44] の3つの側面で説明される.
- サルコペニアは，[45] が若い頃に比べ減少し，筋力や身体機能が低下した状態を指す.

7）廃用症候群

- 体を動かさないことによって骨格筋が萎縮し筋機能が低下する病態である．高齢者が発症すると完全に回復させることは難しいため，発症しないように予防的な対応が求められる.

8）骨・関節疾患

- 65歳以上の女性の約50%は [46] と診断され，背部痛と易骨折性が問題となる.
- 骨修飾薬の処方や注射により，破骨細胞が活性化せず顎骨が再生しにくくなると [47] を発症することがある.

3. 高齢者に特有な口腔の疾患

1）う蝕

- 高齢者では，歯肉退縮によって生じた露出根面に発生する [48] が多発する．プラークの貯留，唾液減少も要因となる．発症部位が歯頸部であるため，歯冠破折の原因となる.
- プラークの除去，フッ化物配合歯磨剤の使用，修復処置で対応する.

2）歯周病

- 歯磨き回数は増えているにも関わらず，う蝕と歯周病は増加している.
- 75歳以上の高齢者では，8020達成者率に比例して歯周炎を有する者の割合が増加している.

Ⅳ編 高齢者歯科学

3) Tooth Wear（トゥース・ウェア）

- う蝕や破折以外の歯の実質欠損をもたらすものとして，酸蝕，咬耗，摩耗があり，これらを総称して Tooth Wear とよぶ.
- [49　　　　　　]：化学物質や飲食物，胃酸によって歯の表面が脱灰し，白濁や欠損を生じたもの.
- [50　　　　　　]：相対する歯の接触によって生じる．最も多い原因は [51　　　　　　] である.
- [52　　　　　　]：歯頸部付近のう蝕以外の要因による欠損で，一般的に [53　　　　　　] 欠損とよばれることが多い.

4) 咬合の崩壊と義歯補綴治療の重要性

- 8020 達成者（80 歳で 20 本以上の歯を有する者）は増加しているが，依然として多くの高齢者は義歯を必要とする.
- 歯が抜けたまま放置すると，歯の移動や挺出が発生し，歯列全体の機能不全に陥る.
- 義歯を入れる主な目的は咀嚼・発音等の機能回復，審美性の回復，残存組織・器官の保護である.

5) 他の口腔疾患

- [54　　　　　　　　] は真菌感染症であり，*Candida* 菌種によって引き起こされる．口腔内や義歯の汚れ，全身の免疫低下，抗菌薬やステロイドを含む口腔内軟膏の連用により発症することがある．偽膜性カンジダ症，肥厚性カンジダ症，紅斑性カンジダ症，カンジダ性口角炎に分類される.
- [55　　　　　　] は，頬粘膜に網状の白斑，紅斑，びらんを呈する慢性炎症性角化病変である．原因は不明だが，歯科用金属等の金属アレルギー，細菌やウイルス感染，薬物，ストレス等が原因といわれている.
- [56　　　　　　] は，通常は角化しない粘膜にみられる角化異常で，摩擦しても除去できない．口腔潜在的悪性疾患であり，凹凸不正，境界不明瞭，潰瘍を生じたとき等，がん化の可能性がある.
- 口腔がんは，[57　　　　　　] がんが約半数を占めるが，歯肉，頬粘膜，口蓋，口底等，口腔各部に発生する．高齢者では発見が遅れ，進行がんの状態で受診する場合がある.
- 天疱瘡は，初発症状の 60％は口腔に発現する．口腔粘膜，歯肉の剥離，水疱形成，びらん等がみられ，通常の歯周炎との鑑別が必要である.

6) オーラルフレイル

- 加齢に伴う口腔環境や口腔機能の変化，さらに社会的，精神的，身体的な予備能力低下も重なり，口腔機能障害に対する脆弱性が増加しているが，意識的なアプローチにより健常な状態に回復可能でもある状態を [58　　　　　　　　] とよぶ.
- 口腔不潔，口腔乾燥，咬合力低下，舌口唇運動低下，低舌圧，咀嚼機能低下，嚥下機能低下の 7 項目のうち 3 項目を満たす場合に，[59　　　　　　　　] と診断される．診断のための検査を [60　　　　　　　　] という.

3 高齢者の状態の把握

1 高齢者の生活機能の評価

1. 生活・ADL・QOL 評価

1) 生活・ADL 評価

- ADL とは，[1] の略であり，日常生活動作と訳される．
- IADL（[2] ADL，[3] 日常生活動作）とは，セルフケアや移動以外の食事準備や洗濯といった独居に必要な動作を指す．
- QOL（quality of life）は，人生の質や社会的にみた [4] を表す概念である．
- 障害に関する国際的な分類は，1980 年に WHO が発表した [5]（International Classification of Impairments Disabilities and Handicaps：国際障害分類）と，その改訂版として 2001 年に発表された [6]（International Classification of Functioning, Disability and Health：国際生活機能分類）がある．

2) ADL の評価

- [7]（[8]）は日本で最も使用されている ADL 評価法である．10 項目を自立，部分介助，全介助の 3 段階で評価する尺度で，完全に自立している場合は 100 点になる．
- [9] は機能的自立度評価表（Functional Independence Measure）の略で，[7] が「できる」ADL を評価するのに対し，実際に「している」ADL を記録することで，介助量の測定が可能である．110 点で介護時間 0 分となる．

3) IADL（手段的日常生活動作）の評価

- Lawton らが提唱した IADL Scale は，8 項目で構成され，点数が高いほど IADL が自立している．
- 老研式活動能力指標（TMIG Index of Competence）は，Lawton らの考えに基づき，高次の生活能力を評価するために開発された 13 項目の尺度で，IADL，知的能動性，社会性役割について評価することが可能である．

4) [10] の評価

- 高齢者，特に要介護高齢者においては，口腔衛生状態を良好に維持するために，口腔清掃の自立度がどの程度であるか把握することが大切である．[10] 指標は，歯磨き（brushing），義歯装着（denture wearing），うがい（mouth rinsing）の 3 項目を 3 段階で評価する．

5) QOL の評価

- SF-36®（MOS 36-Item Short Form Health Survey）は，健康関連 QOL を包括的に測定するプロファイル型尺度で，8 領域からなり，36 の設問が用意されている．
- EuroQOL（EQ-5D）は欧州で開発された簡易に測定できる健康関連 QOL の調査表である．5 項目法（5 Dimension；5D）と視覚評価法（Visual Analogue Scale：VAS）の 2 部から構成される．また効用値換算表を用いると，QOL スコア（効用値）に換算できる．

- GOHAI ([11] Assessment Index) は，口腔に関連した疾患特異的 QOL 尺度である．全 12 項目の総合得点で評価する．

6）自立度の評価

- 何らかの障害を有する高齢者の日常生活における自立度を，地域あるいは施設等の現場において客観的かつ短時間に評価できる目安として，[12] が作成された．

7）介護者の評価

- Zarit は「親族を介護した結果，介護者が情緒的，身体的健康，社会生活および経済状況に関して被った被害の程度」を介護負担度と定義し，それを定量的に評価する者として [13] を作成した．22 項目からなり，点数が高いほど介護負担が大きい．
- BIC-11 (Burden index of Caregiver；多次元介護負担感尺度) は，自宅で要介護者を介護する，介護者の負担感を測定する尺度で，11 項目からなる．

8）認知機能の評価

- 認知機能 (cognitive function) とは，さまざまな情報を視覚や聴覚，味覚，嗅覚，体性感覚を通じて知覚し，それを認識して活動するための脳の働きをいう．
- 認知症や脳卒中，頭部外傷等により脳が損傷され，認知機能に障害をきたした状態を [14] という．
- 認知機能の評価方法には，大きく分けて以下の 2 つの方法がある (**表 6**)．
  ①[15]：検査者の質問に対する回答をもとに評価する方法
  ②[16]：行動を観察して評価する方法

表 6　認知機能の評価方法（「高齢者歯科学」p.109 参照）

	[15]	[16]
被検者の協力や身体条件	・被検者の協力が必要． ・被検者の状態で評価できない日がある． ・著しい視聴覚障害や失語があると実施不可．	・被検者の協力がなくても実施可能． ・被検者の状態による評価の影響は受けない． ・被検者の視聴覚障害による影響は受けない．
評価者による影響	・評価者の態度や口調等が結果に影響するため，評価者の訓練が必要． ・評価判定のばらつきは少ない．	・評価者の観察力が求められるが，経験を積まなくても評価可能なことが多い． ・評価判定のばらつきが生じる．ばらつきを減らすために，マニュアルで観察点や評価判定等の事前学習が必要．
評価の時間	・被検者の回答状況や評価者の進め方による影響を受けるため，時間を要する．	・常日頃，しっかり観察していると，評価判定自体の時間は短い．
評価の場所	・被検者が緊張しないように，また，質問に集中できるよう実施場所にも配慮が必要．	・実施場所は問わない．

2. 認知機能の評価スケール

1）質問式スケール

- [17]（[18]）は，わが国における認知機能スケールで最も歴史があり，広く使用される．9項目で構成され，全て正解すると合計得点は30点となる．20点をカットオフポイントとして，20点以下を認知症の疑いありと判断する．
- [19]（[20]）は，世界における認知機能スケールで最も有名で，広く使用される．11項目で構成され，最高得点は30点で，23点以下を認知症の疑いありと診断する．

2）観察式スケール

- [21]は，高齢者および認知症患者の日常生活における実際的な精神機能を評価する観察式スケールである．5項目について7段階，50点満点で評価する．寝たきりの場合は，3項目30点満点で暫定的に評価する．合計点数をもとに，「認知症の程度（重症度）」を判定する．
- [22]（[23]）は認知症の重症度を評価する国際的なスケールである．6項目についてそれぞれ5段階で評価し，総合点で判定する．

2 高齢者歯科と臨床検査

1. バイタルサイン

- バイタルサインは生命に関わる最も重要，かつ基本的な徴候を表す．一般的には，脈拍数，呼吸数，血圧，体温の4つの生体情報を指す．

1）脈拍

- 高齢者では，正常範囲はおよそ毎分50〜60回で，50回以下を[1]，100回以上を[2]とよぶ．
- 不整脈には，大きく分けて期外収縮，絶対的不整脈，洞性不整脈がある．

2）呼吸

- 成人の正常呼吸数は毎分[3]回だが，体位や精神状態等さまざまな要因によって変化する．
- 呼吸状態の簡便な指標は，[4]（[5]）である．平常値から大幅な低下を認めた場合は，低酸素血症を起こしているとみなされる．

3）血圧

- 自宅で外来通院可能な健康状態にある高齢者の降圧目標は，原則として65〜74歳は[6]mmHg未満，75歳以上は[7]mmHg未満とされている．

4）体温

- 体温は一般的に腋窩で[8]℃であるが，評価時には個人の平熱が必要である．高齢者では個人差が大きい．

2. 血液検査

1）感染に関わる主な検査値

- 高齢者には[9]が多く，ヘモグロビンによる酸素運搬能が低下しているため，創傷治癒不全

Ⅳ編 高齢者歯科学

や易感染性となる．

- 感染や炎症反応の指標となるのは，[10]（WBC）やC反応性タンパク（[11]）がある．
- 高齢者では症状が乏しく基準値が標準値内でも炎症や感染が隠れていることがあるので，バイタルサインや顔色，表情，発汗，皮膚等の様子も観察することが重要である．

2）血液凝固に関わる主な検査値

- 血小板は血液中に15万～35万個/mm^{3}程度含まれる．5万個/mm^{3}以下の場合は観血的な処置は注意が必要である．
- 高齢者は［12 ］の予防としてアスピリン等，非ステロイド系抗炎症剤を服用していることが多い．
- 心臓弁疾患および心房細動等を有する高齢者は，［13 ］および［14 ］予防のためワルファリンを服用していることが多い．

3）肝機能に関わる主な検査値

- AST（GOT），ALT（GPT）両方の数値が高い場合は肝臓の障害を強く疑う．
- γ-GPTは，肝臓や胆管の細胞が障害された場合，特にアルコール性肝障害や脂肪肝で高値を呈する．
- HBs抗原/抗体はB型肝炎ウイルス（HBV）に現在感染しているか，過去に感染したことがあるかの判断の指標である．

4）腎機能に関わる主な検査値

- 腎血流量は加齢による変化が大きい．［15 ］と［16 ］は腎血流量の低下が顕著になってから上昇し始める．
- 腎機能の評価には腎糸球体濾過量（GFR）が広く使われている．

3 高齢者の栄養状態

1．高齢者の栄養評価

- 一般的に高齢者は基礎代謝が低下し，食事摂取量が減少して身体活動も低下していく．低栄養のリスクが高い高齢者には，定期的な栄養スクリーニングが必須である．
- 1日のエネルギー必要量は，［1 ］2020年版を参考として簡易的に評価するか，対象者個別に応じた必要量の算出方法がある．

1）栄養スクリーニング

- SGA（**表7**）：病歴と身体検査の結果から，栄養状態良好，中等度栄養不良，高度栄養不良を主観的に判定する．
- MNA：高齢者の栄養スクリーニングによく用いられ，18項目で評価を行う．MNAの簡略版であるMNA-SFは6項目で評価を行う．
- NRS-2000：主に［2 ］を対象とした栄養スクリーニングツールである．初期スクリーニング4項目のうち1つでも該当した場合は，最終スクリーニングで4段階に分け，さらに70歳以上は1点加点し，合計3点以上の場合は積極的な栄養管理が必要と判定する．
- MUST：成人を対象とした栄養スクリーニングツールとして考案されたが，現在では入院患者にも活用さ

表 7 SGA の評価項目と評価（「高齢者歯科学」p.123 参照）

病歴	年齢/性別/身長/体重/体重変化（過去 6 カ月間と過去 2 週間） 食物摂取状況の変化（平常時との比較，期間と食形態） 消化器症状（2 週間以上の持続：悪心，嘔吐，下痢，食欲不振） 日常生活状況（期間と日常生活可能，歩行可能，寝たきり） 疾患と栄養必要量との関係（代謝亢進に伴う必要量：ストレスなし，軽度，中等度，高度）
身体所見	皮下脂肪の減少（上腕三頭筋，胸部） 筋肉の喪失（大腿四頭筋，三角筋） 浮腫（くるぶし，仙骨部）/腹水
主観的包括的評価	A. 栄養状態良好 B. 中等度の栄養不良 C. 高度の栄養不良

れている．3 項目の聞き取りにより判定する．

2）栄養評価

- 1 日のエネルギー消費量（TEE）は，基礎エネルギー消費量（BEE）から次の式で推測される．

  TEE（kcal）＝BEE×活動係数×ストレス係数

  BEE は以下の［3　　　　　　　　　　］の式で推計されることが多い．

  BEE（kcal/day）＝男性：66.5＋（13.7×体重 kg）＋（5×身長 cm）−（6.8×年齢）

  　　　　　　　　女性：655.1＋（9.6×体重 kg）＋（1.7×身長 cm）−（4.7×年齢）

- 身長・体重計測は最も簡易で基本的なものであり，［4　　　　　　］の算出にも用いる．
- 体重以外では，［5　　　　　　　］（AC），上腕三頭筋皮下脂肪厚（TSF），上腕筋肉周囲（AMC），上腕筋肉周囲面積（AMA）を評価する．
- 筋組織を質的に評価する方法として，呼吸筋筋力測定や［6　　　　　　］測定がある．

2. 経口摂取の代償による水分・栄養摂取法

- 水分・栄養摂取の投与ルートは，経腸栄養と静脈栄養に分けられる．経腸栄養には，［7　　　　　　］栄養と［8　　　　　　］栄養があり，静脈栄養には［9　　　　　　］静脈栄養と［10　　　　　　］静脈栄養に分けられる．
- 投与ルートの原則は，「［11　　　　　　］を使用できるときは経腸栄養を使用する」である．

1）［8　　　　　　］栄養

- 消化管に管（チューブ）を留置する経腸栄養である．
- 静脈栄養と比較して，消化管粘膜の萎縮予防，感染症の減少，重篤な合併症の少なさ，費用が安価等の利点がある．

（1）経鼻経管栄養（NG）

- 鼻からチューブを挿入し，先端を胃に留置する．1 カ月程度でチューブを交換する必要がある．

（2）［12　　　　　　］

- 経腸栄養のうち，［13　　　　　　］に瘻孔を作り持続的に使用するものである．カテーテルを十二指腸や空腸に留置する方法もある．

2）[14　　　　　　　] 栄養

- 静脈栄養は腸管を使用できない，腸管を安静にする必要がある場合等，経腸摂取が不可能または不十分な場合に用いる．

(1)［15　　　　　　　］栄養（PPN）

- 四肢の細い末梢静脈を使用，短期間（［16　　　　　　　］以内）に用いる方法である．

(2)［17　　　　　　　］栄養（TPN）

- 上大静脈や下大静脈といった太い中心静脈を使用，長期間（［18　　　　　　　］以上）に静脈栄養を用いる場合の方法で，十分なエネルギー投与が可能．

4 高齢者の薬剤服用

- 高齢者は，［1　　　　　　　］機能や［2　　　　　　　］機能低下のために，薬物の吸収と排泄・代謝が抑制される．そのため，有害事象や副作用の発症頻度が高い．
- 加齢により，薬物に対する感受性は変化する．多剤併用，いわゆる［3　　　　　　　　　　］による薬物の相互作用が生じる可能性が高い．
- 多剤併用，認知機能の低下，独居等が原因で［4　　　　　　　　　　］が低下する．
- 服薬管理，および薬剤のシートの誤飲対策として，内服の［5　　　　　　　］化が勧められている．

1）代表的な薬物の口腔や生活機能に関する副作用

- 意識レベルや注意力を低下させる薬物がある（**表 8**）．
- ［6　　　　　　　］作用によって唾液の分泌が抑制され，口渇を生じる可能性がある（**表 9**）．

表 8　意識レベルや注意力を低下させる可能性がある治療薬
（「高齢者歯科学」p.136 参照）

抗不安薬・睡眠薬
抗うつ薬（特に三環系抗うつ薬）
抗精神病薬
抗てんかん薬
中枢性筋弛緩薬

表 9　唾液分泌低下を起こす可能性がある治療薬
（「高齢者歯科学」p.136 参照）

抗コリン薬
三環系抗うつ薬
定型抗精神病薬
第一世代抗ヒスタミン薬

- 定型抗精神病薬はドパミン D_2 受容体の遮断作用を有するため，［7　　　　　　　　　　］が発症しやすい．
- 薬剤性味覚障害は複数の治療薬を服用している高齢患者に発症しやすい．［8　　　　　　　］欠乏症に起因する場合もある．
- 抗悪性腫瘍薬の場合，口腔乾燥，味覚異常，悪心・嘔吐による摂食障害が生じるため，特異的な対応が必要である．

4 口腔健康管理

1 高齢者の口腔健康管理のための評価

- 高齢者への口腔健康管理の実施場面は，急性期医療から歯科訪問診療まで多岐にわたる．どのステージにおいても，口腔環境とその問題点を口腔アセスメントにて把握したうえで管理計画を立てることが必要である．
- OHATは口腔内の評価８項目を健全［1　　　　　］から病的［2　　　　　］までの３段階で評価する．

(1)［3　　　　　］
- 外側に，乾燥や出血，ヘルペス等による水疱やびらんがないか観察する．
- 内側に，潰瘍や口内炎がないか観察する．

(2)［4　　　　　］
- 舌背と舌側縁を観察する．
- 乾燥や舌苔の付着がないか，粘膜炎や潰瘍がないか等を確認する．

(3)［5　　　　　　　］
- 腫脹や発赤が部分的か，全体的かを評価する．
- 乾燥や義歯性潰瘍，頰粘膜のカンジダや扁平苔癬がないか観察する．

(4)［6　　　　　］（［7　　　　　　］）
- 唾液が泡沫状や糸を引いている場合には軽度の口腔乾燥，干からびた状態や粘性が高い場合は著明な乾燥状態とする．

(5)［8　　　　　］
- う蝕，歯の破折，残根，咬耗について評価する．

(6)［9　　　　　］
- 適合および破折の状態を観察する．

(7)［10　　　　　　］
- プラークや歯石と残留している食さを観察する．

(8)［11　　　　　］
- 口腔内に痛みがないか聴取する．疼痛を訴えられない場合は，表情等から評価する．

2 健康な高齢者の口腔健康管理

- 2013年に策定された「健康日本21（第二次）」では，歯と口腔の健康に関しても2022年を到達年度とした目標値が掲げられた，80歳で20歯以上の自分の歯を有する人の割合を［1　　　　　］％と設定した（2019年に見直しされた目標値は60％）．2022年の歯科疾患実態調査の結果では，80歳で20歯ある人の割合は51.6％で，高齢者の現在歯数はどの年代でも増えている．

- 歯科受療率は70歳まで一定の高い傾向を示しているが，80歳以降は減少する傾向にある．要介護状態等，種々の理由で通院できない状況にあるためと考えられる．

1．根面う蝕の予防とフッ化物の応用

- 高齢者のう蝕には，小児期から成人期までに共通する歯冠部のエナメル質に始まるう蝕と処置歯の2次う蝕の他に，中高年から増加し高齢期に特徴的にみられる［2　　　　　　］う蝕がある．
- 根面う蝕の発病要因としては，歯肉退縮による歯根面の露出，歯周病，咬合異常，全身疾患にも関連する口腔乾燥等があげられ，加齢とともにリスクが増大する疾患である．
- う蝕に対する一般的な予防手段の他に，フッ化物の応用，化学療法によるコントロール，口腔保健行動の改善，唾液分泌の促進，咬合異常のコントロールが望ましい．

2．口腔粘膜疾患

- 唾液分泌が減少した高齢者や，口腔清掃が不良な状態では口腔細菌叢が変化し，口腔細菌の毒素やタンパク分解酵素が作用して，単純な擦過傷から口内炎や口腔粘膜炎を発症しやすい．
- ［3　　　　　　　　　　］は従来からの前癌病変や前癌状態を含む比較的新しい概念で，臨床的に口腔における癌の発生リスクを有する状態と定義されている．
- ［3　　　　　　　　　　］の予防には，粘膜の微小外傷や慢性の機械的刺激物の有無，口腔細菌叢の変化の要因となるう蝕や歯周病の存在，プラークの残存や口腔清掃状態をよく観察し，保健指導を実施することが必要である．

3 周術期・急性期～終末期の高齢者への口腔健康管理

1．周術期・急性期～終末期の高齢者への口腔健康管理

- 周術期における口腔管理の目的は，治療による有害事象を予防することである．有害事象は［1　　　　　　］，特に頭頸部手術後の［2　　　　　　　　　］，放射線治療や骨修飾薬に関わる［3　　　　　　］，がん化学療法に伴う［4　　　　　　　　］，経口挿管時の動揺歯の脱臼等，多岐にわたる．
- 急性期は，疾病や外傷等で急性発症した状態や慢性疾患の急性増悪の治療を行う時期である．急性期の口腔管理の目的は，口腔衛生の改善，肺炎の抑制，医療スタッフの口腔衛生に関する知識や意識の向上等があげられる．

2．回復期の高齢者への口腔健康管理

- 急性期病院で救命され体の状態が落ち着いたら，日常生活に関わる体の機能をなるべく入院前の状態に近づけるためのアプローチが必要となる．そこで実施されるのが回復期のリハビリテーション（リハビリ）である．
- 回復期病棟に入院する患者の多くは高齢者であり，疾患や年齢によってリハビリのゴールはさまざまである．また口腔状態が不良になりやすく，口腔衛生管理および歯科治療を含めた口腔機能管理が必要な患者が多い．

3. 慢性期の高齢者への口腔健康管理

- 慢性期とは，病状は比較的安定しているが治癒するまでには至らず，病気の進行は緩やかな状態が続いている時期のことである．
- 慢性期の高齢者はさまざまな全身疾患により日常生活動作（ADL）の低下が認められ，ブラッシング動作を十分に行えなくなると，口腔の機能低下や口腔衛生状態の悪化につながる．
- 口腔は多くの微生物が繁殖しやすく，呼吸器感染症や全身疾患発症と密接に関与している．

1）慢性期の高齢者の特徴

(1) 口腔粘膜疾患

- 免疫機能の低下や全身状態の悪化，服用薬剤の副作用による口腔乾燥から潰瘍，びらん，口内炎，口角炎等の［5　　　　　　　　］が生じることが多い．
- 口腔健康管理を開始する前に，口腔粘膜や舌等の軟組織の状態もチェックする．

(2) 口腔乾燥症

- 要介護高齢者は，口腔内が乾燥していることが非常に多い．
- 原因：唾液分泌減少…［6　　　　　　　］症候群，膠原病，［7　　　　　　］病，唾液腺疾患
  口腔機能低下…咀嚼機能低下，神経損傷，口呼吸
  その他…放射線治療後の後遺症，服用薬剤の副作用，唾液腺の外科処置
- 薬剤性の口腔乾燥症の場合には，副作用の少ない薬剤への変更や減量を検討すべきである．
- 口腔機能低下に対しては，唾液腺や口腔粘膜のマッサージ，口呼吸に対しては，口唇閉鎖訓練等の口腔機能リハビリテーションや，義歯を使用していない場合には使用を試みることも効果的である．
- 口腔内保湿用の洗口液やジェル，人工唾液等を応用することもできる．

(3) 剥離上皮への対応

- 剥離上皮への対応は，無理に除去しようとすると痛みや出血の危険性があるため，口腔粘膜を保湿剤で保湿させてから，粘膜専用ブラシや舌ブラシ，スポンジブラシ等でケアするとよい．

(4) 粘膜が易出血性の場合

- 終末期の患者等，全身状態が著しく低下している場合や，頭頸部悪性腫瘍による放射線治療を行っている場合は，口腔粘膜が易出血性になっていることがある．
- 粘膜になるべく負担をかけないよう，きめが細かく刺激が少ないスポンジブラシやガーゼ，アルコールフリーの保湿剤を使用してケアを行う．

(5) 口臭

- 口臭は，歯周炎以外にも，口腔乾燥や舌苔，乾燥痰の付着が原因となる．
- 舌苔は，服用している薬剤の影響や舌運動の低下により付着するが，その他にも全身状態や消化器系の状態が関連することもある．

(6) ［8　　　　　　　　　　　　］

- 舌や口唇，下顎等の口腔周囲に生じる反復性や常動性の不随意運動である．口唇，舌，頬粘膜の咬傷や嚥下困難，発語の不明瞭等も認められる．
- 原因不明の場合が多いが，［9　　　　　　　　　］薬，向精神薬等の影響で生じる場合もある．義歯不適合も認められ，顎堤吸収の原因にもなる．
- 薬剤性の場合では薬剤の減量・中止が難しい場合が多く，不適合義歯の調整等を行い，安定した顎位にす

Ⅳ編　高齢者歯科学

ることで症状の改善を図るのが一般的である．

(7) 開口障害

- 開口障害にはさまざまな原因がある．また，頭頸部悪性腫瘍の既往があり，手術による瘢痕によって開口障害が認められることもある．
- 口腔周囲や頸部筋肉の緊張がみられるため，口腔内にアプローチする前に頸部や顔面，口腔周囲のマッサージを行い，患者の筋緊張を解してリラックスした状態にすることが開口を促すために効果的である．
- 開口状態を維持するために，[10] の刺激やバイトブロックを使用する．

(8) 摂食嚥下障害への対応

- 口腔ケア時の姿勢は，頭部が [11] に伸展した状態だと唾液や水分を誤嚥しやすい．頭部を起こし，顎を引いた状態 ([12]) を保つ．これは椅子や車いすで座位をとる場合もベッド上で仰臥位になっている場合も同様である．
- うがいで水分誤嚥のリスクがある場合は，唾液をスポンジブラシや [13] 付きの歯ブラシ等で回収しながらケアを行い，誤嚥を防ぐ．重度の嚥下障害がある場合には，施設や病院であれば看護師に声をかける，居宅であれば [13] や往診用のバキュームを用意しておくとよい．
- うがいが全くできない場合は，スポンジブラシやガーゼで清拭する．

(9) 口腔健康管理が難しい慢性期の高齢者に対応する際の留意点

- 声かけをする場合は相手の目の高さに合わせて声をかける，自己紹介することが非常に重要である．患者の緊張感や警戒感を緩和し，患者個人に合わせた負担のない対応を考えるべきである．
- 顔面や口腔周囲に麻痺や感覚異常が生じていることがある．触れただけで痛みや不快感を生じているような場合は，口腔周囲から [14] 部分 (膝や腕等) から声かけしていき，徐々に口腔周囲に近づくようにし，[15] を行いながらアプローチをする必要がある．

(10) 経口摂取者と非経口摂取者の口腔内とその対応

- 非経口摂取患者は口腔内を動かす機会が減少するため，[16] が減少し口腔内が乾燥した状態になるうえに，口腔機能の低下が進んでしまう．
- 口腔衛生管理をする前に [16] を促すマッサージと口腔周囲の筋力の低下予防を目的としたストレッチを行うとよい．

2) 慢性期の口腔健康管理の基本

- 全身疾患がある患者の歯科治療には医療情報が必須である．
- 口腔ケアは，歯科医師や歯科衛生士が専門性を持って患者に提供するものであるが，決して押し付けて行うものではなく，術者と患者相互を尊重しながら行う．
- 要介護高齢者の口腔清掃の自立度は，[17] ([18])，[19] ([20] wearing)，[21] ([22] rinisng) の 3 項目について，それぞれどこまで自立して行うことができるか把握する．
- 毎日の口腔ケアを効率よく行うためには，患者一人ひとりの全身状態，口腔状態に見合った適切な口腔ケア用品を選択し，的確に使用することが時間短縮につながり，効率的で患者に負担がかからない．
- 自分自身での口腔ケアが困難な患者に対しては，患者の [23] に口腔ケア用品の選択のアドバイス，口腔ケア方法を提案する必要がある．

4. 終末期の高齢者への口腔健康管理

- 終末期とは人生の最終段階のことを表し，ある疾患の回復の見込みがなく，死が近づいていて生命予後が限定的な状態である時期をいう．
- 終末期には，経口摂取量が低下することや自発的な会話ができなくなる等で口腔の果たすべき機能が低下する．すると，口腔が機能する頻度や刺激が入る頻度が減り，口腔が徐々に衰える．さらには自力で口腔清掃ができず，口腔衛生状態も不良となりやすい．口腔衛生状態が不良なまま亡くなることは[24　　　　　　　　　] (QOD) を低下させる．

1）終末期に起こりやすい口腔トラブル

(1) 口腔乾燥

- さまざまな原因によって唾液の分泌の分泌が減ると口腔内の湿潤度が減少し，乾燥するようになる．

(2) 口腔カンジダ症

p. 124 参照．

(3) 口腔内出血

- 血小板減少や肝機能障害による [25　　　　　　　　] の産生障害等の全身的な原因や，歯肉の炎症や口内炎，口腔乾燥等の局所的な原因により易出血となりやすい．

(4) 終末期の口腔がん

- 基本的に治療等の対応はせず，症状緩和に努める [26　　　　　　　] が主体となるため腫瘍の増大をきたしやすい．

2）がん終末期の口腔健康管理の基本

- 患者に関わる際は，身体的な衰弱だけでなく，[27　　　　　　　] ペイン ([28　　　　　　　] 苦痛) に配慮することが重要である．[27　　　　　　　] ペインには疼痛や嘔気等の [29　　　　　　] 苦痛，不安や抑うつ等の [30　　　　　　] 苦痛，経済的な問題や家族の問題等の [31　　　　　　] 苦痛，希望が持てないことや自己の存在と意味の消滅等の [32　　　　　　　　] ペインがある．

5 摂食嚥下リハビリテーション

1 摂食嚥下の評価

1. 摂食嚥下のモデル

- 摂食嚥下の５期モデルでは，① [1　　　　　　] 期，② [2　　　　　　] 期，③ [3　　　　　　] 期，④ [4　　　　　　] 期，⑤ [5　　　　　　] 期の５つのステージに分けて摂食嚥下の動態を説明している (**図 6**)．
- 咀嚼嚥下 ([6　　　　　　　] モデル) では，嚥下反射前にすでに食塊が中咽頭に流入しており，咀嚼を通して口腔期と咽頭期が重なっている点が大きな特徴である．

Ⅳ編　高齢者歯科学

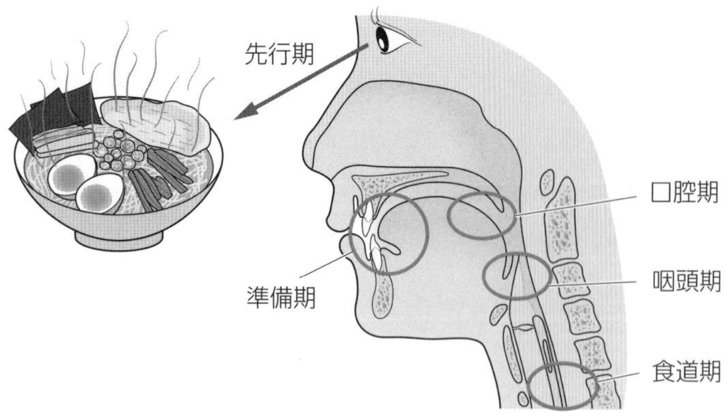

[1　　　　] 期	感覚器で食物を認知し，捕食する
[2　　　　] 期	食品を細かく噛み砕き，まとめる
[3　　　　] 期	食塊を口腔から咽頭へ運ぶ
[4　　　　] 期	食塊を咽頭から食道へ運ぶ
[5　　　　] 期	食塊を食道から胃へ運ぶ

図 6　5 期モデル（「高齢者歯科学」p.203 参照）

- 診察では，摂食嚥下障害に至った病歴や内服薬等を聴取し，全身状態の経過について把握する．
- 患者の栄養摂取量と摂取方法を聴取する．また，食事形態や食事姿勢もあわせて評価する．
- 口腔，咽頭の観察では，口腔内の清掃状況や歯の状態を確認するだけでなく，口唇，舌，軟口蓋等の軟組織の運動にも注意する．

2. スクリーニングテスト

1）反復唾液嚥下テスト（RSST）

- [7　　　　] 秒間にできるだけ唾液を嚥下してもらい，その回数によって摂食嚥下障害の有無を判定する．[8　　　　] 回未満で嚥下障害有りと判定する．
- 簡単で器具を使わないのでどこでも行え，誤嚥の心配もないが，認知機能，意識レベルの低下がある場合等は評価が難しい．
- 口腔乾燥がある場合は，口腔内を少し湿らせて行う．

2）改訂水飲みテスト（MWST）

- 3 mL の冷水を患者の [9　　　　] に入れ，嚥下してもらい，嚥下後に発声してもらう．
- 5 段階で評価し，4 点以上で直接訓練開始可能とする（**表 10**）．
- 評点が 4 点以上の場合には，同テストを最大 2 回まで繰り返し，一番低い点数を評点とする．
- むせない誤嚥（[10　　　　]）の検出は困難である．

表 10　MWST の評価基準（「高齢者歯科学」p.209 参照）

1：嚥下なし，むせる and/or 呼吸切迫
2：嚥下あり，呼吸切迫（不顕性誤嚥の疑い）
3：嚥下あり，呼吸良好，むせる and/or 湿性嗄声
4：嚥下あり，呼吸良好，むせない
5：4 に加え，反復嚥下が 30 秒以内に 2 回可能

3）フードテスト

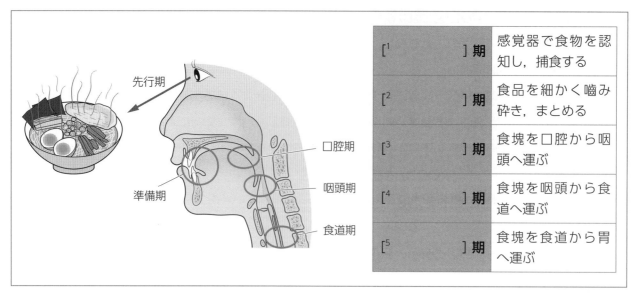

- ティースプーン 1 杯のプリンを舌の上に乗せ，食べた後に口蓋と舌背を中心に口腔内を観察する．口腔内での食塊形成と咽頭への送り込み機能を評価する．
- 食べ物を使用するため実際の食事に近い評価を行えるが，重度嚥下障害患者等，誤嚥の危険性が高い場合は注意する．

4）咳テスト

- 喉頭周囲の感覚低下や重度の嚥下障害では咳嗽反射が消失し，むせない誤嚥［10　　　　　　　］を生じやすい．咳テストでは，咳嗽反射の有無を検出する．
- 1.0 w/v% クエン酸生理食塩水水溶液を超音波ネブライザにて噴霧し，口から吸入させる．1 分間で咳の回数が 4 回以下の場合を［11　　　　　　　］とする．

3. 嚥下内視鏡検査（VE）と嚥下造影検査（VF）（表 11）

表 11　VE と VF の長所，短所（「高齢者歯科学」p.210 参照）

	VE	VF
長所	・検査場所を選ばず，訪問診療でも使用可能 ・被曝がないため，頻回な評価も可能 ・直接画像で器質的病変等を評価可能	・口腔期から食道期まで評価可能 ・嚥下中も評価が可能 ・嚥下時の違和感がない
短所	・口腔期や食道期は評価できない ・嚥下中は観察できない ・内視鏡を挿入しているので嚥下時に違和感がある	・検査場所の制限がある ・被曝する ・検査食に造影剤を混ぜる必要がある

1）嚥下内視鏡検査

- 鼻から内視鏡を挿入し，咽頭の様子を観察する．
- ［12　　　　　　　］の心配がないため，長時間の検査が可能．また，ポータブルの内視鏡を用いれば，病棟や在宅，施設への訪問診療も行うことができる．
- 咽頭腔のみを観察しているので，口腔内の咀嚼運動をみることはできない．
- 咀嚼された食物が咽頭へと送り込まれる動きを評価できる．

2）嚥下造影検査

- エックス線造影撮影装置を使用し，［13　　　　　　　］を混ぜた水分や食物を食べる様子を撮影する．
- 口腔から食道，胃まで送り込まれる食物の動きが観察できる．また，食物を送り込む諸器官の運動を可視化できる．
- 装置の可動性がないため，検査の場所が限定される．そのため，移動困難な重症患者だと撮影が難しくなる．

3）嚥下超音波検査（嚥下エコー検査）

- 侵襲がなく，多職種で利用できる．乳幼児の哺乳時の舌の動きの観察等に用いられる．

2 嚥下訓練と対応

1. 誤嚥と誤嚥性肺炎

- 全ての誤嚥が肺炎につながるわけではなく，誤嚥に引き続き肺炎が生じるかどうかは，侵襲と抵抗のバランスで決まる．
- 侵襲とは，誤嚥物の［1　　　　　　　］と［2　　　　　　　］（［3　　　　　　　］への為害性）であり，抵抗とは，［4　　　　　　　］機能，［5　　　　　　　］機能である．これらのバランスが肺炎発症へと傾かないように口腔ケアや摂食嚥下リハビリテーションを行う．

2. 嚥下訓練

1）間接訓練

間接訓練とは，食物を用い［6　　　　　］訓練であり，大きく分けると嚥下機能に関する訓練と呼吸機能に関する訓練の２つに分けられる（**図 7**）.

嚥下機能に関する訓練	呼吸機能に関する訓練
• 寝たきりの予防	• 深呼吸（blowing 訓練）
• マッサージ	• 胸郭可動域訓練
• 可動域訓練	• 咳嗽訓練
• 筋機能訓練	• 発声訓練
• シャキア法（頭部挙上訓練）	
• 開口訓練　（Jawing ex）	
• アイスマッサージ	
• バルーン拡張法	

図 7　主な間接訓練（「高齢者歯科学」p.216 参照）

（1）嚥下機能に関する間接訓練

① マッサージ，可動域訓練（口唇，頰，舌，頸）

［7　　　　　］を予防してスムーズに嚥下動作ができるように保つ．また副次的な目的として，覚醒作用や食事の準備運動，唾液分泌の促進がある.

② 筋機能訓練

嚥下に関わる筋の［8　　　　　］を鍛える．廃用性の筋力低下が生じている症例に有効.

③ シャキア法

頸部の［9　　　　　］に関わる筋を対象にした訓練．頸部の筋力が低下した症例，喉頭が下垂した症例，咽頭収縮が低下した症例に対して有効である.

④ 開口訓練

最大開口をさせることで，喉頭挙上に関わる筋を鍛える.

⑤ アイスマッサージ

口腔・咽頭への刺激の一つであり，意識レベルの改善，食事前の準備運動として用いる.

（2）呼吸機能に関する間接訓練

① 深呼吸

一般的に成人では嚥下後に［10　　　　　］が出ることが残留物の誤嚥防止に役立っている．この機序が働くためには，肺活量を保つことが重要である．深呼吸は，リラクセーションや［11　　　　　］の維持，気道分泌物・誤嚥物の排出促進，咳嗽機能改善等の効果も期待できる.

② 胸郭可動域訓練

- ［12　　　　　］法（変法）：上肢を挙上する
- 体軸の捻転：上半身（胸椎）を動かす動作は，胸椎とつながる肋骨を動かす作用がある
- 肩甲骨の内転：円背では胸郭が動きづらくなる．両肩を開いて胸を張る姿勢を取らせる.

③ 咳嗽訓練

実際に誤嚥したときに，誤嚥物を排出するために重要である．咳は呼吸補助筋を使う運動であり，呼吸筋の機能の低下も予防できる.

④ 発声訓練

誤嚥防止や効率良い咳嗽のためには声帯の動きが重要である．発声訓練は，声帯運動の訓練になるだけでなく，呼気のコントロールの訓練にもなる.

2）直接訓練

実際に食物を飲み込む訓練を直接訓練（摂食訓練）という.

① Think swallow

嚥下機能が低下した症例では，「意識して嚥下すること」を指示すると誤嚥が軽減される.

② Effortful swallow

「努力して」嚥下する．[13] を意識して力を入れて飲み込んでくださいという指示で行う.

③ 頸部 [14] 嚥下

軽く顎を引いて嚥下を行うと，咽頭収縮力の増加や喉頭蓋谷の開大等の効果のために誤嚥リスクが減る.

④ 頸部 [15] 嚥下

梨状窩に残留があるような症例では，頸部を回旋させて嚥下すると，回旋させたのと反対の梨状窩を食物が通過しやすくなる.

⑤ 一側嚥下

[16] 側を下にして側臥位をとり，重力を利用して [16] 側に食物を通す.

⑥ リクライニング

咽頭収縮圧が高まることや，食物が気管を超えて食道入口部に達しやすくなるため，誤嚥が減少することがある．また，口腔期が障害されている症例では，重力を利用した咽頭への送り込みが可能となる.

3. 食事支援

目立った機能改善が見込めない場合に，現在の機能を最大限に引き出しつつ，できる限り安全に経口摂取する（させる）方法である（**表 12**）.

表 12　主な食事支援の方法
（「高齢者歯科学」p.222-3 を抜粋）

ステージ	留意事項
[17] 期	食事の時間 食事時の環境 食事の温度・味 テーブルのセッティング 食器の決定
[18] 期	食事内容の決定 口腔乾燥への対応 一口量の調整
[19] 期	リクライニング 嚥下を促す介助
[20] 期	頸部の緊張の改善 姿勢 口に入れるペース 食品を食べる順番（交互嚥下） 増粘剤の使用
[21] 期	胃食道逆流への対応

4. 誤嚥，窒息の対応法

1）誤嚥への対応

- 力強くむせている，これまで誤嚥性肺炎になったことがない，体力・免疫力も十分ある場合には経過観察のみでよい.
- [22] とは，肺内に入った誤嚥物を，重力を利用して [23] 気道へ誘導排出する方法である．気管支は，右の方が太く角度も小さいため，座位の場合，誤嚥物は一般的に右肺底部に流れる．したがって，誤嚥した後には，右肺を上にした体位で保持するとよい．左に傾斜した姿勢では左肺に入る確率が高くなり，リクライニング位では背側に入る率が高くなる．その場合はそれぞれ左上体位，腹臥位も考慮する.
- ドレナージを行い誤嚥物が中枢気道に移動してくると，頸部でラ音が聴取されるようになるため，そのタイミングで咳嗽・喀出をおこなう.
- その他気管圧迫法，[24]（呼気介助），[25]（強制呼出手技）等の対応がある.

2）窒息への対応

- 不慮の事故による死亡原因としては現在，窒息が一位である．
- 食物等が気道をふさぎ呼吸が阻害された状態をさす．摂食嚥下障害を自覚していない者でも，予備力が低下していれば，日常的な食品が原因となって起こりうる．
- チョークサイン等，窒息の場面に遭遇した場合は，[26　　　　　　] 法，ハイムリック法等で原因物の除去を試みると同時に，人をよびドクターコールや救急要請をする．

5．補綴的対応

- 舌の運動障害があり，舌が口蓋に接触せずに嚥下や構音が障害される症例では，上顎に装着する [27　　　　　　]（[28　　　　　　]）の適応を考慮してもよい．
- 鼻咽腔閉鎖不全の症例には [29　　　　　　]（[30　　　　　　]）が用いられ，軟口蓋を物理的に挙上することで閉鎖を補助する機能を有する．
- 義歯は最も多く用いられている口腔内装置である．咀嚼機能の改善や下顎の安定により嚥下機能が良くなることがある．その一方で，不適切な義歯は摂食嚥下障害を引き起こす場合もある．

3 在宅・施設における摂食嚥下リハビリテーションの特徴

- 歯科訪問診療では，歯科治療に関することだけでなく，食事に関する相談や嚥下機能評価の依頼を受けることも多い．
- 在宅医療や施設でも病院と同様に多職種間の連携が必須である．
- 最近では ICT を活用し会議やオンライン診療を行う場合もある．

6 高齢者に関わる医療と介護

1．高齢者のリハビリテーションの概要

- リハビリテーション医学とは，“障害が最小限になるように行われる治療と予防の医学”であり，障害を有する患者の残存能力を最大限引き出し，可能な限り人間として望ましい生活ができるように医学的側面から治療・支援する医学である．
- 1980 年に WHO が提唱した国際障害分類（ICHDH）によれば，障害は [1　　　　　　]，[2　　　　　　]，[3　　　　　　] の 3 つの階層からなるものとしてとらえられる．
- 2001 年に国際生活機能分類（ICF）が，ICHDH に替わるものとして WHO から提唱されている．
- リハビリテーションでは多面的なアプローチが必要であり，多くの専門職が協働して治療に参加することが望まれる．
- 高齢者では，加齢に伴う [4　　　　　　] による身体的，精神的，社会的な阻害因子や，併存疾患がリハ

ビリテーションに影響を与える.

- 数日間臥床が続いて体が不動化されると，急速に［5　　　　　］症候群が進行する.
- 高齢者では，退院後の生活についても十分に配慮する必要がある.

2. 在宅医療の概要

1）在宅医療の目的

- 在宅での生活が継続できるように援助する.
- 患者の［6　　　　　］（［7　　　　　］の質）を向上させる援助を行う.
- 可能であれば，社会参加，復帰への支援を行う.
- 安らかにそのときを迎えることができるよう援助を行う.

2）自宅でみるということと［8　　　　　］な医療

- 治療の効果があるかどうかというエビデンスに基づいた医療（EBM：Evidence Based Medicine）がなされる病院医療とは異なり，その人の人生の物語にどう関わっていくかという［8　　　　　］な医療（NBM：Narrative Based Medicine：物語と対話に基づく医療）が行われる.

3）訪問診療と往診の違い

(1)［9　　　　　］

- 病状が安定している時期に定期的に訪問診療計画をたて，その予定に従って患者宅に赴き診療を行うこと（＝定期往診）.

(2)［10　　　　　］

- 病態の急変時に患者の求めに応じ，患者宅に赴き診療を行うこと（＝臨時往診）.

4）どのような患者をみているのか

- 病気のため通院するのが困難で，本人や家族が在宅医療を希望する人
- 自宅で療養している人
- 入院中で自宅に戻って療養したいと考えている人
- グループホーム等，医師が常勤していない施設にいる人
- 患者の90％以上が高齢者であるが，［11　　　　　］といわれる小児から若年者も少なからず存在し，年齢層は幅広い.

5）在宅医療の保険の仕組み

- 在宅医療は基本的に［12　　　　　］保険によって行われている．医師・歯科医師の定期訪問診療や臨時往診は医療保険が適用される.
- 訪問看護は基本的に［13　　　　　］保険で行われるが，医療度の高い状態（がん末期，難病，急変時等）においては医療保険で行われる.
- 訪問リハビリテーション，訪問服薬指導，訪問栄養指導，訪問歯科衛生指導等は介護保険優先で実施される.

6）指示書

- 医療行為は基本的に［14　　　　　］もしくは［15　　　　　］の指示のもとに動く.
- 看護師，理学療法士（PT），作業療法士（OT），言語聴覚士（ST），管理栄養士等は［14　　　　　］の指示のもとに在宅での医療行為を行う.

- 歯科衛生士は，所属する機関の歯科医師の指示のもとに，歯科医師と同行もしくは単独で訪問して口腔のケア等を行う．これは，医療保険を使用した場合でも，介護保険を利用した場合でも同様である．

7）地域包括ケアとしての在宅医療

- 病院から退院するにあたってこれからの療養生活をどのようにしたらよいか，在宅に戻ってから関わるスタッフと病院スタッフ，患者，家族が集まり情報交換や協議を行う場が［16　　　　　　　　　　　］である．歯科衛生士の役割として，入院中の口腔ケアの方法や摂食嚥下リハビリテーション，嚥下食等の情報を共有し，自宅での可能なケアの方法を調整し途切れない支援をすることが大切である．
- 在宅においては，［17　　　　　　　　　　］が中心となって［18　　　　　　　　　　　］が定期・非定期に開催される．患者の今の状態を互いに情報収集し，歯科衛生士から他職種に対しても情報を共有する．

3．訪問看護と歯科の役割

- 日本は，団塊の世代が後期高齢者となる 2025 年，そして団塊ジュニア世代が 70 歳を超え現役世代の減少が顕著になる 2040 年を見据えて，市町村を単位とする［19　　　　　　　　　　　］の構築を各地域で推進している．
- 訪問看護の利用については，65 歳以上は［20　　　　　　］保険が優先されるが，疾患や年齢に応じて医療保険と介護保険の両方が使える．いずれにしても，かかりつけ医の［21　　　　　　］が必要となる．
- 今後は，医療ニーズが高く摂食嚥下機能低下のリスクのある在宅療養者に対する歯科医師や歯科衛士による訪問は，ますます重要になる．

4．訪問介護と歯科の役割

- 訪問介護では，訪問介護員が要介護高齢者や障害のある人の居宅を訪問し，生活援助，通院を目的とした移動時の乗降介助を行う．
- 医療・介護関係者を束ねる連絡調整役である［22　　　　　　　　　　］（［23　　　　　　　　　］）を介して連携が行われる．
- 在宅療養者の口腔ケアに携わることができる家族や人員が不在な場合も多く，歯科衛生士が行う口腔衛生管理だけでなく，介護職が行う日常の口腔ケアの実施も重要となる．

V編 障害者歯科学

1. 障害の概念
2. 知的能力障害（知的発達障害，知的発達症）
3. 自閉スペクトラム症
4. 注意欠如・多動症／注意欠如・多動性障害〈ADHD〉
5. 限局性学習症／限局性学習障害〈LD〉
6. 姿勢と運動の障害（肢体不自由）
7. 感覚器障害
8. 音声言語障害
9. 精神障害
10. コミュニケーション法
11. 行動調整法
12. 障害者歯科保健・医療を担う医療機関とその役割
13. 発達期の摂食嚥下機能障害への対応
14. 障害者歯科における口腔健康管理上のリスクと安全の管理

■文献

・全国歯科衛生士教育協議会監修．歯科衛生学シリーズ　障害者歯科学．医歯薬出版，2023.

1 障害の概念

1 障害者とは

- 国際連合総会決議の定義（1975）で，障害者とは「[1] か否かにかかわらず，[2] または [3] 能力の障害のために，通常の [4] 生活ならびに [5] 生活に必要なことを自分自身では，[6] にまたは部分的にできない人」となっている．
- わが国の障害者基本法で，障害者とは「[7] 障害，[8] 障害，精神障害（[9] 障害を含む）その他の心身の機能の障害（以下「障害」と総称する）がある者であって，障害及び [10] により継続的に [11] 又は社会生活に相当な [12] を受ける状態にあるもの」と定義されている．
- 近年，障害者歯科の対象は，[13] と歯科診療において特別な配慮（[14]）を必要とする人を対象とすることから，医療や保健面で特別な配慮が必要な人はスペシャルヘルスケア [15]（SHCN）のある人ともよばれる．

2 国際障害分類

- 世界保健機関（WHO）は 1980 年に国際障害分類（ICIDH）を発表した（**図 1**）．I は Impairment，D は Disability，H は Handicap の頭文字である．その後この分類が見直され，障害とそれに及ぼす因子をも含めて [16]（国際生活機能分類）として発表された（2001）．

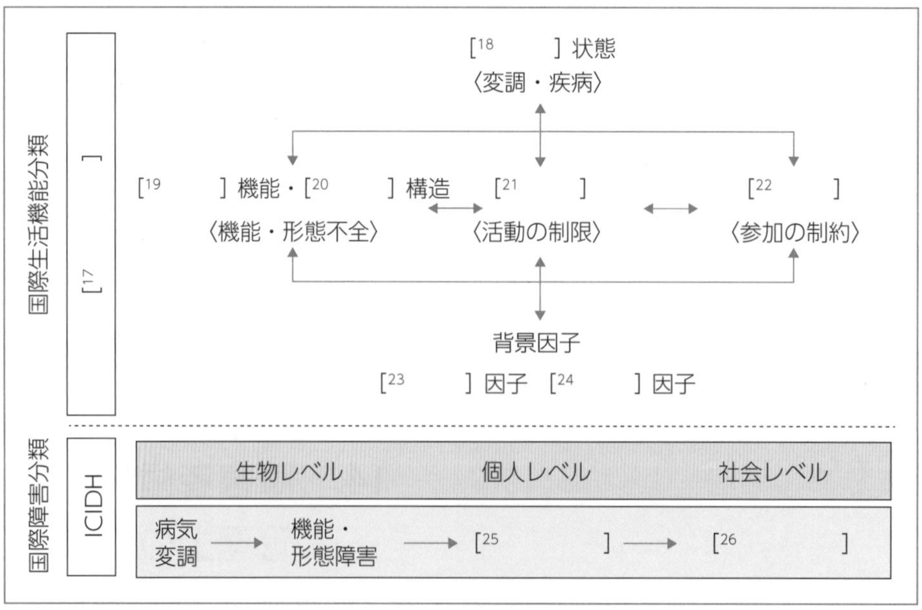

図 1 ICF の生活機能・障害構造モデル（2001）（「障害者歯科学」p.4 参照）

3 ノーマライゼーション，バリアフリー，ユニバーサルデザイン

1. ノーマライゼーション

- 障害の [27　　　　　　　　　] 人も教育や社会的 [28　　　　　　　] のすべてにおいて一緒に [29　　　　　　] していくという理念を実現することで，障害者を社会から分離するのではなく，[30　　　　　　] をめざす活動であり，国際障害者年（1981）のテーマを「[31　　　　　　] 参加と [32　　　　　　]」とした国連決議へと発展し今日に至っている．

2. バリアフリー

- 障害者の周りには，生活に支障をきたすさまざまな障壁がある（**図 2**）．このようなハード面にもソフト面にもある障壁をなくすことを [33　　　　　　　　　] にするという．

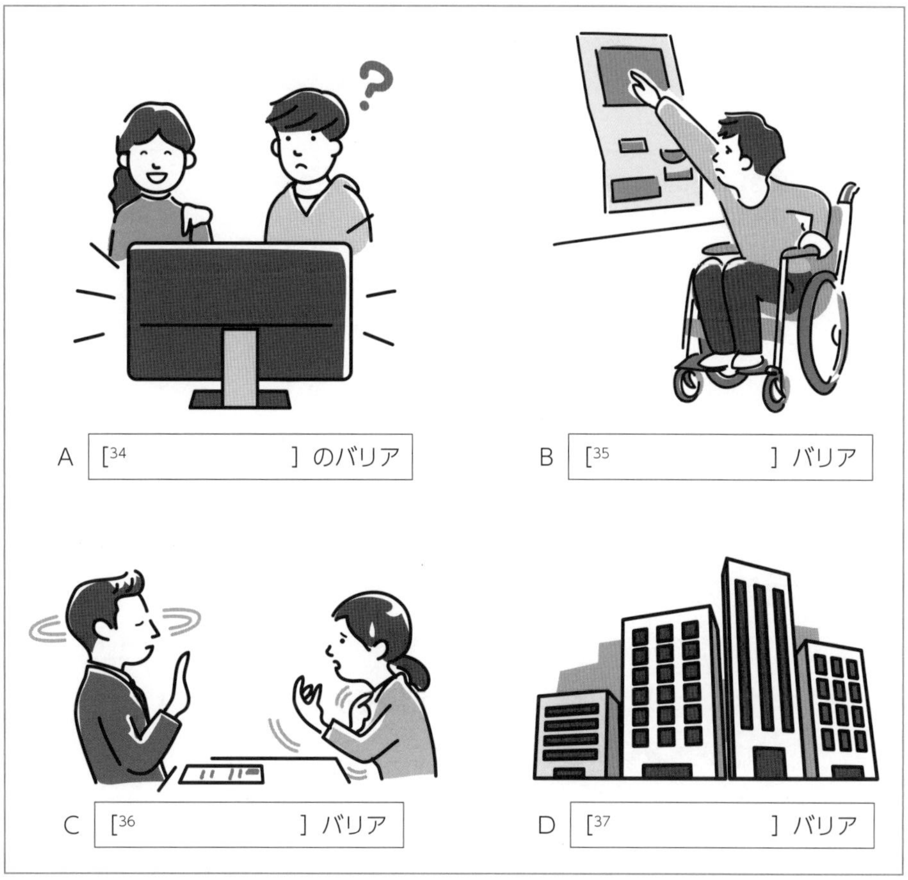
A [34　　　　　] のバリア
B [35　　　　　] バリア
C [36　　　　　] バリア
D [37　　　　　] バリア

図 2　バリアフリー化の例（「障害者歯科学」p.7 参照）

- **図 2 A** は [38　　　　　　] 障害や聴覚障害，[39　　　　　　] 障害などで十分な量や理解できる [40　　　　　　] が得られないような場合であり，**図 2 B** は [41　　　　　　] や坂道などで通勤や [42　　　　　　] や到達が困難な場合，**図 2 C** は [43　　　　　　] や無理解などで受け入れてもらえないような場合，**図 2 D** は [44　　　　　　] や慣習のために応募や参入ができないような場合である．
- 一方，障害のある人にもない人にも使いやすように初めから [45　　　　　　] し，建築することは，[46　　　　　　　　　] デザインである．

4 障害の受容過程とリハビリテーション

• 人が先天性の障害，大きな事故，災害や [47] に見舞われたとき示す反応を模式的に示すと，**図3**のよう変化するとされる．

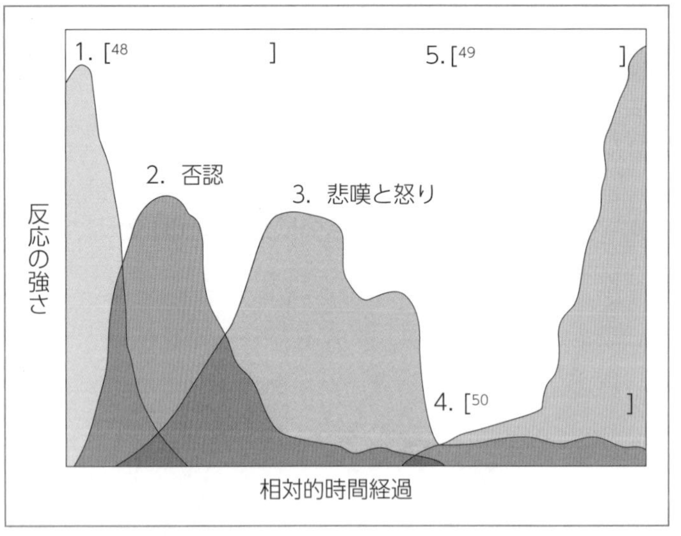

図3 Drotarの障害受容段階説（「障害者歯科学」p.9 参照）
（Drotar D. et al. The adaptation of parents to the birth of an infant with congenital malformation : A hypothetical model. Pediatrics. 1975 ; 56 : 710-77.）

• [51] とは，その人のもっていた機能が病気や [52]，[53] によって失われたり減退したとき，その機能を [54] させるために行う [55] のことであるが，後天性障害のほか [56] の機能障害を発達，改善させるために行う訓練も含まれる．これには身体的アプローチだけでなく，[57] アプローチも大切である．
• 障害者歯科領域の専門職種で歯科衛生士と多職種 [58] を行う職種は，医師，歯科医師，[59]・保健師のほかにPT（[60] 士），OT（[61] 士），ST（[62]）士，管理栄養士，介護福祉士，社会福祉士，介護支援専門員（[63]），養護教諭などである．

2 知的能力障害（知的発達障害，知的発達症）

• 知能の障害は DSM-5 では神経発達症群に分類されている（**表 1**）．

• 知的能力障害を表す言葉に，「知的発達障害」，「知的発達症（精神遅滞）」などもあるが，今では全く使われなくなったものもある．これは不適切や差別的表現が用いられてきた歴史があるためである．

表 1　DSM-5 病名・用語翻訳ガイドライン
（日本精神神経学会　精神科病名検討連絡会，2014）

1．[1　　　　　　　　　　]
①知的能力障害（知的発達症／知的発達障害）
②自閉スペクトラム症／自閉症スペクトラム障害
③注意欠如・多動症／注意欠如・多動性障害
④限局性学習症／限局性学習障害
2．[2　　　　　　　　　　] その他
①統合失調症
②その他

1 知的能力障害

1．知的能力障害：次の 3 条件を満たす場合に用いられる．

① 知的機能が [3　　　　　] 以下，すなわち [4　　　　　] 指数〈IQ〉が [5　　　　　] 以下で，明らかに遅れがあること．

② [6　　　　　] 機能の欠陥または不全を伴うこと．

③ ①と②の症状が [7　　　　　] 歳までに現れること．

• 知的能力障害は知能指数（IQ）によって，**表 2** のように分類される．

表 2　知能（認知能力）のレベル（「障害者歯科学」p.14 参照）

区分	IQ	精神年齢（歳）
軽度	50〜70	9〜12
中等度	35〜50	6〜9
重度	20〜35	3〜6
最重度	20 以下	3 以下

（大野耕策ほか編．診療実践小児歯科，第 2 版．診断と治療社，2011．）

2. 知的能力障害の原因と主な疾患

- 知的能力障害のある人は人口の約 [8 　　　　] %程度で，男女比は約 1.5：1 で男子に多い.
- 知的能力障害の発生原因は，特定が困難で [9 　　　　] 遺伝が推測されるものと，[10 　　　　] 異常，代謝・[11 　　　　] 疾患，脳の形成異常，[12 　　　　] 症や中毒など特定の異常に因るものがある.
- 知的能力障害には適応 [13 　　　　] の障害や [14 　　　　] の合併率が高い.
- 一般的に [15 　　　　] 歳程度以上の知的能力があれば，通常の歯科保健指導や [16 　　　　] にも適応できるとされているが，状況に合った適応行動がとれるかどうかは，それまでの [17 　　　　] 環境や医療・保健の場でどのような経験をしたかの影響が大きい.

1）染色体異常

- ヒト体細胞には 22 対の [18 　　　　] と 1 対の [19 　　　　] を合わせて，23 対 ([20 　　　　] 本) の染色体があり，男の核型は (46, [21 　　　　])，女の核型は ([22 　　　　]，XX) と表される.
- 染色体は [23 　　　　] 腕 (q) と [24 　　　　] 腕 (p) からなっており，染色体の数や形の異常によって，さまざまな症状が現れる.

(1) ダウン〈Down〉症候群 (21 [25 　　　　])

- 21 番目の染色体が [26 　　　　] 本になっているものが多く (約 95%)，ほかに転座型やモザイク型などもある (**図 4，図 5**).
- ダウン症候群男性の染色体型は ([27 　　　　]，[28 　　　　]，+21)，ダウン症候群女性の染色体型は ([29 　　　　]，[30 　　　　]，+21) と表される.

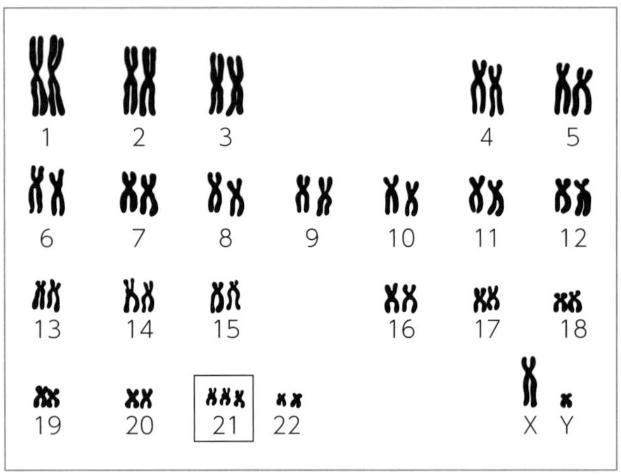

図 4　21 トリソミー (男) の染色体型
22 対の常染色体と X，Y の性染色体がある.

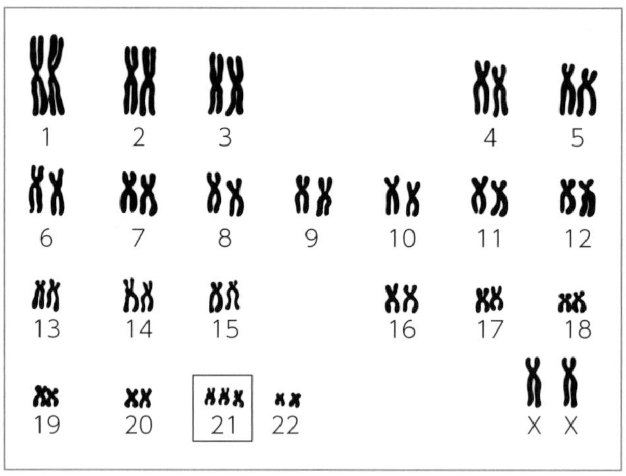

図 5　21 トリソミー (女) の染色体型
22 対の常染色体と X，X の性染色体がある.

- 21 トリソミーは染色体異常で最も [31 　　　　] く，その発生頻度は 700～1,000 人に 1 人で，妊娠時の親の年齢が [32 　　　　] ほど発生率は高くなる.

[全般的な特徴]

① 低身長で［33　　　］頭，短い頸．先天性［34　　　］が多い．

② 知的能力障害を伴うが，人なつっこく，明るくひょうきんな性格である．

③ 筋緊張の［35　　　］と［36　　　］感染性を伴い，心身の［37　　　］症状が早く現れる．

[顔貌の特徴]

① 眼瞼裂［38　　　］，②内眼角贅皮（ぜいひ），③鞍鼻（あんび）

[口腔の特徴]

① ［39　　　］症で，舌面には深い溝（裂溝舌）があり，舌［40　　　］と開口が多い．

② 上顎は［41　　　］成長で狭口蓋，歯列では前歯部の［42　　　］，［43　　　］前突が多い．

③ 歯は全体に［44　　　］，歯根が［45　　　］．先天性欠如歯と矮小歯が多い．

④ ［46　　　］病の罹患率が高く，永久歯の早期喪失が多い．

• 常染色体トリソミーはダウン症候群のほかにも，18 トリソミーや 13 トリソミーなどがある．

(2) その他の染色体異常

① 5p- 症候群：5 番染色体［47　　　］腕の部分欠失によるもので，［48　　　］症候群ともいう．男女に現れ，知的能力障害を伴う．

② XO 症候群：性染色体 X が 1 本だけしかなく（45，X）で，XO（エックスオー）症候群または［49　　　］症候群とよばれる．表現型は［50　　　］性で知的能力障害を伴う．

③ XXY 症候群：常染色体数は 46，性染色体が XXY で（47，XXY），表現型は男性，［51　　　］症候群ともいう．知的能力障害を伴う．歯科的な特徴は［52　　　］（長胴歯）で，歯髄腔が長く歯根の短い歯である．

2）代謝・変性疾患

［53　　　］症候群：X 連鎖潜性（劣性）遺伝の先天性プリン代謝異常症で知的能力障害を伴う．歯科的特徴としては，口腔［54　　　］による著しい口唇や舌の［55　　　］がある．

3）神経・皮膚症候群

(1) ［56　　　］症：全身の皮膚血管線維腫，てんかんと知的能力障害を特徴とする．顔面に左右対称的な皮膚血管線維腫が，歯にはエナメル質に［57　　　］がみられる．

(2) ［58　　　］症候群：顔面の血管腫（ワインレッド色），てんかんと知的能力障害を特徴とする症候群であり，歯科的には口唇，頬粘膜，歯肉にも血管腫がみられる．

4）脳の形成異常

(1) ［59　　　］症：原因はさまざまであるが脳の発育障害によって，［60　　　］が小さくなっている状態であり，知的能力障害を伴う．

(2) ［61　　　］症：脳脊髄液の産生亢進，流出や吸収の障害によって，脳室が拡大して［62　　　］が大きくなった状態で，さまざまな症状と知的能力障害を伴う．脳室から腹腔まで脳脊髄液排出用のチューブ（V-P［63　　　］）を入れていることが多い．

V編 障害者歯科学

2 知的能力障害の歯と口腔に共通する特徴

- 歯の形態異常と先天性［64　　　　　　］が多い.
- 口腔清掃への関心，認識が乏しく，非協力性やセルフケアの困難性から，う蝕［65　　　　　　］が高く，［66　　　　　　］歯が多い.
- 歯石沈着，歯肉炎，［67　　　　　　］が多い.
- 歯列異常を伴うことがあり，その原因には，疾患や症候群に特有のものと歯の早期喪失によるものがある.

3 自閉スペクトラム症

1 自閉スペクトラム症／自閉症スペクトラム障害〈ASD〉

1. 自閉スペクトラム症の3つの症状

① [1] 関係の障害：

人と [2] を合わすこと，集団 [3] や行動すること，喜びや興味などの感情を [4] することが困難.

② [5] の障害：

言葉や [6]（ジェスチャーなど）で意思疎通することが困難，言葉の遅れ，[7]（反響言語，エコラリア）.

③ 興味・関心の限局と常同的な [8] 行動：

限られた興味の対象，物や行動に対する強い [9]（同一性保持またはパターン化）.

2. 自閉スペクトラム症の定義と概要

- 先天性の脳の機能障害により，上記の3症状が [10] 歳以前に現れるもので，男女比は3～4：1で [11] に多い.
- 知的能力障害を伴う（70～80%はIQ70以下）が，IQの高い [12] 自閉症もある.
- 思春期以降にてんかんを発症することがある.
- 感覚障害：[13] 過敏（手や器具で触れられること）や [14] 過敏（雑音や子どもの泣き声）を示すことが多い.
- [15] 障害がある：[16] 動，パニック，自傷など

3. 自閉スペクトラム症の歯科的特徴

- 行動障害や [17] が原因で，歯の [18] や [19] などの口腔外傷が多い.
- 食行動異常の摂食障害（[20]，[21]，過食嘔吐，反芻，異食）によって [22]，う蝕やトゥースウェア〈tooth wear〉が多い.

4. 自閉スペクトラム症への対応

- コミュニケーションや［23　　　　　　］力の障害，感覚過敏，知的障害から生じる不安，混乱に対し，安心と理解が得られやすいよう，物事を［24　　　　　　］化して示すことで歯科保健指導や診療に適応できるよう誘導する．これには［25　　　　　　　　　］（p.170 参照）などが活用される．

4 注意欠如・多動症／注意欠如・多動性障害〈ADHD〉

1 注意欠如・多動症

1. 注意欠如・多動症

次の症状があって，知的能力障害や自閉スペクトラム症と診断されない障害を注意欠如・多動症という．

① ［1　　　　　　］：注意不足で約束や物を［2　　　　　　］たり，紛失，［3　　　　　　］が多くて，困ることが多い．

② 多動性・衝動性：集中力を保てない，［4　　　　　　］的に行動する，［5　　　　　　］が待てないなどの特徴がある．

- 上の2つの症状のうち不注意が強く現れるタイプ，多動性・衝動性が強く現れるタイプと両方とも強く現れるタイプがある．男女比は 4：1 で［6　　　　　　］に多く，学童期には 3%，成人では 1%の有病率であり，学習障害を伴い，境界知能（IQ；70～85）のことが多い．

2. 注意欠如・多動症の歯科的特徴と対応

- ［7　　　　　　］時期には歯科保健指導と歯科治療の面でも本人の［8　　　　　　］と協力を得るのは困難であるが，［9　　　　　　］とともに障害の症状も改善して社会［10　　　　　　］は向上することが多い．それに伴って歯科保健指導と歯科治療の面も適応力が向上する．
- 一般に知的能力障害がなく，［11　　　　　　］力はよいことが多いので，低年齢時期に無理に強制的な指導や治療を行うと，それが［12　　　　　　］として残る可能性があるため，歯科医師や歯科衛生士は対応に注意が必要である．

5 限局性学習症／限局性学習障害〈LD〉

1 限局性学習症

- 全般的な［1　　　　　　］障害はなく，視覚や聴覚の障害，環境にも直接原因はないが，次の症状を示すものを学習障害という．

  聞く，［2　　　　］，［3　　　　］，［4　　　　］，計算または推論する能力のうち特定のものの習得と使用に著しい困難を示す状態のものをいう（一般に，［5　　　　］字，［6　　　　］字，［7　　　　］の障害ともいわれる）．

2 限局性学習症の歯科的特徴と対応

- 特有の歯科的特徴はないが，学齢期には歯科保健指導と歯科治療の面で，歯科衛生士には個々の対象者の障害を理解し支援する姿勢で対応することが必要である．
- 学習障害のある対象にも理解できるよう，また，劣等意識を抱かせないよう［8　　　　］体験をさせて自信がもてるよう歯科保健指導と歯科治療を進める．
- 絵や［9　　　　］，サイン，［10　　　　］などを用いるなど視覚的にわかりやすいコミュニケーションツールを工夫・応用して進めるとよい．

6 姿勢と運動の障害（肢体不自由）

＊骨と筋肉，中枢と末梢神経からなる運動機能の障害で歯科保健と治療に重要なものを示す．

1 脳性麻痺

- 脳性麻痺は，「受胎から新生児期（生後［1　　　　］以内）の間に生じた脳の［2　　　　］病変に基づく，永続的な，しかし変化しうる運動や［3　　　　］の異常である．その症状は［4　　　　］歳までに発現する．進行性疾患や一過性運動障害，または正常化するであろうと思われる運動発達遅延は，これを除外する」と定義されている（厚生省脳性麻痺研究班，1968）．
- 脳性麻痺の発生率は 1～2/1,000 人とされているが，［5　　　　］医療の発展とともに発生数は減少してきている．
- しかし，近年は超［6　　　　］体重児が増加しており出生前，［7　　　　］と出生後に生じた脳病変により重度脳性麻痺児の発生率は高くなっている．
- 脳性麻痺が発生する最大の原因は［8　　　　］性虚血性脳症である．すなわち，脳細胞への酸素供給の不足によるものである．

1．脳性麻痺の分類

- 麻痺の型で分類されており，痙直型が最も多く（70～80%），次いで［9　　　　］型（約10%），低緊張型，失調型，固縮型，混合型などがある．

2．脳性麻痺の原始反射と反射抑制姿勢

ヒトには生後しばらく原始反射が残っており，口腔保健指導にも関係する反射がある．

- ［10　　　　］反射（ルーティング反射）：頰に触れられた方向に顔を向ける動作．
- ［11　　　　］反射：唇に触れると吸いつく動作．
- ［12　　　　］反射：臼歯や臼歯部粘膜に触れるとかみしめる動作．
- 非対称性［13　　　　］反射：緊張したとき顔を向けた側の上下肢が［14　　　　］し，対側が［15　　　　］する動作．
- 緊張性［16　　　　］反射：［17　　　　］位（背臥位）で緊張したとき，頭部が後屈し，そり返る姿勢になる動作（**図 6**）．

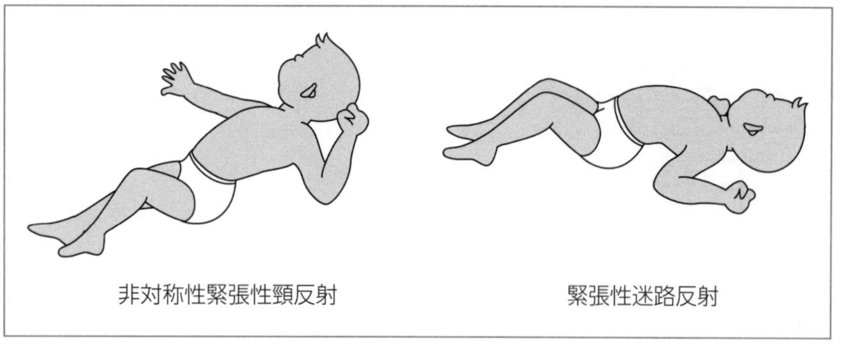

図 6　代表的な原始反射
（「障害者歯科学」p.28 参照）
（ナンシー・R．フィニー/梶浦一郎監訳．脳性麻痺児の家庭療育，第 2 版．医歯薬出版，1983.）

- 歯科診療時には，[18　　　　　]，股関節と膝関節を [19　　　　　] し，頭頸部と肩甲帯，[20　　　　　] の下に枕やクッションを入れて身体の安定化をはかると原始反射を少なくできる (**図 7**).

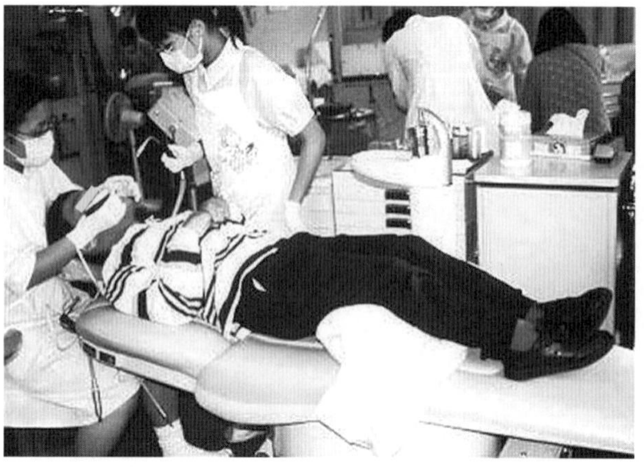

図 7　脳性麻痺児の診療の様子
頸部前屈，両肘と膝を屈曲，膝の下にクッションを入れて身体の安定化をはかると，原始反射を少なくできる.

3. 脳性麻痺にみられる合併症

- 知的発達障害 (40～50%)，[21　　　　　]，[22　　　　　]，摂食嚥下障害，呼吸障害をはじめ胃食道逆流や視覚・聴覚障害などを伴うことが多い.

4. 脳性麻痺にみられる口腔と歯の特徴

- う蝕：[23　　　　　] 歯，喪失歯が多い．歯の酸蝕症.
- 歯周病：歯肉炎と歯周炎，薬物性 [24　　　　　]，経管栄養者では [25　　　　　] が多い.
- エナメル質形成不全
- ブラキシズムや [26　　　　　]，摩耗，[27　　　　　] による歯の破折，脱臼，喪失が多い.
- 歯列：口呼吸や [28　　　　　] 突出による [29　　　　　] 歯列の前突と [30　　　　　]，開咬が多い．口腔周囲筋の緊張による下顎前歯の [31　　　　　] 傾斜が多い.

2 重症心身障害

- 定義：重度の [32　　　　　] 障害と重度の [33　　　　　]（運動と姿勢の障害）を合併している状態.

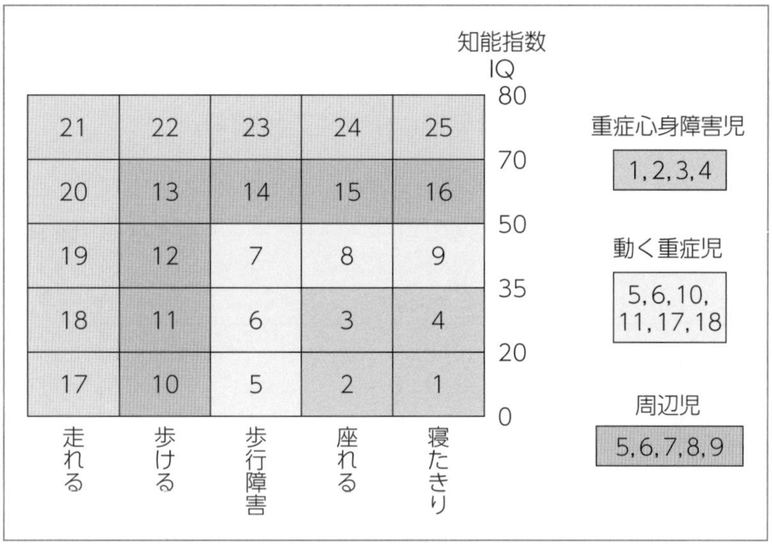

図 8　大島の分類
「障害者歯科学」p.30 参照）
縦軸に知能指数（IQ）を，横軸に行動をとり，1～4 の群を重症心身障害としている．
（大島一良．重症心身障害の基本的問題．公衆衛生．1971；35（11）：648-55.）

1．重症心身障害児・者の重症度分類（図 8）

- **図 8** の 1～4 の領域にあるのが [34　　　　] であり，18 歳未満を [35　　　　]，18 歳以上を [36　　　　] という．また，5～9 の領域は周辺児とよばれる．
- さらに常に [37　　　　] 器を装着していたり，気管 [38　　　　]，[39　　　　] 静脈栄養や経管栄養補給を行っているなど，常に医学的管理が必要な小児のことを [40　　　　] という．

2．重症心身障害の口腔衛生管理

- 重症心身障害の発生原因は [41　　　　] と共通するが，より重度の症状を呈する状態で摂食 [42　　　　] 機能障害もあるため，[43　　　　] 介助をはじめ，[44　　　　] 変換から排泄まで全介助を要する．
- 口腔清掃も全介助が必要で，そのときは [45　　　　] などの機器で [46　　　　] をモニターし，口腔内に貯瘤する唾液を [47　　　　] 除去しながら歯面清掃と口腔ケアを行わなければならない．
- 重症心身障害児者に対しては，多職種連携で保健指導と歯科治療を行うが，在宅時に対する [48　　　　] 診療にも歯科衛生士が参加する．

［歯科的特徴］

- 非経口栄養摂取者では [49　　　　] 沈着が多く，定期的な [50　　　　] が必要．
- てんかんの有病率が高く，[51　　　　] 症も多い．
- [52　　　　] での意思疎通が困難なため，[53　　　　] や泣き声などから推察することが必要．

3 筋ジストロフィー

[54　　　　] 筋が変性・[55　　　　] して筋力を失う [56　　　　] 性の疾患であり，日本人はデュシェンヌ型と福山型筋ジストロフィーが多い．

1. デュシェンヌ型筋ジストロフィー

- [57　　　　　] 染色体上にあるデュシェンヌ型筋ジストロフィー遺伝子によりX連鎖 [58　　　　　] (潜性) 遺伝で発現するので，その遺伝子をもつ母親 (保因者) は発現しないが，生まれる [59　　　] 児の半数に発現する.
- [60　　　] 児の半数も筋ジストロフィー遺伝子をもつが，発現しない [61　　　　　] 者となる (**図 9**).

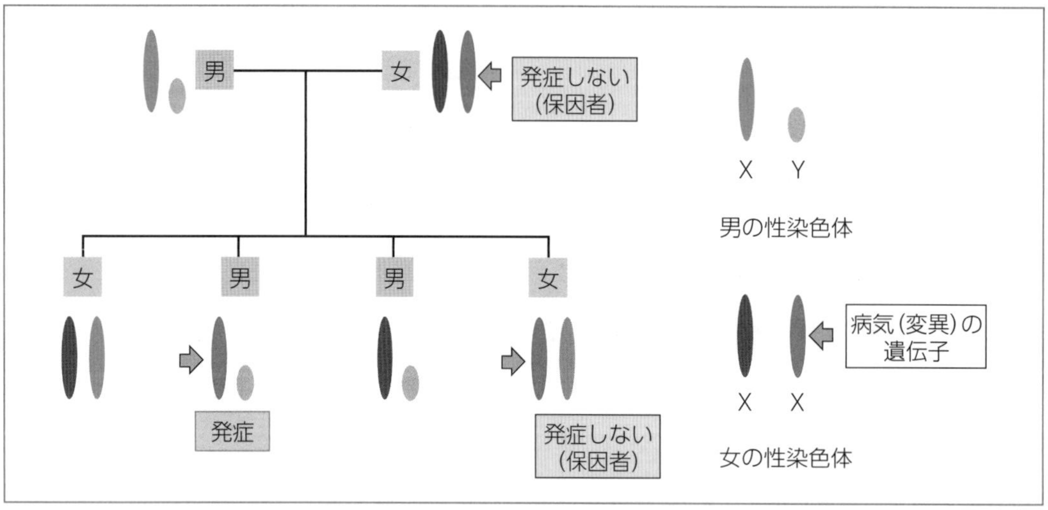

図 9　デュシェンヌ型筋ジストロフィーにおけるX連鎖劣性 (潜性) 遺伝の形式 (「障害者歯科学」p.31 参照)

- 症状の進行：3 歳頃に歩行障害などの症状が現れ始めて次第に進行し，8 歳頃には歩行不能，12 歳頃には [62　　　　　] 生活，20 歳前にはベッド上の生活となる．呼吸筋の症状が進行すると [63　　　　　] 器が必要になる.
- 知的能力障害を伴うことは少ない.

2. 福山型筋ジストロフィー

- 福山型筋ジストロフィーの遺伝子は 9 番染色体長腕にあって，常染色体 [64　　　　　] (潜性) 遺伝で発現するので両親に遺伝子があるとき，両親には発現しないが子どもには 1/4 の確率で発現する.
- この疾患遺伝子は [65　　　] 染色体にあるので, 男児も女児も同じ 1/2 の確率で保因者となる (**図 10**).

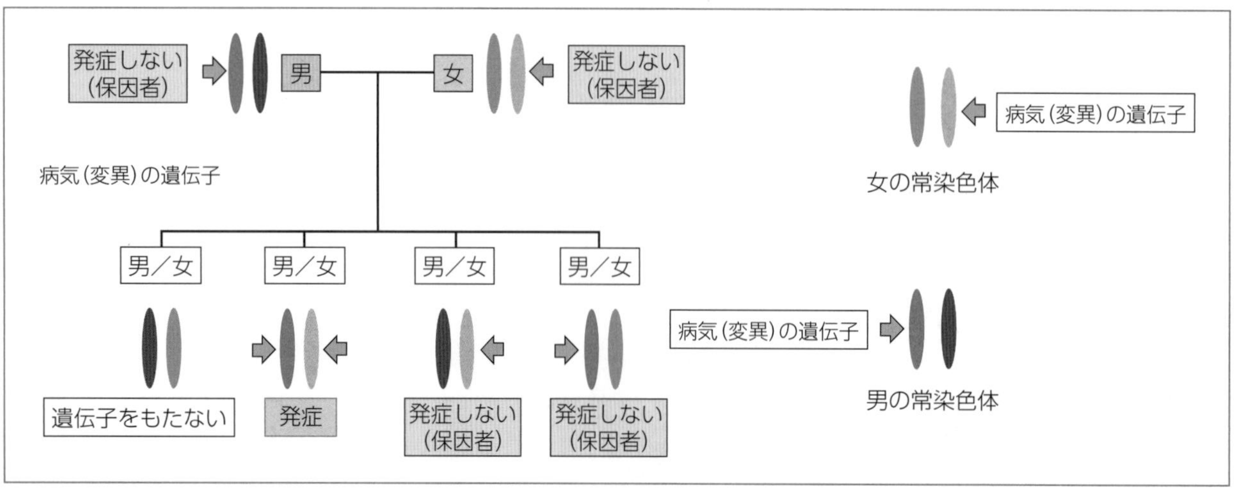

図 10　常染色体劣性 (潜性) 遺伝 (「障害者歯科学」p.31 参照)

• [66　　　　　] 筋ジストロフィーともいわれ，出生後早期から筋の低緊張症状がみられ，通常は生後 3 カ月頃にみられる [67　　　　　] や [68　　　　　] などから遅れがみられる．
• 中等度から重度の [69　　　　　] 障害を伴うことが多い．
• けいれん発作や進行性心肺機能低下で心不全や呼吸不全，[70　　　　　] など生命の危機が増大する．

3．筋ジストロフィー症の歯と口腔の症状

• 顔面筋の筋力低下で [71　　　　　] が乏しくなり，閉口障害，開咬，歯列弓開大，下顎角開大などが現れる．
• 舌の筋力低下と仮性肥大によって [72　　　　　] 症（巨舌）になり，捕食，咀嚼，食塊形成と嚥下の機能が低下する．舌挙上不全で異常嚥下癖（[73　　　　　]）になる．
• 摂食介助，食形態の工夫が必要になる．

4 脊髄損傷

• 脊髄損傷は脊柱（背骨）の [74　　　　　] や脱臼，圧迫によって，その中にある [75　　　　　] が損傷を受けて後遺症で [76　　　　　] 神経と運動神経，[77　　　　　] 神経が麻痺した状態である．
• 損傷部位の高さによって障害の現れる領域が異なり，上部の損傷ほど麻痺範囲が [78　　　　　] なる．
• 四肢の神経麻痺部位により，**図 11** のように分類される．

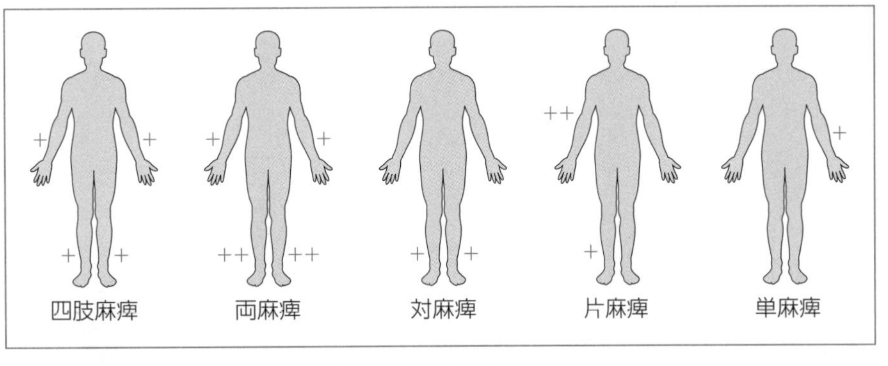

図 11　麻痺部位による分類（「障害者歯科学」p.27 参照）
（江草安彦監修．重症心身障害療育マニュアル．医歯薬出版，1998.）

• 口腔機能は [79　　　　　] の支配下にあるので，脊髄損傷によって口腔機能自体が麻痺することはない．しかし，上肢に麻痺があれば自力で摂食や口腔ケアはできず，自力呼吸できなければ発音や排痰，喀出もできないので，神経麻痺の範囲と重症度に合った [80　　　　　] の工夫や介助が必要になる．

＊ [81　　　　　]：自己免疫疾患で多発性に関節の腫脹，疼痛を伴いながら破壊性関節炎に進行する病変で，中年以降の女性に多い．関節障害による運動，姿勢の制限のほか，開口障害や口腔乾燥症などもみられる．口腔清掃のための自助具と口腔ケアの介助が必要になる．

5 脳血管障害

1. 特徴

- 脳血管障害には脳 [82　　　　　] と脳 [83　　　　　] があり，日本人死亡原因の第 [84　　　　　] 位で，寝たきりの原因になる最大の疾患である．
- 脳梗塞には，①脳 [85　　　　　] 症と②脳 [86　　　　　] 症があり，血管の閉塞で血流が途絶えて脳組織が壊死した結果，さまざまな [87　　　　　] 症が現れる (**図 12**)．
  - ① 脳塞栓症：心臓でできた [88　　　　　]，脂肪や細菌の塊が流れてきて脳血管を塞ぐ病変
  - ② 脳血栓症：脳血管内で血液が [89　　　　　] し，脳血管を塞ぐ病変

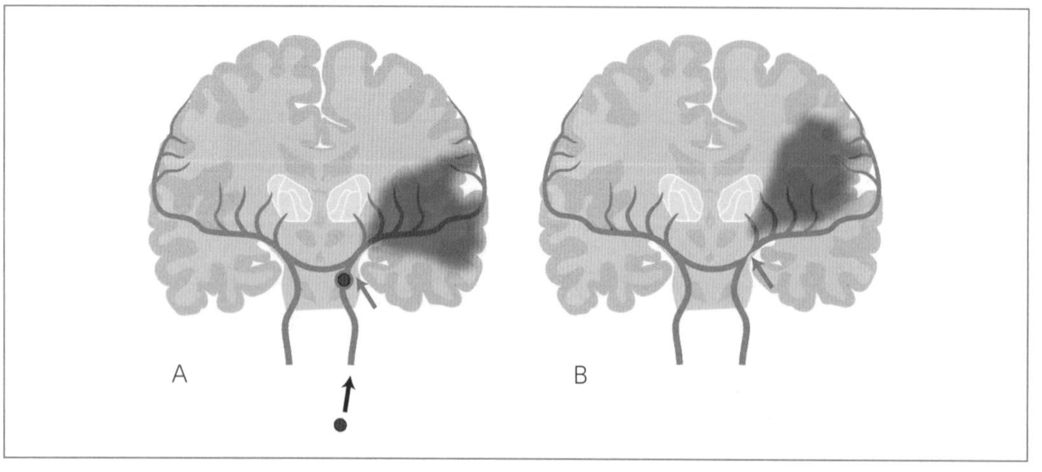

図 12　脳梗塞（「障害者歯科学」p.35 参照）
A：脳塞栓症．心臓にできた血栓（●）などが流れてきて脳の太い血管を閉塞し，脳組織が壊死する．
B：脳血栓症．脳の血管が動脈硬化を起こして細くなり（→），そこに血栓ができて閉塞し，脳組織が壊死する．

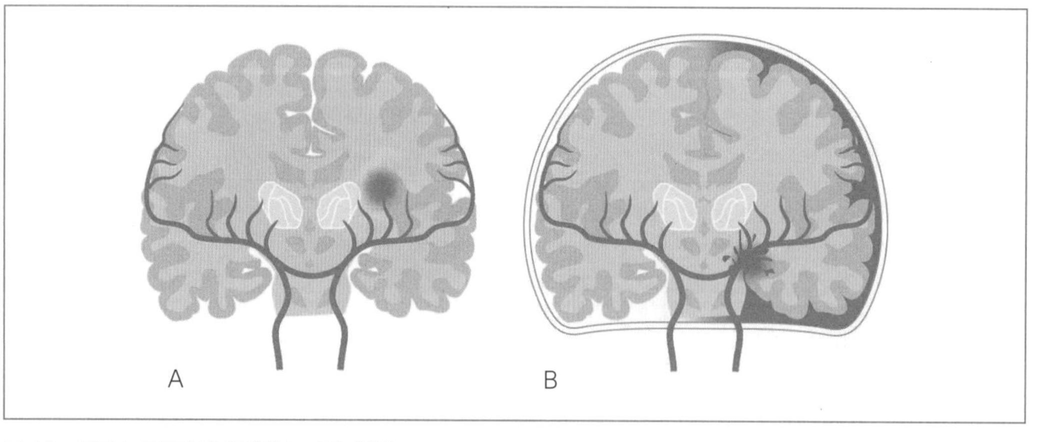

図 13　脳出血（「障害者歯科学」p.35 参照）
A：脳内出血．脳の血管が破れて，脳内に血腫をつくる．
B：くも膜下出血．脳動脈瘤などが破裂して，くも膜下腔に血液が充満し，脳圧が高くなり，激しい頭痛を起こす．

- 脳出血には，① [90　　　　　] 出血と② [91　　　　　] 出血があり (**図 13**)，その背景には [92　　　　　] や糖尿病による動脈硬化や [93　　　　　] などの疾病がある．
  - ① 脳内出血：脳血管が破れて出血し，血腫ができる．
  - ② くも膜下出血：脳動脈瘤などが破裂すると [94　　　　　] 下腔に大量出血し，激しい症状が現れる．

2. 脳血管障害の後遺症

- 脳血管障害のほとんどは脳の片側に起こるので，後遺症はその［95　　　　］側の運動神経と感覚神経の麻痺（［96　　　　］麻痺）として現れる.
- 脳病変の部位に応じて，［97　　　　］喪失や失語症などの［98　　　　］脳機能障害も現れる.

3. 脳血管障害者の口腔と歯の特徴

- 歯と歯周組織：う蝕，歯肉炎と歯周炎の多発，未処置歯の増加
- 口腔粘膜：口腔［99　　　　］症，粘膜炎，剥離［100　　　　］
- 口腔機能：［101　　　　］障害（捕食，咀嚼，食塊形成，嚥下の機能障害），流涎，言語障害，口唇，舌，咽頭の感覚と運動機能障害
- 非経口栄養：経管栄養（経鼻経管，胃瘻，経静脈栄養など）

6 運動機能障害者への歯科保健と治療

(1)［102　　　　］ケア：歯科衛生士が障害者本人，介護・介助者，医療スタッフに専門的観点から，口腔清掃，義歯管理や摂食嚥下支援の方法などについて助言・指導を行う．特に多職種連携・協働ではお互いの専門性を尊重しながら情報交換・共有をはかる.

(2) コミュニケーション：運動麻痺や感覚麻痺，［103　　　　］喪失や［104　　　　］症などの，コミュニケーション障害に対応する.

(3)［105　　　　］（トランスファー）介助：ベッドから車椅子，車椅子からデンタルチェアに乗り移るときは介助が必要.

(4) 生理機能の確認：脳出血や脳梗塞の発症から間もない［106　　　　］期は，口腔ケアだけになるが，症状が安定した［107　　　　］期には積極的な口腔［108　　　　］と歯科治療が行われる．口腔ケアや歯科治療のとき，患者の心身の状態はモニターで［109　　　　］を確認する.

(5) バイタルサイン確認法と基準値の知識が必要.

(6) 服薬確認：脳血管障害発症後は［110　　　　］薬や［111　　　　］薬の服用者が多く，服薬確認が大切である.

(7) 在宅医療：在宅療養者には，専門的口腔ケアを含めた［112　　　　］診療が行われる.

7 その他の運動障害

- その他，［113　　　　］（ALS）やパーキンソン病をはじめ，多数の運動障害や脳機能障害はあるが，対応の基本は脳性麻痺や脊髄損傷，脳血管障害への対応に準じる.

V編 障害者歯科学

7 感覚器障害

1 視覚障害

- [1　　　　　]：視力が [2　　　　　] 未満で日常生活に視覚を用いることができない．
- [3　　　　　]：視力が 0.05〜0.3 未満で眼鏡をかけても日常生活が困難．視野狭窄，色覚障害も含まれる．
- 視覚障害の原因には先天性と後天性のものがあり，後天性の中途失明の原因には，糖尿病[4　　　　　] や [5　　　　　]，加齢黄斑変性症などがある．
- 視覚障害者に対して，視覚に障害のない人のことを「[6　　　　　] 者」や「健視者」という．
- 視覚障害者は，主に [7　　　　　] 覚と [8　　　　　] 覚で情報を得ており，音声言語を中心に点字や触図が主要なコミュニケーション手段である．
- 視覚障害者のうち [9　　　　　] 習得者は約 1 割に過ぎず，盲導犬，白杖，点字ブロックなどは生活上なくてならないものになっている．
- 視覚障害者の誘導法：視覚障害のある患者の誘導法を示す（**図 14**）．

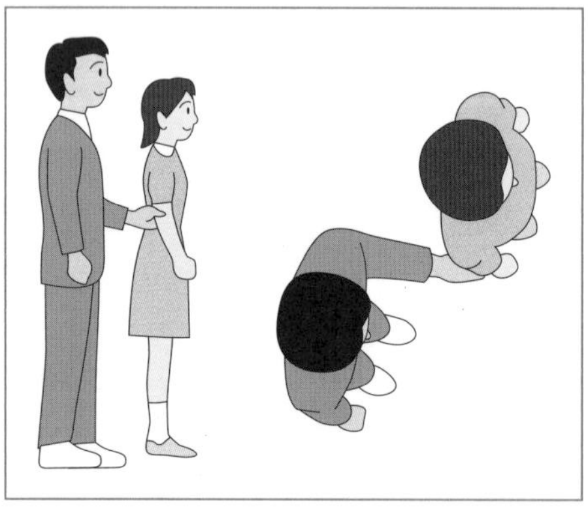

図 14　視覚障害のある人の誘導方法
（「障害者歯科学」p.53 参照）
視覚障害のある人が左手で誘導者の右腕の肩か肘のあたりをつかみ，2 人が同じ方向を向いて，誘導者が半歩前を歩く．

- 誘導者は視覚障害者の [10　　　　　　　] 前に立つ．視覚障害者は身長に合わせて誘導者の[11　　　　　] に手を置いたり，[12　　　　　] をつかんだり，手をつないで先導してもらうようにする．
- 歯科治療のとき，視覚障害者には必ず [13　　　　　　　] を装着してもらい眼部を保護する．
- 段差やコード，ワゴンなど診療室内外で通行の障害となるものをなくすようにする．

2 聴覚障害

- [14] dB (デシベル) 以上の音の強さが聴き取れない状態を聴覚障害という.
- [15] 系聴覚障害：外耳から中耳 (鼓膜と耳小骨) の音を伝える経路の障害.
- [16] 系障害：音を電気信号に変換して脳に伝える内耳と聴神経の障害 (**図 15**).

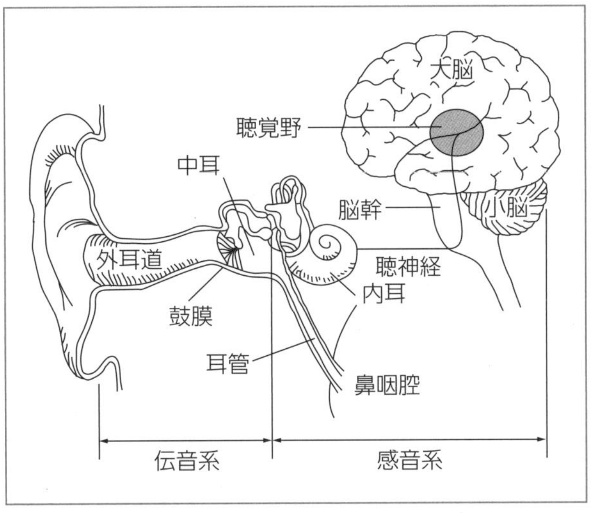

図 15 聴覚器の構造と仕組み
(日本障害者歯科学会編. スペシャルニーズ デンティストリー障害者歯科学, 第 2 版. 医歯薬出版, 2017.)

- 聴覚障害者のうち，100 dB 以上の音の強さが聴き取れない知覚困難者を [17] という.
- 先天性の聴覚障害児は [18] 学校で教育を受ける.
- 口唇裂 [19] 児や [20] 症候群児では，中耳炎などにより聴覚障害を生じやすい.
- 後天性の聴覚障害は高齢者に多い (老人性難聴).

8 音声言語障害

1 音声言語障害

• 音声を正しく表出できない状態を音声言語障害といい，音声障害と構音障害がある（**図 16**）．

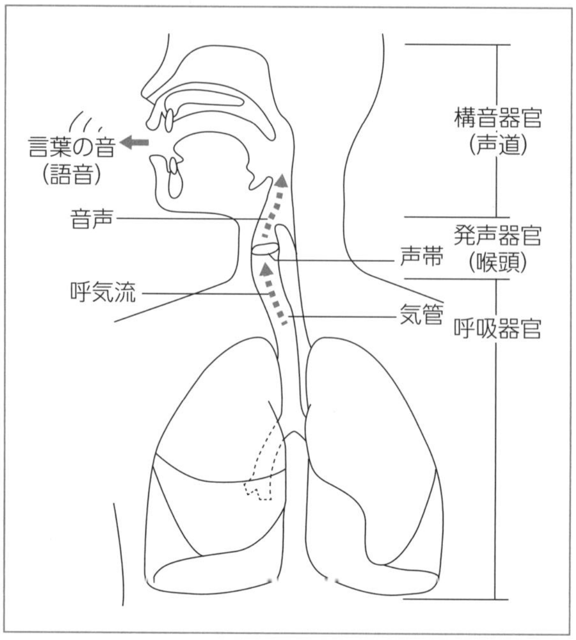

図 16　発声器官と構音器官
（日本障害者歯科学会編．スペシャルニーズ デンティストリー障害者歯科学，第 2 版．医歯薬出版，2017．）

1．音声障害

• ［1　　　　　　　　］不全による開鼻声や［2　　　　　　　　］不全による嗄声（しわがれ声）がある．

• 口腔（口唇，舌，歯，歯肉，口蓋），咽頭と鼻腔は［3　　　　　　］器官であり，その働きによって音声が［4　　　　　］になる．

2．構音障害

• 正しい語音をつくれない状態を［5　　　　　　　　］という．

• 言語障害の原因には中枢神経系の障害（失語症など），構音器官の形態や機能の障害，言語学習の障害があり，この領域の専門職である［6　　　　　　　　］を中心にリハビリテーションが行われる．

2 鼻咽腔の検査方法

• ［7　　　　　　　　］検査，エックス線検査や［8　　　　　　］で検査が行われる．

• 必要なときは口蓋閉鎖床，［9　　　　　　　　］，［10　　　　　　　　］，［11　　　　　　］挙上装置などの口腔内装置が応用される．

9 精神障害

- 歯科保健と歯科医療の主な精神障害の対象は統合失調症と気分障害，恐怖症や摂食障害，神経認知症群になる．

1 統合失調症

- 統合失調症は 100 人に［1　　　　］人くらい（男女比：1.4：1）と有病率の高い精神疾患である．

1．統合失調症の症状（表 3）

- ［2　　　　］と妄想のような［3　　　　］症状と，［4　　　　］表出の減少や［5　　　　］欠如のような［6　　　　］症状があり，周囲の人と交流しながらの生活を営むことが困難（生活の障害）と，感覚や［7　　　　］，行動に歪みがあるという自覚の困難（［8　　　　］の障害）を伴う（DSM-IV-TR，DSM-5）．

表 3　統合失調症の主な症状

有病率：約 100 人に 1 人（男女：1.4：1）
好発期：思春期から青年期に多い
症状：
・幻覚
・妄想
・まとまりのない発語（例：頻繁な脱線または滅裂）
・ひどくまとまりのない，または緊張性の行動
・陰性症状（感情表出の減少，意欲欠如）
治療：薬物療法（抗精神病薬）と心理社会的治療

2．統合失調症の口腔と歯の特徴（表 4）

- 一般にう蝕と歯周病の［9　　　　］率が高い．
- ［10　　　　］薬の副作用による唾液［11　　　　］や錐体［12　　　　］，陰性症状なども口腔衛生不良の原因になる．
- 錐体外路床症状では，［13　　　　］やジストニアがみられ，嚥下障害が多く，そのために［14　　　　］を起こすこともある．
- 歯科治療や専門的口腔ケア，指導に際してこれらの症状への対応と，精神的混乱を避けるためにも［15　　　　］的，支持的な対応が大切である．

表 4　統合失調症の口腔症状

・症状は多様 ・一般にう蝕と歯周病が多い （抗精神病薬の副作用） …唾液分泌減少 錐体外路症状 感情平板化 意欲減退/引きこもり 認知障害－口腔衛生の悪化 …嚥下障害，丸飲み （窒息死率：5.7 人/10 万人/年，通常 0.3 人の 19 倍）
歯科保健指導/歯科治療時の留意点 錐体外路症状：ジスキネジア（口腔周囲筋の不随意運動） ジストニア（顎口腔領域の筋緊張異常）

2 気分障害

- 気分障害とは，いわゆる「[16　　　　　　]（鬱）」状態と，「[17　　　　　　]（躁）」状態である．
- [18　　　　　　] 障害は，陰性症状のうつ状態に加えて，陽性症状のそう状態も現れて，これらを繰り返す疾患である．

3 摂食障害

- 摂食障害者には，自己誘発嘔吐による口腔内への [19　　　　　　] の逆流，口腔清掃不良などで歯の [20　　　　　　] 症と [21　　　　　　]，う蝕，口腔粘膜炎を生じやすい．
- 歯科的対応は，精神科での治療を妨げないように歯科保健指導，歯質の保護・修復と心理面での支援になる．

1．摂食障害の種類

① 神経性無食欲（やせ）症（拒食症/神経性食欲不振症）

② 神経性過食（大食）症

③ 異食症

④ 反芻症（反芻性障害）

⑤ その他

- 摂食障害は，食べる [22　　　　　　] の障害で，歯科口腔領域にも症状が現れる．
- 摂食障害は，食べる [23　　　　　　] や回数，食べるものに著しい偏りがあり，その対応には心理療法・[24　　　　　　] 療法や [25　　　　　　] 治療が必要な心身の症状を伴う状態である．

2．神経性無食欲症（拒食症/神経性食欲不振症）

- 思春期から青壮年期の女性で，[26　　　　　　] 願望がベースにあって発症することが多く，絶食，[27　　　　　　] と嘔吐を繰り返す行動である（一般に [28　　　　　　] という）．

- 神経性食欲不振症の口腔，その他の症状を**表 5** に示す.

表 5　神経性食欲不振症の口腔，その他の症状

・皮膚：乾燥，産毛の密生，頭髪の減少
・口唇：亀裂，口角炎
・唾液腺：腫脹，分泌量減少
・舌：乳頭萎縮，味覚鈍麻，舌痛
・粘膜：びらん，潰瘍（粘膜炎）
・歯：う蝕，酸蝕症，多数歯欠損，プラークコントロール不良
・情緒：不安定，自己中心的

3. 異食・反芻

- 異食とは，普通は [29　　　　] とされていないような物を口に入れてしまう行動のこと.
- 反芻とは，一度飲み込んだ食物を胃から [30　　　　] に戻し，再び噛んでから飲み込むこと.
- 異食や反芻は [31　　　　] 障害者や知的 [32　　　　] 障害者でみられることが多い.

4 てんかん

- てんかんは，「種々の成因によってもたらされる慢性の [33　　　　] の疾患で，大脳 [34　　　　] の過剰な発射に由来する反復性の発作（[35　　　　] 発作）を特徴とし，それにさまざまな臨床症状および検査所見をともなう」と定義されている.
- てんかんの有病率は全人口の [36　　　　] %程度であるが，抗てんかん薬で発作がコントロールされて社会生活を送っている人は多い.
- [37　　　　] 障害児者や [38　　　　] などの先天性心身障害者では，症候性てんかんの有病率が高く，後天性の [39　　　　] 障害や認知症の高齢者でも罹患率が高い.

1. てんかん発作の種類

① [40　　　　] けいれん：四肢と体幹の筋肉が収縮，こわばった状態が続く発作.

② 間代性けいれん：全身の筋肉が収縮と弛緩を繰り返す大発作（**図 17**）.

③ [41　　　　] 発作：小児に多く，5〜15 秒間ボーッとしたり，会話や動作を中断するが，すぐ元に戻る発作.

④ その他にも，さまざまな発作，症状を示すものがある.

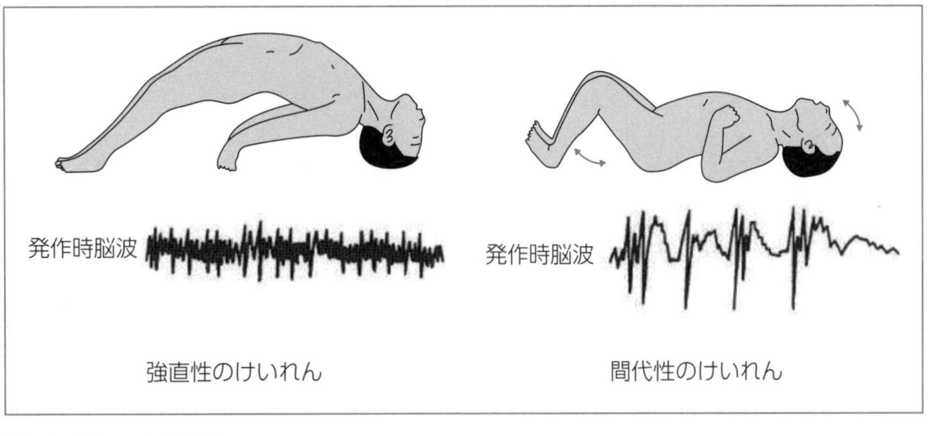

図 17　けいれんの種類

- 障害者歯科の対象者には，抗てんかん薬でコントロールが困難な重症，[42　　　　　　] てんかんの患者が多い（**図 17**）．

2. 歯科治療や歯科保健指導中にてんかん発作が起こった時の対応法（表 6）

表 6　てんかん発作時の対応法

1. ただちに治療行為や指導を中止する．
2. 気道の確保．口腔内にものがあれば取り出す．
3. 周囲の安全を確保する．〈薬品，火，器具などの危険物を除去〉
4. 静かに様子をみる．〈通常，発作は数分以内におさまる〉
5. 発作が長く続く，繰り返すとき（重積発作）は専門医に連絡，指示に従う，または救急搬送する．

3. てんかんの歯科的問題

1）顎，顔面と口腔の外傷

- てんかんの発作時には [43　　　　　　] を失っているので，[44　　　　　　] や衝突，落下によって顔面，顎，口腔の [45　　　　　　] リスクが大きい．
- そのため顎骨 [46　　　　　　] をはじめ，舌や口唇の [47　　　　　　]，歯の [48　　　　　　]，脱臼，脱落や歯髄病変を起こしやすく，外傷を繰り返すことも多く [49　　　　　　] 歯率が高い．

2）抗てんかん薬の副作用による歯肉増殖

- 抗てんかん薬 [50　　　　　　] の服用者は多く，その約 [51　　　　　　] には副作用による [52　　　　　　] 症（歯肉肥大）がみられる．
- この副作用は [53　　　　　　] を徹底し歯肉縁上と縁下プラークを除去することで改善できる．
- 根本的解決には服用量の削減あるいは薬剤を [54　　　　　　] することが必要である．
- 抗てんかん薬としては，[55　　　　　　] のほかに，バルプロ酸，カルバマゼピンやバルビツール酸などの服用者が多い．

10 コミュニケーション法

・障害者とのコミュニケーションの基本は，[1　　　　] 接すること（[2　　　　　　] ; TLC），[3　　　　　] の形成，傾聴と [4　　　　] であり，それに加えて個々の障害特性に合わせた配慮，工夫が必要になる．

1 視覚障害者とのコミュニケーション

・人間は最も多くの情報を [5　　　　] 覚で得ているので，視覚障害者には得られる情報量に大きな制限があり，それを補う以下のような手段が必要になる．

(1) [6　　　　] 言語：指さしや表情によらず，位置や方向なども言葉と触覚で明確に伝える．

(2) [7　　　　]：最も有用なコミュニケーション手段であるが，その習得者は視覚障害者の [8　　　　] ％程度で，中途視覚障害者（[9　　　　] 性の視覚障害）の習得率はさらに低い．

(3) [10　　　　]：口腔衛生指導や治療説明では，手で触れてわかるように [11　　　　] や立体図を用意する．

(4) [12　　　　]：盲導犬は身体障害者 [13　　　　] 法で指定されており，公共の施設に受け入れられる．[14　　　　　] を付けているときの犬は“仕事中”であるため，犬に触れたり，かまったりしてはいけない．

2 聴覚障害者とのコミュニケーション

・聴覚障害者とのコミュニケーションでは，[15　　　　] 言語によらず，視覚による情報伝達手段を中心に行う（**表 7**）．

表 7　歯科における聴覚障害者への対応

①外見で障害の有無がわかりにくいので，確認が必要．
②手話，筆談，口話（読唇）など相手に合わせる．
③コミュニケーション不良で誤解/不信を生じることがある．
④補聴器はすべての音を増幅．治療中は外すか切ることも必要．
⑤待合：視線の届くところで待ってもらう．バイブコールの応用．
⑥治療椅子：背板を倒す/起こすときは，タッチで知らせる．
⑦器具説明：触覚，視覚をフル活用．見せる/触らせる．
⑧視覚支援：写真や描画，タブレットなどを応用する．
⑨筆談には音声会話の 5 倍以上の時間を要する．

- [16　　　　] (指文字) が最も有効な手段になる．手話ができないときは [17　　　　] 談，口話 ([18　　　　] 唇) やジェスチャー，[19　　　　] 盤 (五十音表と数字)，磁気ボードと磁気ペン，「はい，いいえ」のカードをはじめ，スマートフォンや [20　　　　]，音声出力キーボード (VOCA；Voice Output Communication Aids，音声を出力するコミュニケーション機器) など，話し手と聞き手に有効な方法を見つけて確実に情報交換できるよう工夫する．

3 知的能力障害者とのコミュニケーション

- 知的発達レベル ([21　　　　]) に合わせたコミュニケーション手段を用いる．
- 相手との [22　　　　] の高さを意識する→相手と同じ高さか，相手より低い位置で対面する．
- やさしく，ゆっくり，[23　　　　] 言う，理解状態を繰り返し確認しながら進める．
- 歯科保健指導や治療の説明は，言葉だけでは通じにくいことが多いので，TSD (Tell-Show-Do) 法は有効な手段となる．すなわち，これから行うことを，[24　　　　] て (Tell)，どのようにするかを [25　　　　] て (Show)，そのとおり [26　　　　] (Do) という手順で進めると理解と信頼が得やすい．
- 抽象的表現より [27　　　　] 表現で，否定的表現より [28　　　　] 表現で，「褒めて，安心感と自信を抱かせ，[29　　　　] 体験をさせる」ことがコミュニケーションの基本になる．

4 自閉スペクトラム症と発達障害者とのコミュニケーション

- 知的能力障害に準じ，さらに「構造化」と「[30　　　　] 支援」を強く意識し工夫する．
- [31　　　　] とは，物事を構成要素に分け，それぞれの要素を＜順位づけ，関係づけ，時系列＞に並べて，明確に示すことをいう．

1．視覚支援によるコミュニケーション法

1) [32　　　　] (TEACCH) 法

- 次のような構造化手法は，自閉スペクトラム症や知的能力障害者の指導・教育に有効である．
  ① [33　　　　] 構造化：見ただけで行うことと，行う場所がわかるように環境を設定する．
  ② [34　　　　] の構造化：行動や作業予定が見てわかるよう，時系列で明確に示す．
  ③ ワークシステム：各作業の内容，手順，作業量と [35　　　　] の目標を示す．

2) ペクス法 (PECS)，マカトン法などの応用

- [36　　　　] やシンボルの描かれたカードを，[37　　　　] の代わりに用いるコミュニケーション法．
- 伝えたいことを，色や絵カード，図，写真，シンボル，文字などの「視覚情報」にして示す．
- 言葉で [38　　　　] が困難な人には，双方向性に意思を伝達できるツールを工夫して用いる．

11 行動調整法

1 行動変容法（行動療法）

• 歯科治療［1　　　　　　］症や知的能力障害者，発達障害者に対しては，［2　　　　　　］理論に基づいた行動変容技法を応用して［3　　　　　　］を行い，診療に適応行動がとれるよう誘導する．

1．刺激統制法

• 緊張や恐怖，不快を生じるような［4　　　　　　］を周囲環境から少なくすること．

• 診療室の［5　　　　　　］や装飾，機械器具，音や光，スタッフの服装，態度や言葉づかいも含めて，リラックスできるよう工夫する．

1）脱感作法

• 系統的脱感作法は，特定の刺激に対して過剰な緊張や恐怖反応を示す人に，その刺激を少しずつ［6　　　　　　］から順に思い浮かべ，次いで［7　　　　　　］することを繰り返し，段階的に恐怖反応を減弱させるよう［8　　　　　　］する方法である．

• 小児や障害者が自己訓練するのは困難なため，歯科医師や歯科衛生士が小児や障害者に恐怖となっている刺激を少しずつ［9　　　　　　］に与えることを繰り返し行って，過敏反応がなくなるように誘導する方法（［10　　　　　　］法）が広く応用される．

2）モデリング法

• ［11　　　　　　］上の恐怖に囚われている患者に，他人の歯科治療場面をじかに見せたり（直接モデリング），絵本や動画などで見せたり（間接モデリング）して，［12　　　　　　］体験をしてもらう方法．

3）カウント法

• 治療のとき，どれくらいの時間だけ耐えたらよいのか，例えば 5 カウントや 10 カウントまでと，あらかじめ約束して，カウントしながら気を逸らせて［13　　　　　　］させる方法．

• 成功条件は，対象者が短時間なら静かにできること，こちらが［14　　　　　　］したとおりにカウントを守り，信頼関係をつくることである．

4）フラッディング法

• フラッディングは［15　　　　　　］上の恐怖に囚われている対象に，思いきって強引にそれを経験させて［16　　　　　　］を克服させる方法．

• 実際はそれほど怖くないことだとわかれば，恐怖から解放される．

• 強制的な［17　　　　　　］法ともいえるが，失敗すると恐怖が増大し，信頼関係も損なわれるので，［18　　　　　　］の未熟な低年齢児や知的能力障害者への対応には適していない．

5) [19] 条件づけの応用

- 好ましい行動には欲しがっている物を与えたり，[20] たりするが，好ましくない行動には物を与えなかったり，[21] することで，好ましい（適応）行動ができるよう学習させる方法.
- 動物調教の「アメとムチ」に例えられ，アメは [22]，ムチは負の強化子に相当する．信頼関係のもとで成り立つ条件づけ学習法であり，苦痛や反感を生じさせるような [23] を用いてはならない（**表 8**）.

表 8　強化子

強化子	正の強化子	負の強化子
一次性（食べ物やお金）	おやつ，おもちゃ，お金など	正の強化子の中止，取り上げなど
二次性（快／不快刺激）	ほめる，笑顔，抱擁，拍手など	無視する，叱かる，泣く，拒否するなど

6) [24]

- 好ましい行動に対して与えられるトークン（[25]＝ポイント）を貯めると，[26] や金銭に換えてもらえたり，好きなことをさせてもらえる方法.

7) レスポンスコスト法

- [27] 行動に対しては，貯めたポイントを取り上げたり（減点），後始末や追加の作業をさせたり（罰則）することで行動の修正をはかる方法.

8) シェイピング法

- 目標行動となる課題を難易度で [28] ステップに分け，その課題を少しずつクリアさせながら確実に達成できるようにする方法．オペラント条件づけ技法が応用される.

9) [29] 法

- 泣いて暴れたり，興奮が収まらないようなときに，なだめたり叱ったりせず，しばらく構わず [30] したり，小部屋に入れて [31]（クールダウンする）のを待つ方法.

10) [32]

- 声の強弱，高低，口調などを使い分けて真意が伝わりやすいよう工夫する方法．[33] と組み合わせるとより効果的．大声で叱ったり叫んだりするのは適切ではない.

11) [34]

- 実際の場面を想定し，それぞれの [35] と行動を訓練・習得すること，[36] のこと．ぬいぐるみや人形を患者に見立てて，患者に歯科衛生士役を体験してもらうなどもこの方法.

2 身体抑制法（体動コントロール法）

- 歯科治療のためのトレーニング学習には 3 歳半くらい以上の発達レベルが必要とされており，低年齢児や障害者では学習にも限界があったり，不随意運動もあって体動のコントロールが必要なことがあるため，やむを得ず身体抑制を行うことがある.

1. 身体抑制法の適用条件

① [37] 性（急いで検査や処置を行う必要性がある）

② [38] 性（他に適用できる有効な方法がない）

③ [39] 性（短時間の検査や処置に限る）

という3つの条件が揃い，さらに本人（または保護者，介助者）から文書で [40] が得られていることである.

2. 身体抑制法の種類

- 徒手抑制，器具抑制，開口保持（開口器）と反射抑制姿勢（反射抑制肢位）などがある.
- それぞれの方法には利点があり，効果が期待できる（**表 9**）が，負の側面もある（**表 10**）ため，障害者の [41] と医療 [42] を損わないように応用しなければならない.

表 9　身体抑制法の利点（「障害者歯科学」p.67 参照）

身体的効果	転落事故の防止，安全確実な診療
心理的効果	慣れることで適応行動の学習効果 身体抑制によるリラックス効果
生理的効果	不随意運動や無用な体動が避けられる
教育的効果	フラッディング効果，学習時間の短縮
時間的効果	緊急時の応急対応にも適応できる
（経済効果）	チェアタイムの短縮，来院回数の節減

表 10　身体抑制法の負の側面

身体的影響	圧迫，苦痛，受傷の可能性
心理的影響	恐怖，嫌悪感の増大，心的トラウマ 信頼関係の醸成に不利
生理的影響	呼吸抑制，発汗，脈拍上昇
教育面の影響	学習効果が上がりにくい
経営・運営面の影響	長期的には一部の患者離れも生じる スタッフにかかる心身の負担

1）徒手抑制法

- 介助者（保護者，家族やガイドヘルパーなど）や歯科衛生士，歯科医師が手と腕，身体を使って，患者の頭部，肩，上肢や下肢，体幹の動きを抑制する方法.

2）器具抑制法

- 身体抑制具（レストレイナー® やパプースボード® など）やベルトなどで，患者の体動を抑制する方法. 徒手抑制と併せて行われることが多い.
- 低年齢児や身体が小さい障害者では，バスタオルやシーツで身体を包む方法（タオルラッピング）でも体動を抑制できる.

3）開口保持法（開口器）

- 上下顎の間に器具を挿入して，大きく［43　　　　　　］させたり，［44　　　　　　］しないように保持する方法である．
- 患者が強く噛みしめたり体動の激しいときは，開口器の挿入や保持によって歯の［45　　　　　　］や破折，軟組織の［46　　　　　　］を起こすことがあるので注意する．
- ［47　　　　　　］としては，金属製のほかに［48　　　　　　］製，プラスチック製や割り箸にガーゼを巻きつけたものなども使用できる．

4）反射抑制姿勢（反射抑制肢位）

- 脳性麻痺の人では歯科治療で緊張したり，［49　　　　　　］位になると［50　　　　　　］性緊張性頸反射や緊張性［51　　　　　　］などの原始反射が現れやすい．
- そのため［52　　　　　　］部と肩甲帯，［53　　　　　　］の下に枕やクッションを置いて体幹の安定化をはかり，肘関節，股関節と膝関節を［54　　　　　　］する神経生理学的な手法を応用する（反射抑制姿勢：p.156，**図 7** 参照）．

3 薬物的行動調整法

- 薬物を用いて不安や恐怖を和らげ，体動をコントロールする方法．
- これには治療中の患者に意識のある［55　　　　　　］と［56　　　　　　］，意識のない［57　　　　　　］法がある．

1．前投薬，鎮静法

1）前投薬

- 鎮静薬のジアゼパムを服用させて［58　　　　　　］や恐怖を和らげる方法．
- 服用薬の効果が不確定で調節性がよくないなどの理由から，前投薬だけで歯科治療に応用されることは少ない．

2）笑気吸入鎮静法

- 酸素と［59　　　　　　］％以下の［60　　　　　　］（N_2O，笑気）との混合ガスを吸入させながら，不安と恐怖を和らげる方法．
- 歯科治療中は口を開けておく必要があるため，［61　　　　　　］できることが必須条件になる．事前に空気で［62　　　　　　］トレーニングをする．
- 笑気は嘔気や［63　　　　　　］を催すことがあるので，それにも即座に対応できる準備をしておく．

3）静脈内鎮静法

- 鎮静薬を［64　　　　　　］内に点滴投与しながら，［65　　　　　　］のある状態で鎮静状態を保つ方法．
- 薬物投与の管理は麻酔科の医師・歯科医師が行うが，［66　　　　　　］挿管はしないので，口腔内に貯留物があると誤飲や［67　　　　　　］のリスクがある．
- 歯科処置には［68　　　　　　］をして無痛にする必要がある．

[歯科衛生士の役割]

- 前投薬や吸入鎮静法に比べて安定した鎮静が得られるが，以下の点に注意が必要である．
  ① 嘔吐や［69　　　　　　　］のリスクがあるので，鎮静前の［70　　　　　　　］の確認，生体情報［71　　　　　　　］の装着と監視を行い，緊急事態に備える．
  ② 歯科衛生士は，治療担当の歯科医師，鎮静維持の医師・歯科医師と連携し，器材や薬品の準備・受け渡しは歯科衛生士・看護師等と協働して行う．また，口腔内貯留物の［72　　　　　　　］操作は細心の注意を払って行う．
  ③ 処置後，覚醒・回復時の患者監視を行う．日帰り外来治療では，術後の観察，対応が重要である．

2. 全身麻酔法

- 吸入麻酔薬や静脈麻酔薬を用い，厳重な術前・術中・術後管理のもと，［73　　　　　　　］をして意識のない状態で行う歯科治療法．
- 歯科衛生士は全身麻酔法でも静脈内鎮静法に準じた役割を担当するが，治療内容がより複雑で長時間に及ぶので，術前・術中・術後の業務が多くなり，それだけ責任も重くなる．
- 全身麻酔歯科治療では，［74　　　　　　　］（日帰り全身麻酔治療）のほかに術前や術後に入院する場合もあり，歯科衛生士にも［75　　　　　　　］管理の補助を求められることがある．

12 障害者歯科保健・医療を担う医療機関とその役割

- 障害者歯科の診療は，求められる歯科保健と治療の内容やそれに対応できる人員，設備と行動調整法などにより，[1　　　　　] 構造で行われている（**図 18**）.
- 一次医療は主に地域の [2　　　　　]，診療所などの一次医療機関で行われる．一次医療機関で対応の困難な患者は地域の行政と歯科医師会が運営する [3　　　　　] や障害者施設の併設診療所などの二次医療機関で行われる．さらに複雑で専門的治療，入院や [4　　　　　] 法が必要な場合などは，三次医療機関で行われることが多い.

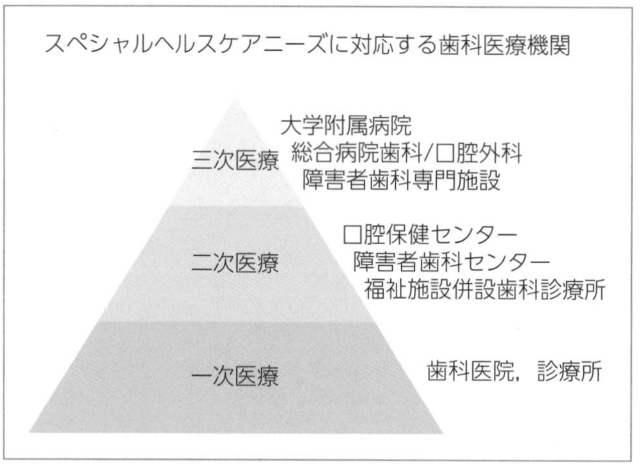

図 18　日本の障害者歯科医療体制
（「障害者歯科学」p.11，135 参照）

1 障害者を対象とする口腔衛生指導の特徴

① 障害の多様性と特質に合わせた支援が必要.
② 器質的口腔ケアと [5　　　　　] がある（**表 11**）.
③ [6　　　　　] と専門的口腔ケアがある.

表 11　器質的口腔ケアと機能的口腔ケアの実施主体，目的と効果

	実施主体	目的	効果
器質的口腔ケア	家族や [7] (日常の口腔ケア)	歯，舌，口腔粘膜や義歯表面の [8] を物理的，化学的に除去すること． う蝕や歯周病などの口腔疾患の予防と改善，誤嚥性肺炎などを予防する．	・口腔の清潔と清涼感保持 ・口臭と口腔乾燥の軽減
機能的口腔ケア	[9] 歯科医師 (専門的口腔ケア)	器質的口腔ケアの口腔清掃に加えて，[10]，回復のために指導，訓練すること． 摂食，咀嚼，嚥下，言語，呼吸，表情表出などの口腔機能を維持・回復（発達・促進も含む）し，QOL を向上させる．	・口腔の清潔と清涼感保持 ・口腔乾燥と口臭の軽減 ・口腔機能の [11] 防止 ・口腔機能の [12] 促進 ・本人と介助者への心理的 [13]

機能的口腔ケアには口腔清掃に加えて，①口腔機能を良好に [14]，②減退した口腔機能を [15]，③発達不全の口腔機能を [16] させるために，指導・訓練を行う．

2 口腔のケアの準備

1．情報収集と情報分析

① 対象者の全身状態：障害，疾患（服薬内容），口腔ケア時の安定した環境と [17]

② 知的能力：有効な [18] の手段

③ 口腔内の状態：口腔清掃状態，歯科的情報〔歯数，未処置歯，歯周疾患，義歯，開口度，粘膜病変（炎症，潰瘍，出血）〕

④ 口腔ケアのサポート体制：介助者との支援体制

3 口腔のケアに用いる材料と器具

- [19]（年齢や歯列，歯周疾患の状態に合わせ，サイズや植毛の硬さを選択），タフトブラシ，[20] ブラシ，[21] ブラシ
- デンタルフロス，[22] ブラシ，粘膜用ブラシ（舌ブラシ），義歯ブラシ
- 歯磨剤，[23] 剤
- 洗口剤と洗口介助用具：カット〈ノーズフィット〉コップ，[24]（膿盆）
- 開口器，バイトブロック，[25] を巻きつけたもの，吸引器（吸引 [26]）

4 口腔のケア実施前の確認事項と手順の確認事項

① 適切な姿勢：口腔ケアの刺激で [27 　　　　　　　　　　] が亢進（増加）し，[28 　　　　　　　　] のリスクが高まるので安全な姿勢にする．

② [29 　　　　　　　　] の確認：呼吸と摂食嚥下の協調運動をみるため，[30 　　　　　　　　] 鏡などを用いて検査する．

③ [31 　　　　　　　　] の除去：過敏部位へは離れたところから，ゆっくり弱い刺激で触れながら接近する．

④ 特別な行動調整法での専門的口腔ケア：前投薬や [32 　　　　　　]，[33 　　　　　　　　　　] でのPTCも考慮する．

5 口腔のケアの手順（※義歯装着患者の場合）

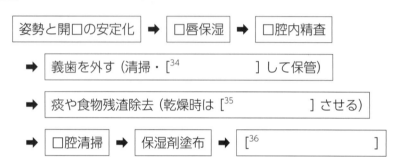

姿勢と開口の安定化 ➡ 口唇保湿 ➡ 口腔内精査

➡ 義歯を外す（清掃・[34 　　　　　　　] して保管）

➡ 痰や食物残渣除去（乾燥時は [35 　　　　　　　] させる）

➡ 口腔清掃 ➡ 保湿剤塗布 ➡ [36 　　　　　　　　　　]

13 発達期の摂食嚥下機能障害への対応

- 発達期小児の摂食嚥下リハビリテーションは，成人と異なり，[1 　　　　] 機能の習得と誤って獲得された機能の [2 　　　　] を指導，訓練することである．
- 心身の発達段階に合わせて指導と訓練を行う．そのとき栄養状態の評価には，乳児期・幼児期には [3 　　　　] 指数，学童期には [4 　　　　] 指数，それより年長児には成人と同じ [5 　　　　] 指数（BMI）を参考にする．

1 摂食嚥下の5ステップ

(1) 先行期…食物の視覚や嗅覚による [6 　　　　]
(2) [7 　　　　] 期……口腔への食物 [8 　　　　]，咀嚼と [9 　　　　] 形成
(3) [10 　　　　] 期……食塊の [11 　　　　] への送り込み
(4) [12 　　　　] 期……[13 　　　　] 挙上，気道の [14 　　　　]，食道入口部の [15 　　　　]
(5) 食道期…食道入口部の [16 　　　　]，食塊移送，[17 　　　　] と気道の [18 　　　　]

2 摂食嚥下機能の間接訓練

- 間接訓練は，[19 　　　　] を用いず口腔，咽頭や [20 　　　　] と感覚，協働動作の回復改善と維持，および発達促進をはかるために行う．

1. [21 　　　　]

- 四肢と関節の [22 　　　　] および伸縮性の維持（関節可動域の拡大），嚥下関連筋のリラクゼーションを行う．

2. [23 　　　　]

- 顎，顔面，口腔領域の皮膚や粘膜に触刺激を与え，接触過敏性を除去する．

3. 口腔周囲［24　　　　　］法

- 口唇，頬，舌の筋肉に刺激を与えて可動域を改善する方法．
- バンゲード法では主に重症心身障害児を対象に，口唇の皮膚をつまんで伸縮させたり，口腔前庭に指を挿入し，口唇を［25　　　　　］させたり翻転させたりする．頬や舌にも刺激を与える．

4. ［26　　　　　］訓練

- 食前に次の刺激で訓練すると口腔機能の改善に有効である．

(1)［27　　　　　］（歯肉マッサージ）：嚥下運動の誘発，口腔感覚の向上，
［28　　　　　］の促進をはかる．

(2)［29　　　　　］法：前口蓋弓に冷刺激と圧刺激を同時に与え，嚥下運動の促通をはかる．

(3)［30　　　　　］手技：食道入口部を開大させて，食塊を通過しやすくする訓練法．
［31　　　　　］を挙上させて，数秒間手指でその状態を保持する（自身が行う能動法と介助者が行う受動法がある）．

3 摂食嚥下機能の直接訓練（表 12，13）

- ［32　　　　　］を用いて，食環境と食物形態の工夫，食事介助法を指導・訓練すること．

(1)［33　　　　　］訓練
［34　　　　　］に棒キャンディーなどを置いて唾液分泌と舌運動を刺激し，顎運動を介助しながら嚥下を誘導する．

(2)［35　　　　　］訓練
摂食嚥下時の姿勢，食形態（嚥下訓練食），口唇閉鎖と食事介助〔一口量とペーシング，交互嚥下（口腔，咽頭での残量をなくすため，［36　　　　　］に異なる食形態のものを与えること）〕，嚥下の意識化，複数回嚥下，［37　　　　　］など．

(3)［38　　　　　］機能訓練
スプーンやフォーク上の食物を上下口唇で自発的に捕らえさせる訓練．

(4)［39　　　　　］機能訓練
嚥下機能が獲得されていれば口唇閉鎖訓練，前歯でかみ取る（咬断）訓練，臼歯ですり潰す訓練を行う（丸飲み，押し込み，窒息に注意）．

(5)［40　　　　　］訓練
スプーン（2〜3 mL），コップ（5 mL，カットコップ，ノーズフィットコップ），ストロー（シリコンチューブ，直径 7 mm）を用いる吸い飲み訓練．

表 12　摂食機能療法の実際

摂食指導法	摂食介助法
食環境の指導	食事の場面・環境を整える．介助者の動作や表情も大切．
食介助の指導	過介助，過干渉，過保護にならないようにする．
食内容の指導	成長発達，体力・健康維持，摂食嚥下機能を発達・促進させるもの 危険回避（［41　　　　　］や窒息防止），食形態調整法（調理法，［42　　　　　］剤など）

表 13 摂食機能の発達段階とその時期の機能不全に対する間接および直接訓練法（「障害者歯科学」p.131 参照）

時期		機能不全の主な症状	指導と訓練法
経口摂取準備期	離乳開始前	[43]の残存，触覚過敏	脱感作，嚥下促通訓練など
嚥下機能獲得期	生後 5〜6 カ月頃，離乳初期	むせ，[44]（舌突出），流涎	嚥下促通訓練，摂食姿勢訓練など
捕食機能獲得期	生後 5〜6 カ月頃，離乳初期	舌突出，捕食不全，過開口	[45]（顎，口唇）訓練，口唇（口輪筋）訓練など
[46]機能獲得期	生後 7〜8 カ月頃，離乳中期	舌突出，丸飲み（軟性食品）	捕食（顎，口唇）訓練，舌（舌筋）訓練，頰（頰筋）訓練など
[47]機能獲得期	生後 12〜18 カ月頃，離乳後期	丸飲み（硬性食品），口唇閉鎖不全，漏れ	咀嚼訓練，咬断訓練，舌（舌筋）訓練（側方）など
自食準備期	離乳完了以降	押し込み，流し込み，食べこぼし	食器・食具使用での捕食，咀嚼訓練
[48]食べ機能獲得期		押し込み，食べこぼし	

（田角　勝ほか編著．小児の摂食・嚥下リハビリテーション，医歯薬出版，2006.）

4 小児期摂食機能療法で生じやすい誤嚥の症状とその予防対策（表 14）

- 症状：むせ，[49]，咽頭喘鳴（ぜいめい），多量の痰，嗄声（させい），[50]（胃食道逆流；GERD）
- 危険因子：低い [51] レベル，服用薬（抗 [52] 薬，筋弛緩薬，向精神薬）
- 検査：エックス線検査，[53]，CT 検査（小児の VE 検査は困難），
  不顕性 [54]（小児科・内科での検査）
- 誤嚥性肺炎の予防：口腔清掃，肺炎球菌ワクチン，栄養摂取法（[55] 栄養）の検討

表 14 小児発達期の主な障害別の摂食機能障害と対応法

障害	問題点	対応法
脳性麻痺	・運動麻痺，筋緊張異常，姿勢と反射の異常，接触過敏，呼吸と嚥下の協調不全 ・高い [57] と窒息のリスク，過開口，舌突出，咬反射，丸飲み込み，食べこぼし	・脱感作，[56] 保持（椅子，クッション，三角マット，バスタオル，滑り止めシート），ボールポジション（屈曲位） ・頭部・顎・口唇・舌のコントロール，食形態と食器食具の工夫
ダウン症候群	・舌突出，[58] 嚥下機能不全，押し込み，かき込み，早食い，丸飲み込み，食べこぼし	・介助者による [59] 閉鎖の介助 ・スプーンによる舌尖刺激 ・声かけ・手添え摂食介助
自閉スペクトラム症	極端な [60]・飲食物嗜好（食物の味や匂い，食感，外観），食事場所・時間と食具への [61]，多動	年齢，社会経験とともに [62] することが多いので，早期の無理な対応，修正を避ける

14 障害者歯科における口腔健康管理上のリスクと安全の管理

- 障害者が対象の歯科保健指導と診療には特有のリスクが伴うので，**表 15** に示すようなポイントをチェックし医療安全管理に努める．

表 15　障害者歯科で生じやすいリスクのチェック表

移動手段	介助（要・不要）	自力歩行（[1　　　　]），車椅子（自走，電動，[2　　　　] 介助），全介助
診療／ケア時の姿勢	介助（要・不要）	[3　　　　] 位，側臥位，[4　　　　] 保持，姿勢保持介助，身体抑制
体動	介助（要・不要）	不随意運動（[5　　　　]，けいれん，[6　　　　]，不穏）
過敏反応	介助（要・不要）	過敏反応の誘発刺激（[7　　　　]，光，音，匂い），[8　　　　] 物質
開口保持	介助（要・不要）	自力保持，開口保持器（[9　　　　]，[10　　　　]，割り箸にガーゼを巻きつけたもの）
コミュニケーション	介助（要・不要）	[11　　　　]，[12　　　　]，絵カード，[13　　　　] 盤，その他
行動特質	介助（要・不要）	[14　　　　] レベル，こだわり行動，[15　　　　]，自傷，他害
興味や恐怖の対象	介助（要・不要）	特別に強い関心事や恐怖対象（忌避すべき言葉，物や動作）
呼吸	介助（要・不要）	呼吸状態，[16　　　　] 切開，人工呼吸，[17　　　　] 吸引，[18　　　　] 吸入
栄養管理	介助（要・不要）	[19　　　　] 栄養〔経鼻経管，[20　　　　]，中心静脈栄養（IVH など）〕
内部障害	介助（要・不要）	[21　　　　]，担癌，臓器移植，感染症（HB，HC，[22　　　　] ほか）

- 障害児者が対象の口腔健康管理では，発達段階の評価（知能指数；IQ や発達指数；DQ），療育手帳，障害者手帳，障害支援区分などが参考になる．
- さらに口腔に固有の問題のほかにも，気管切開，人工呼吸器や非経口栄養法についても情報を得て対応することが重要である．

歯科衛生士
書き込み式
学習ノート

④ 解答

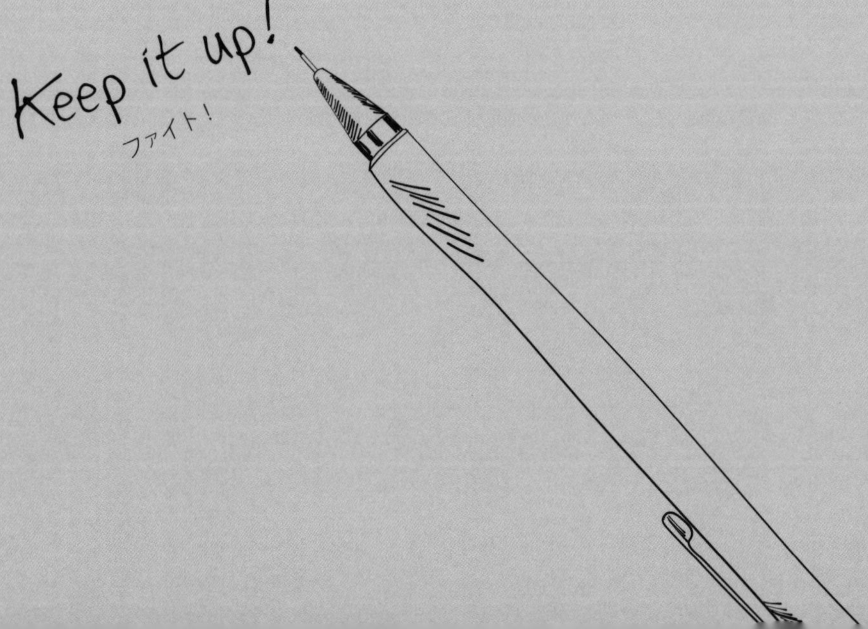
Keep it up!
ファイト!

I編　歯科補綴学

1. 補綴歯科治療の方法と補綴装置

1 咀嚼
2 嚥下
3 構音
4 審美性
5 咀嚼
6 嚥下
7 構音
8 フレイル
9 健康寿命
10 QOL
11 隣接面
12 挺出
13 傾斜
14 咬合干渉
15 早期接触
16 無歯症
17 奇形
18 う蝕

(※ 1～3 は順不同)
(※ 5～7 は順不同)
(※ 12，13 は順不同)
(※ 14，15 は順不同)
(※ 16，17 は順不同)
(※ 18，19 は順不同)

19 歯周病
20 顎
21 顎
22 顎関節
23 構音機能
24 低栄養
25 フレイル
26 部分
27 全部
28 全部金属
29 前装冠
30 ジャケットクラウン
31 ブリッジ
32 ブリッジ
33 支持リッジ
34 全部床義歯
35 インプラント

36 オーバーデンチャー
37 レジン充塡
38 部分被覆冠
39 全部被覆冠/クラウン
40 ブリッジ
41 インプラント
42 部分または全部
43 部分被覆冠
44 全部被覆冠
45 支台装置
46 ポンティック
47 連結部
48 固定
49 半固定
50 可撤
51 粘膜
52 粘膜

(※ 37，38 は順不同)
(※ 40，41 は順不同)
(※ 45～47 は順不同)
(※ 48～50 は順不同)

53 歯根膜
54 歯根膜
55 暫間
56 即時
57 治療用
58 移行
59 支台
60 義歯
61 大連結子
62 小連結子
63 支台
64 顎顔面
65 舌
66 顎関節症
67 歯ぎしり
68 口腔衛生
69 歯科技工士

(※ 66，67 は順不同)

2. 補綴歯科治療の基礎知識

1 スピー
2 ウィルソン
3 モンソン
4 咬合
5 咬頭嵌合
6 スピー
7 ウィルソン
8 モンソン

9 咬合
10 唇
11 頰
12 反対
13 交叉
14 切端
15 過蓋
16 開咬

17 顎
18 下顎
19 ポステリア
20 アンテリア
21 ポッセルト
22 犬歯
23 臼歯

24 グループファンクション
25 両側性平衡
26 咬合
27 カンペル
28 フランクフルト
29 カンペル
30 フランクフルト

(※ 27，28 は順不同)

31 咀嚼
32 嚥下
33 口腔
34 咽頭

35 発声
36 構音
37 子音
38 構音障害

39 開口
40 ブラキシズム
41 グラインディング

42 クレンチング
43 タッピング
44 側頭骨
45 滑走

3. 補綴歯科治療における検査

1 フェイスボウトランスファー
2 顎関節
3 ガイド
4 咬合様式
5 早期接触
6 咬頭干渉
7 リファレンスポインター
8 バイトフォーク
9 デンタルプレスケール
10 ワックス
11 咬合紙

(※ 3，4 は順不同)
(※ 10〜13 は順不同)

12 シリコーンゴム印象材
13 ストリップス
14 グミゼリー
15 グミゼリー
16 グミゼリー
17 水
18 篩
19 咬筋
20 側頭筋
21 顎二腹筋
22 リズム
23 クリック音

(※ 16〜18 は順不同)
(※ 19〜21 は順不同)

24 クレピタス音
25 運動制限
26 舌圧
27 高齢者
28 シェードガイド
29 口腔内スキャナー
30 口内法
31 チェックバイト
32 顆路
33 アペックス
34 水平的顎位
35 偏心位

36 顆路
37 コア用石膏
38 シリコーンゴム
39 構音時
40 ろう義歯
41 アルジネート
42 デジタル
43 口腔内スキャナー
44 口腔内バキューム
45 口角鉤

(※ 37，38 は順不同)
(※ 43〜45 は順不同)

4. クラウン・ブリッジ治療

1 クラウン
2 全部被覆冠
3 部分被覆冠
4 ポストクラウン
5 ジャケットクラウン
6 レジン
7 陶材
8 コンポジットレジン
9 ジルコニア
10 支台装置

(※ 2〜4 は順不同)

11 連結部
12 連結部
13 鞍状
14 有床
15 オベイト
16 離底
17 船底
18 偏側
19 リッジラップ
20 鞍状
21 有床

(※ 13，14 は順不同)

22 オベイト
23 キーアンドキーウェイ
24 テレスコープクラウン
25 アタッチメント
26 スキャナー
27 CAD
28 CAM
29 デュアルキュア型

30 ファイバーポスト
31 ピーソーリーマー
32 アンダーカット
33 寒天アルジネート
34 シリコーンゴム
35 プライマー
36 シランカップリング
37 光照射

(※ 33，34 は順不同)

5. 有床義歯治療

1 粘膜
2 大きい
3 接着
4 粘着
5 吸着
6 吸着
7 吸着
8 顎堤
9 最終義歯
10 暫間義歯
11 即時義歯
12 治療用義歯
13 移行義歯
14 レジン床
15 金属床
16 レジン床
17 口蓋部
18 金属床
19 薄く
20 修理
21 リライン
22 リライン
23 リベース
24 低い
25 高い
26 厚い
27 小さい
28 話しやすい
29 温度感覚
30 困難
31 容易
32 陶歯
33 レジン歯

(※ 3～5 は順不同)
(※ 14，15 は順不同)
(※ 20，21 は順不同)
(※ 22，23 は順不同)
(※ 32～35 は順不同)

34 硬質レジン歯
35 金属歯
36 陶歯
37 レジン歯
38 皮膚の色
39 顔の形状
40 性別
41 患者の好み
42 主訴
43 既往歴
44 現病歴
45 リップサポート
46 フラビーガム
47 既製トレー
48 ユーティリティーワックス
49 アルジネート
50 ラバーボウル
51 スパチュラ
52 アルジネート
53 モデリングコンパウンド
54 研究用
55 個人トレー
56 筋圧形成
57 トーチランプ
58 ペリコンパウンド／イソコンパウンド
59 シリコーンゴム
60 スパチュラ
61 接着剤
62 筋圧形成
63 シリコーンゴム

(※ 38～41 は順不同)

64 咬合床
65 咬合平面設定板
66 ガスバーナー
67 ノギス
68 パラフィンワックス
69 ワックススパチュラ
70 エバンス彫刻刀
71 フェイスボウ
72 モールドガイド
73 シェードガイド
74 仮想咬合
75 水平
76 水平
77 ろう義歯
78 上顎
79 下顎
80 洗口
81 頬粘膜
82 吸着
83 頬粘膜
84 臼歯咬合面
85 前歯
86 後方
87 辺縁
88 回転
89 義歯用ブラシ
90 水
91 義歯性口内炎
92 カンジダ
93 フラビーガム
94 義歯性潰瘍
95 乳頭状過形成

96 義歯性線維腫
97 リライン
98 リベース
99 部分床義歯
100 可撤性
101 審美
102 機能
103 パーシャルデンチャー
104 中間義歯
105 遊離端義歯
106 複合義歯
107 歯根膜粘膜負担義歯
108 レスト
109 義歯床
110 大連結子
111 小連結子
112 支台装置
113 人工歯
114 鋳造鉤
115 線鉤
116 コンビネーションクラスプ
117 エーカースクラスプ/レスト付き二腕鉤
118 双子鉤
119 リングクラスプ
120 維持
121 安定
122 歯冠アタッチメント
123 根面アタッチメント

(※ 101，102 は順不同)
(※ 117～119 は順不同)
(※ 120，121 は順不同)

124 磁性アタッチメント
125 バーアタッチメント
126 沈下
127 回転
128 小連結子
129 レスト
130 フック

(※ 126，127 は順不同)

131 スパー
132 着脱方向
133 パラタルバー
134 パラタルストラップ
135 パラタルプレート
136 リンガルバー

137 リンガルプレート
138 クラスプ
139 レスト
140 レジン
141 金属
142 陶歯
143 レジン歯

(※ 138，139 は順不同)
(※ 140，141 は順不同)
(※ 142～145 は順不同)

144 硬質レジン歯
145 金属歯
146 概形印象採得
147 研究用模型
148 筋圧形成
149 作業用模型
150 咬合採得
151 ろう義歯

6. インプラント治療

1 歯根
2 アバットメント
3 上部構造
4 オッセオインテグレーテッドインプラント
5 オッセオインテグレーション
6 動揺
7 上部構造

8 治療期間
9 インプラント体
10 アバットメント
11 上部構造
12 アバットメント
13 セメント
14 スクリュー
15 インフォームド・コンセント

(※ 13，14 は順不同)

16 セットアップモデル
17 ガイドプレート/テンプレート
18 インフォームド・コンセント
19 サージカルガイドプレート/サージカルテンプレート

20 一次手術
21 二次手術
22 暫間
23 最終
24 寸法精度
25 開口量
26 プラスチック
27 プラスチック

1. 咬合

1

1 治療目標
2 形態
3 機能
4 咬合
5 1/3
6 歯間鼓形空隙
7 近心舌側
8 中心窩
9 近心頬側
10 頬面溝
11 Ⅰ
12 典型
13 個性
14 機能
15 暦齢
16 小さい
17 垂直
18 空隙
19 上下顎骨
20 大きさ
21 歯列弓
22 叢生
23 咬頭
24 隆線
25 溝
26 機能
27 歯周組織
28 歯周病
29 挺出
30 唇側傾斜
31 近心傾斜
32 舌
33 口唇
34 頬
35 バクシネーターメカニズム
36 上咽頭収縮筋
37 頬筋
38 口輪筋

2

1 頬側転位
2 捻転
3 唇側転位
4 舌側転位
5 移転
6 低位
7 高位
8 近心転位
9 転位
10 傾斜
11 低位
12 高位
13 捻転
14 移転
15 叢生
16 正中離開
17 対称捻転
18 翼状捻転
19 狭窄
20 V字型
21 唇側
22 鞍状
23 舌側
24 下顎
25 空隙
26 歯
27 舌
28 歯数
29 下顎近心
30 下顎前突
31 下顎遠心
32 上顎前突
33 上顎近心
34 上顎前突
35 上顎遠心
36 下顎前突
37 上下顎前突
38 過蓋咬合
39 切端咬合
40 開咬
41 交叉咬合
42 鋏状咬合
43 上顎歯列弓
44 第一大臼歯
45 Ⅰ級
46 Ⅱ級
47 遠心
48 半咬頭
49 遠心咬合
50 片側性
51 Ⅱ級1類
52 唇側
53 大きい
54 口呼吸
55 Ⅱ級2類
56 舌側傾斜
57 オーバーバイト
58 鼻呼吸
59 Ⅲ級
60 近心咬合
61 反対咬合
62 片側性

3

1 環境
2 遺伝
3 多因子
4 先天
5 後天
6 劣成長
7 狭窄
8 交叉咬合
9 叢生
10 正中離開
11 側切歯
12 第三
13 中切歯
14 側切歯
15 第二
16 第三
17 上顎中切歯
18 上顎側切歯
19 円錐
20 栓状
21 上下顎前突

(**1** 2，3は順不同)
(**1** 29，30は順不同)
(**1** 33，34は順不同)
(**3** 1，2は順不同)
(**3** 9，10は順不同)
(**3** 13，14は順不同)
(**3** 19，20は順不同)
(**3** 21～23は順不同)

22 開咬
23 空隙歯列弓
24 狭窄
25 叢生
26 上唇小帯
27 正中離開
28 舌小帯
29 成長ホルモン
30 アクロメガリー
31 くる病
32 矮小歯
33 遅延
34 叢生
35 早期萌出
36 萌出遅延
37 挺出
38 発生
39 後継永久歯
40 傾斜
41 歯根膜
42 骨性癒着
43 萌出
44 傾斜
45 転位
46 挺出
47 口腔習癖
48 成長発育
49 口腔筋機能療法
50 狭窄
51 交叉咬合
52 母指吸引癖
53 開咬
54 唇側傾斜
55 狭窄
56 交叉咬合
67 咬唇癖
58 唇側傾斜
59 咬舌癖
60 舌突出癖
61 弄舌癖
62 唇側傾斜
63 開咬
64 口呼吸
65 狭窄
66 唇側傾斜
67 乳児
68 開咬
69 唇側傾斜
70 空隙
71 交叉咬合
72 唇側傾斜
73 狭窄

2. 検査と診断

1
1 主訴
2 医療面接
3 インフォームド・コンセント

2
1 成長発育
2 身長
3 体重
4 ピーク
5 顔貌
6 機能
7 顔面写真
8 側貌
9 対称
10 コンベックス
11 ストレート
12 コンケイブ
13 安静
14 鼻下点

(**2** 2，3 は順不同)

15 エステティック
16 口腔内写真
17 咬合
18 舌
19 小帯
20 口腔模型
21 咬合
22 オーバーバイト
23 オーバージェット
24 歯肉頰移行
25 ノギス
26 歯冠近遠心
27 幅径
28 第一小臼歯
29 長径
30 第一大臼歯
31 歯槽基底弓

(**2** 18，19 は順不同)
(**2** 22，23 は順不同)

32 歯列弓
33 歯槽基底弓
34 アベイラブル
35 歯列弓周長
36 第一小臼歯
37 第一大臼歯
38 遠心
39 中切歯
40 アーチレングスディスクレパンシー
41 アベイラブル
42 周長
43 リクワイアード
44 第二小臼歯
45 第二小臼歯
46 ブラスワイヤー
47 萌出
48 歯数
49 母指尺側種子骨
50 最大成長
51 セファログラム
52 中心線
53 イヤーロッド
54 1.1
55 正面
56 側面
57 計測点
58 中切歯
59 SN 平面
60 フランクフルト平面
61 下顎下縁平面
62 セラ
63 蝶形骨トルコ鞍

(**2** 55，56 は順不同)

64 ナジオン
65 ポリオン
66 外耳道
67 オルビターレ
68 A点
69 B点
70 ポゴニオン
71 メントン
72 FH平面
73 下顎下縁
74 フランクフルト
75 SNA
76 SNB
77 ANB
78 上顎中切歯
79 下顎中切歯

3. 矯正歯科治療における生体力学と生体反応

1
1 器械的
2 機能的
3 金属線
4 エラスティックチェーン
5 顎間ゴム
6 機能力
7 機能的矯正装置
8 アクチバトール
9 バイオネーター
10 顎整形力
11 成長発育
12 上顎前方牽引装置
13 ヘッドギア
14 急速拡大装置
15 チンキャップ
16 充血
17 直接性骨吸収
18 最大
19 咬合痛
20 動揺
21 貧血
22 硝子様変性
23 減少
24 持続的
25 マルチブラケット
26 コイルスプリング
27 断続的
28 急速拡大装置
29 間歇的
30 機能的矯正装置
31 可撤式

2
1 傾斜
2 歯体
3 挺出
4 圧下
5 回転
6 トルク

3
1 矯正力
2 移動歯
3 非移動歯
4 固定
5 固定源
6 顎内固定
7 顎内
8 固定源
9 顎間固定
10 顎外固定
11 ヘッドギア
12 チンキャップ
13 単純固定
14 弱い
15 不動固定
16 強く
17 相反固定
18 加強固定
19 Ⅱ級ゴム
20 Ⅲ級ゴム
21 垂直ゴム
22 対角ゴム
23 交叉ゴム
24 1|と|1
25 固定歯
26 機能力
27 強化

4
1 圧迫側
2 牽引側
3 骨吸収
4 骨形成
5 歯根膜
6 貧血帯
7 硝子様変性
8 破骨
9 穿下性骨吸収
10 マクロファージ
11 充血帯
12 破骨細胞
13 直接性骨吸収
14 歯根膜
15 亢進
16 骨芽
17 セメント芽
18 骨

5
1 圧縮
2 硝子様変性
3 再移動
4 骨改造
5 直接性骨吸収
6 短い

(**1** 4, 5は順不同)
(**1** 8, 9は順不同)
(**1** 12, 14は順不同)
(**3** 11, 12は順不同)
(**4** 16, 17は順不同)

4. 矯正歯科治療と装置

1
1 矯正力
2 固定
3 器械的
4 固定式
5 可撤式
6 機能的
7 リンガルアーチ
8 ヘッドギア
9 アクチバトール

2
1 エッジワイズ
2 チューブ
3 アーチワイヤー
4 ブラケット
5 バンド
6 結紮線
7 全歯
8 永久歯
9 固定式
10 固定源
11 補助弾線
12 持続的
13 傾斜移動
14 固定源
15 第一大臼歯
16 維持装置
17 着脱
18 主線
19 舌側歯頸部
20 補助弾線
21 持続的
22 単式
23 複式
24 指様
25 位置異常
26 急速
27 断続的
28 顎整形力
29 正中口蓋縫合
30 固定式
31 拡大ネジ
32 狭窄
33 緩徐
34 捻転
35 側方拡大
36 傾斜移動
37 クワドヘリックス
38 狭窄

(**2** 4〜6は順不同)

3
1 レジン床
2 クラスプ
3 唇側線
4 上顎前突
5 過蓋咬合
6 前方成長
7 挺出
8 圧下
9 唇側
10 唇側線
11 斜面板
12 唇側移動
13 過蓋咬合
14 挙上板
15 臼歯
16 圧下
17 挺出

(**3** 4，5は順不同)

4
1 固定源
2 間歇的
3 顎整形力
4 固定源
5 Ⅱ級
6 顎整形力
7 抑制
8 遠心
9 インナー
10 アウター
11 フェイスボウ
12 マルチブラケット
13 ハイプル
14 圧下
15 サービカル
16 挺出
17 オトガイ部
18 顎整形力
19 抑制
20 下顎前突
21 カップ
22 成長抑制
23 チンキャップ
24 下顎頭
25 ハイプル
26 垂直的
27 前頭部
28 顎整形力
29 劣成長
30 急速拡大装置
31 促進
32 思春期性
33 ホルン
34 劣成長
35 骨格性下顎前突
36 フェイスマスク
37 劣成長
38 下顎前突
39 促進

5
1 機能力
2 排除
3 構成咬合位
4 筋の機能力
5 可撤式
6 誘導線
7 劣成長
8 上顎前突
9 過蓋咬合
10 機能的
11 構成咬合位
12 促進
13 唇側線
14 劣成長
15 上顎前突
16 バッカルシールド
17 筋圧
18 構成咬合位
19 構成咬合位
20 混合歯列期
21 下口唇圧
22 下顎前歯
23 長径
24 遠心移動
25 防止
26 唇側弧線
27 バンパー
28 吸唇癖
29 咬唇癖

(**5** 28，29は順不同)

6
1 開咬
2 舌突出癖
3 クリブ
4 吸指癖
5 開咬
6 舌
7 指
8 口腔習癖

7
1 動的治療
2 静的治療
3 後戻り
4 器械
5 自然
6 補綴治療
7 可撤式
8 固定式
9 Hawley〈ホーレー〉
10 唇側線
11 Begg〈ベッグ〉
12 床装置
13 高分子弾性
14 犬歯間保定装置
15 犬歯
16 舌側
17 舌側
18 接着

5. 矯正歯科治療に伴うリスク（偶発症・併発症）とその対応

1 外傷
2 歯根
3 口腔衛生
4 PMTC
5 フッ化物
6 固定式
7 可撤式
8 白濁
9 口腔清掃指導
10 歯周炎
11 歯周組織
12 動揺度
13 ニッケル
14 パッチテスト
15 痛み
16 結紮線
17 ブラケット
18 アーチワイヤー
19 ワックス
20 連絡
21 動揺
22 脱落
23 炎症

（※ 17，18 は順不同）

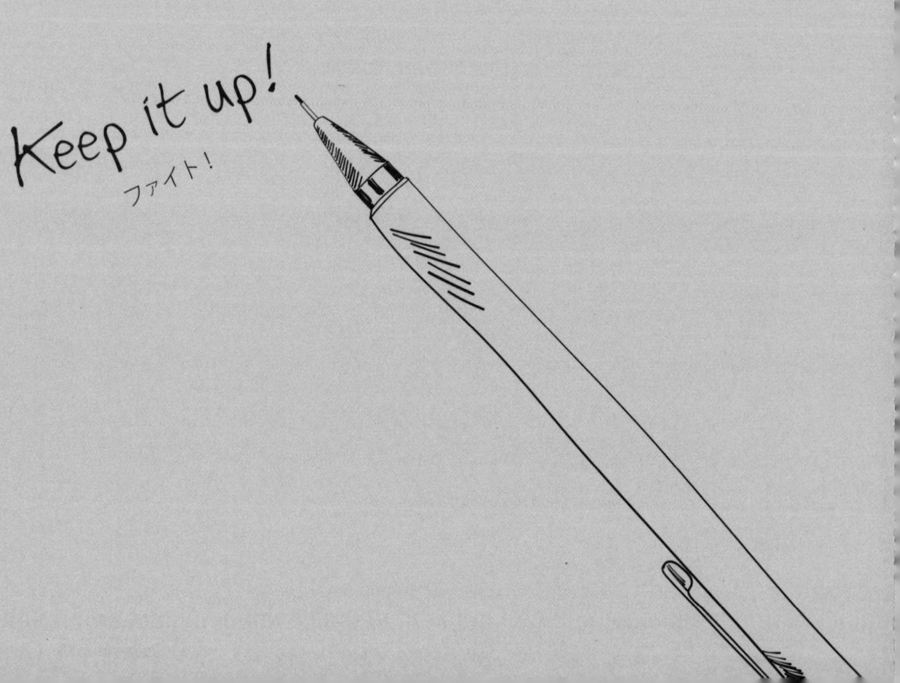
Keep it up!
ファイト!

1. 発育

1 大きさ
2 数
3 身長
4 体重
5 精神
6 運動
7 行動
8 機能
9 秩序
10 順序
11 連続的
12 速度
13 臨界
14 機能
15 頭
16 下
17 中心
18 末梢
19 4週
20 1
21 1
22 6
23 6
24 12

(※1，2は順不同)
(※3，4は順不同)
(※7，8は順不同)

25 10
26 カウプ
27 6歳
28 ローレル
29 6歳
30 胎盤
31 3,100
32 3,000
33 49
34 48.5
35 生理的体重減少
36 胎便
37 尿
38 2
39 3
40 4
41 1.5
42 2
43 3
44 大きい
45 1
46 原始
47 5カ月
48 身体的接触

(※36，37は順不同)

49 マザリング
50 2
51 3
52 第一次反抗
53 3
54 4
55 コミュニケーション
56 社会
57 スパート
58 第二次性徴
59 初潮
60 変声
61 第二次反抗
62 組織
63 器官
64 第二次性徴
65 生体計測
66 左手
67 手根骨
68 手根骨
69 形成度
70 パノラマエックス線

(※62，63は順不同)
(※64，65は順不同)

71 スキャモン〈Scammon〉
72 リンパ
73 神経
74 一般
75 生殖器
76 スキャモン〈Scammon〉
77 筋肉
78 消化
79 乳児
80 思春
81 シグモイド
82 脳
83 視覚
84 乳児
85 幼児
86 リンパ
87 胸
88 精巣
89 子宮
90 思春

(※88，89は順不同)

2. 精神発達と機能の発達

1 発達
2 知能
3 デンバー〈Denver〉

(※1，2は順不同)

4 遠城寺
5 喃語
6 1語
7 2語

8 過去形
9 現在形
10 未来形
11 1,500

(※8～10は順不同)

12 発音
13 3カ
14 6カ
15 恐れ

16 1
17 5
18 6カ
19 聴覚
20 視覚
21 経験
22 想像物
23 3カ月
24 3～4
25 5～6
26 7～8
27 9～10
28 1
29 1
30 2

(※ 19，20 は順不同)

31 3
32 4
33 3
34 6
35 7～8
36 3
37 4
38 摂食
39 嚥下
40 授乳
41 吸啜
42 原始
43 探索
44 口唇
45 吸啜

(※ 43～45 は順不同)

46 嚥下
47 乳汁
48 離乳食
49 5
50 6
51 飲み込むこと
52 7
53 8
54 舌
55 前後
56 上下
57 9
58 11
59 歯ぐき
60 左右

61 歯
62 歯ぐき
63 12
64 18
65 乳汁
66 準備
67 口腔
68 咽頭
69 食道
70 乳児型
71 舌
72 成熟型
73 舌
74 上後方

(※ 61，62 は順不同)

3. 小児の生理的特徴

1 高
2 新陳代謝
3 体温調節
4 外界
5 多
6 呼吸器自体
7 腹
8 胸腹
9 乳幼児

10 最高血圧
11 低
12 最低血圧
13 ヘモグロビン
14 ヘマトクリット
15 低
16 学童
17 出生時
18 学童

19 吸収
20 代謝
21 排泄
22 有効
23 中毒
24 年齢
25 体表面積
26 体重
27 ドライシロップ

(※ 19～21 は順不同)
(※ 22，23 は順不同)

28 食後
29 薬剤師
30 アレルギー
31 保管
32 下痢
33 薬疹
34 喘息

(※ 33，34 は順不同)

4. 歯の発育とその異常

1 形
2 第一大臼歯
3 1/2
4 薄
5 低

6 有機質
7 小さ
8 生理的吸収
9 隆線
10 小窩裂溝

11 石灰化
12 低
13 象牙質
14 歯髄腔
15 修復象牙質

16 減少
17 増
18 蕾状期
19 帽状期
20 鐘状期

21 骨内萌出
22 口腔内萌出
23 6
24 8
25 間葉
26 歯堤
27 歯堤
28 歯胚
29 エナメル器
30 蕾状
31 外エナメル
32 内エナメル
33 内エナメル
34 エナメル芽
35 内エナメル
36 歯乳頭
37 象牙芽
38 大きさ
39 輪郭
40 開始
41 増殖
42 部分（性）無歯
43 外胚葉異形成
44 色素失調
45 乳
46 永久
47 過剰歯
48 上顎前歯
49 上顎正中
50 エナメル質形成不全
51 象牙質形成不全
52 エナメル質減形成
53 エナメル質低石灰化
54 フッ化物
55 熱性
56 ビタミン
57 線
58 根尖性歯周
59 白濁
60 ターナー〈Turner〉
61 矮小歯
62 巨大歯
63 矮小
64 側切歯
65 癒合
66 象牙質
67 乳切歯
68 基底結節
69 中心結節
70 近心頬側
71 プロトスタイリッド
72 カラベリー〈Carabelli〉
73 タウロドント
74 テトラサイクリン
75 暗褐
76 石灰化
77 緑
78 淡黄
79 青緑
80 赤
81 7カ月
82 2歳半
83 3
84 D
85 C
86 D
87 C
88 6
89 12
90 1
91 6
92 2
93 4
94 3
95 5
96 2
97 3
98 4
99 5
100 先天歯
101 新生歯
102 乳中切歯
103 過剰
104 萌出性
105 過剰歯
106 歯牙腫
107 4カ
108 1
109 成長ホルモン
110 歯肉
111 晩期残存
112 顎骨
113 歯の大きさ
114 過剰
115 晩期残存
116 第二乳臼歯
117 ジャンプ
118 乳臼歯
119 骨性癒着
120 少な
121 鎖骨頭蓋異骨

(※105，106は順不同)
(※112，113は順不同)

5. 歯列・咬合の発育と異常

1 乳歯咬合完成前期
2 乳歯咬合完成期
3 第一大臼歯
4 前歯萌出開始期
5 第一大臼歯萌出完了
6 前歯萌出中
7 萌出完了期
8 側方歯群交換期
9 第二大臼歯萌出開始期
10 第二大臼歯萌出完了期
11 7カ
12 下顎
13 遠
14 顎間空隙
15 7カ
16 6
17 長径
18 幅径
19 霊長空隙

(※17，18は順不同)

20 発育空隙
21 霊長空隙
22 第二乳臼歯
23 垂直
24 近心階段
25 遠心階段
26 浅
27 切端
28 垂直
29 大き
30 150
31 120
32 垂直
33 近心傾斜
34 6
35 12
36 舌
37 舌圧

38 唇
39 ターミナルプレーン
40 第一大臼歯
41 正中離開
42 みにくいあひるの子
43 側方歯
44 9
45 3
46 5
47 4
48 5
49 12
50 小臼歯
51 第一大臼歯
52 リーウェイスペース
53 1

(※ 50，51 は順不同)

54 3
55 前歯部交叉
56 臼歯部交叉
57 大きさ
58 不調和
59 遺伝
60 吸指
61 拇指吸引
62 上顎前突
63 開咬
64 上顎歯列弓
65 咬唇
66 上顎乳前歯
67 下顎乳前歯
68 上顎前突
69 弄舌
70 唇側傾斜
71 開咬

(※ 62，63 は順不同)

72 咬爪
73 学童
74 正中離開
75 叢生
76 口呼吸
77 鼻性口呼吸
78 歯性口呼吸
79 習慣性口呼吸
80 上顎前歯
81 上顎前突
82 開咬
83 配列
84 早期喪失
85 歯冠幅径
86 ディスクレパンシー
87 過剰歯
88 歯牙腫

(※ 74，75 は順不同)
(※ 81，82 は順不同)
(※ 87，88 は順不同)

6. 小児の歯科疾患

1 1
2 3
3 唾液
4 グルコシルトランスフェラーゼ
5 グルカン
6 バイオフィルム
7 フルクトース
8 グルコース
9 有機酸
10 5.5
11 抗菌物質
12 酸
13 希釈
14 緩衝
15 薄

16 石灰化
17 低
18 速
19 乳切歯唇側
20 乳切歯隣接
21 乳臼歯咬合
22 乳臼歯
23 隣接
24 哺乳ビン
25 2
26 母乳
27 哺乳
28 睡眠
29 咀嚼
30 永久歯

31 ターナー〈Turner〉
32 口腔習癖
33 全身
34 小窩裂溝
35 咬合面
36 耐酸性
37 薄
38 大き
39 歯髄
40 歯内療
41 乳臼歯
42 遠心
43 歯面
44 完全萌出
45 自浄

46 プラーク
47 不潔性
48 萌出性歯肉炎
49 ブラッシング
50 歯石
51 ホルモン
52 女
53 プラークコントロール
54 侵襲
55 全身疾患
56 乳歯列
57 骨破壊
58 侵襲
59 白血球
60 女

61 上顎前歯
62 第一大臼歯
63 パピヨン・ルフェーヴル〈Papillon-Lefèvre〉
64 ダウン〈Down〉
65 糖尿
66 後天性免疫不全
67 白血
68 フェニトイン
69 シクロスポリン
70 ニフェジピン
71 反対咬合
72 下顎切歯
73 単純ヘルペスウイルス
74 浮腫
75 歯肉
76 口唇
77 口蓋
78 痛み
79 ビタミン
80 ストレス
81 孤立
82 円

(※ 63，64 は順不同)
(※ 75，76 は順不同)

83 軟膏塗布
84 麻疹ウイルス
85 発疹
86 臼歯
87 斑点
88 コプリック〈Koplik〉斑
89 学校保健安全
90 水痘
91 帯状疱疹ウイルス
92 帯状疱疹
93 痂皮
94 痂皮
95 コクサッキーA
96 夏
97 咽頭
98 軟口蓋
99 咽頭
100 コクサッキーA
101 エンテロ 71
102 手掌
103 足底
104 口腔粘膜
105 *Candida albicans*

(※ 100，101 は順不同)
(※ 102～104 は順不同)

106 白苔
107 抗真菌
108 根尖性歯周
109 感染根管
110 抜歯
111 膿瘍
112 口腔陰圧
113 乳首
114 新生
115 硬口蓋
116 外傷
117 抗菌薬軟膏
118 小唾液
119 粘液瘤
120 形成
121 自壊
122 ヘルペス
123 再発
124 免疫
125 水疱
126 抗ウイルス
127 対症療
128 切歯乳頭
129 歯槽骨
130 歯ブラシ

131 正中離開
132 太
133 ハート
134 構音障害
135 外科的延長
136 鼻咽腔
137 ホッツ〈Hotz〉床
138 口唇形成
139 口蓋形成
140 鼻翼修正
141 鼻咽腔閉鎖不全
142 口蓋残遺孔
143 スピーチエイド
144 鼻咽腔閉鎖機能不全
145 上顎
146 中耳炎
147 形成不全
148 歯科医師
149 甘味嗜好
150 矯正歯科
151 小児歯科
152 小児科
153 形成外科
154 言語聴覚

(※ 141，142 は順不同)
(※ 150，151 は順不同)
(※ 152，153 は順不同)

7. 小児の一般的対応法

1 年齢
2 発達
3 ゆっくり
4 スキンシップ
5 ボディランゲージ
6 3

(※ 1，2 は順不同)
(※ 4，5 は順不同)

7 エアシリンジ
8 ウォーターシリンジ
9 バキューム
10 麻酔薬
11 エアタービン

12 ラバーダム
13 短
14 午前中
15 午後
16 嘔吐
17 窒息

18 治療計画
19 協力
20 注射
21 抜歯
22 注射針
23 痛み

(※ 20，21 は順不同)

24 母子分離
25 3
26 4
27 レディネス
28 全身疾患
29 身体障害
(※ 28，29 は順不同)
30 コミュニケーション
31 信頼
32 信頼
33 保護者
34 協力

8. 行動療法的対応法

1 理解
2 コミュニケーション
3 不適応
4 苦痛
5 改善
6 Tell
7 Show
8 Do
9 Tell
10 Show
11 Do
(※ 1，2 は順不同)
12 Do
13 弱
14 強
15 3
16 道具
17 オペラント
18 オペラント
19 正
20 正
21 場所
22 保護者
23 スモールステップ
24 オペラント条件づけ
25 正
26 自閉スペクトラム症
27 代用貨幣
28 学童
29 知的能力
30 ライブ
31 間接的
32 恐怖
33 刺激
34 ゴール
35 興奮
36 口
37 手
38 コミュニケーション
39 保護者
40 感情
41 障害

9. 身体抑制法

1 手
2 顔
3 保護者
4 家族
5 両脇
(※ 1，2 は順不同)
(※ 3，4 は順不同)
6 マジックベルト
7 頭部
8 圧迫
9 擦過傷
10 脱臼
(※ 10，11 は順不同)
11 破折
12 口唇
13 舌
14 臼歯
15 保護者
(※ 12，13 は順不同)
16 声掛け
17 協力度
18 身体
19 心理
(※ 18，19 は順不同)

10. 鎮静・減痛下の対応法

1 不安
2 痙攣
3 ベンゾジアゼピン
4 ジアゼパム
(※ 4，5 は順不同)
5 ミダゾラム
6 生物学的半減
7 20
8 30
9 意識
10 不快刺激
11 疼痛
12 不安
(※ 10，11 は順不同)
(※ 12～14 は順不同)
13 恐怖
14 緊張
15 鼻
16 嘔吐

17 安全
18 導入
19 覚醒
20 呼吸
21 動脈血酸素飽和度
22 バイタルサイン
23 酸素
24 バイタルサイン
25 意識
26 ベンゾジアゼピン
27 吸入
28 健忘
29 呼吸
30 誤嚥
31 麻酔
32 動脈血酸素飽和度
33 モニタリング
34 意識
35 完全
36 麻酔医
37 知的能力障害
38 チアノーゼ
39 血液
39 血液
40 心電図
41 定期健診

(※ 18，19 は順不同)

11. 緊急時の対応法

1 救急ボックス
2 食道
3 誤飲
4 気管
5 肺
6 誤嚥
7 横
8 気道閉塞
9 背部叩打

(※ 4，5 は順不同)

10 ハイムリック/ハイムリッヒ
11 腹部突き上げ
12 背部叩打
13 ハイムリック/ハイムリッヒ
14 横隔膜
15 エックス線撮影
16 既製

(※ 10，11 は順不同)

17 リーマー
18 ファイル
19 バー
20 横
21 アナフィラキシー
22 呼吸困難
23 顔面浮腫
24 血圧低下

(※ 17，18 は順不同)
(※ 22～24 は順不同)

25 バイタルサイン
26 アナフィラキシー
27 アドレナリン自己注射薬
28 蕁麻疹
29 遅延
30 ラバーダム防湿
31 開口器

12. フッ化ジアンミン銀塗布

1 初期
2 二次う蝕
3 知覚過敏
4 根面
5 無色透明
6 アンモニア
7 苦
8 刺激
9 黒
10 黒
11 過酸化水素水
12 コットンロール
13 ココアバター
14 ワセリン
15 3
16 3

(※ 13，14 は順不同)

17 4
18 2
19 7
20 3
21 スポイト
22 プラスチック
23 ヨードチンキ
24 綿花
25 チオ硫酸ナトリウム
26 次亜塩素酸ナトリウム
27 3
28 4
29 修復
30 冷暗所
31 劇

(※ 25，26 は順不同)

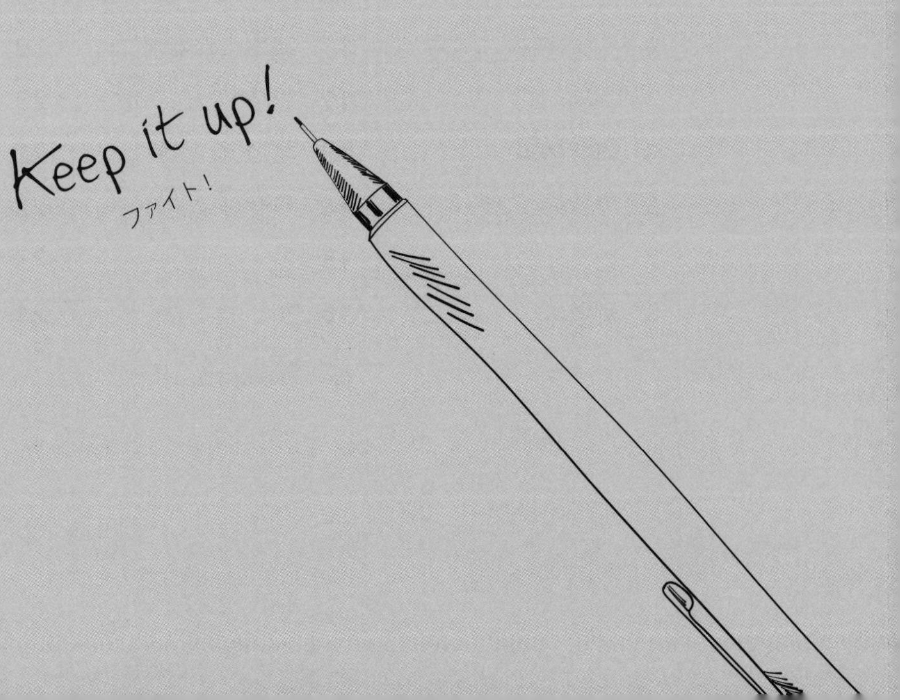
Keep it up!
ファイト!

Ⅳ編　高齢者歯科学

1. 高齢者をとりまく社会と環境

1
1 7
2 平均寿命
3 健康寿命
4 がん
5 悪性新生物
6 肺炎
7 医療・介護関連肺炎

2
1 老人福祉法
2 老人医療費支給制度
3 老人保健法
4 75
5 65
6 75
7 40
8 介護保険法
9 75
10 高齢者の医療の確保に関する法律
11 後期高齢者医療制度
12 特定健康診査
13 特定保健指導
14 後期高齢者医療広域連合
15 健康増進法
16 ゴールドプラン21
17 新オレンジプラン
18 認知症施策推進大綱
19 地域包括ケアシステム
20 特別区を含む市町村
21 40
22 第1号被保険者
23 第2号被保険者
24 主治医意見書
25 一次判定
26 二次判定
27 介護支援専門員
28 ケアマネジャー
29 居宅サービス
30 ケアプラン
31 施設サービス
32 地域包括支援センター
33 介護予防サービス
34 介護予防ケアプラン
35 基本チェックリスト

3
1 地域ケア会議
2 通いの場

4
1 特別養護老人ホーム
2 養護老人ホーム
3 軽費老人ホーム
4 ケアハウス
5 有料老人ホーム
6 認知症グループホーム
7 介護老人福祉施設
8 介護老人保健施設
9 介護医療院
10 特定機能病院
11 地域医療支援病院
12 一般
13 療養
14 精神
15 感染
16 結核
17 ケアミックス

（**1** 4，5は順不同）
（**2** 12，13は順不同）
（**2** 27，28は順不同）
（**3** 1，2は順不同）
（**4** 3，4は順不同）
（**4** 12～16は順不同）

2. 加齢による身体的・精神的変化と疾患

1
1 加齢
2 60
3 上
4 下
5 廃用萎縮
6 女
7 線毛
8 低下
9 蠕動
10 胃食道逆流症
11 上昇
12 心不全
13 不整脈
14 浸透圧
15 伝音性
16 感音性
17 感音
18 老人性白内障
19 生理的第二象牙質
20 狭窄
21 第三象牙質
22 顎舌骨筋線
23 下顎管
24 下顎頭
25 下顎窩
26 関節結節
27 重層扁平
28 多列線毛

（**1** 12～13は順不同）

29 重層扁平

2
1 短期
2 長期
3 エピソード
4 意味
5 手続き
6 認知症
7 うつ
8 せん妄
9 双極性障害
10 妄想

3
1 外科療法
2 放射線療法
3 薬物療法
4 TNM 分類
5 放射線性骨髄炎
6 顎骨壊死
7 180
8 110
9 冠
10 感染性心内膜炎
11 1 型
12 2 型
13 低血糖発作
14 脳梗塞
15 脳出血
16 くも膜下出血
17 アテローム血栓性
18 心原性
19 ラクナ
20 高血圧
21 意識
22 運動
23 感覚
24 高次脳機能
25 構音・摂食嚥下
26 アルツハイマー型
27 脳血管性
28 レビー小体型
29 前頭側頭型
30 行動・心理症状
31 BPSD
32 ドパミン
33 ウェアリングオフ
34 ジスキネジア
35 運動ニューロン
36 医療・介護関連肺炎
37 NHCAP
38 誤嚥
39 人工呼吸器関連肺炎
40 VAP
41 要介護状態
42 身体的側面
43 精神心理的側面
44 社会的側面
45 骨格筋量
46 骨粗鬆症
47 顎骨壊死
48 根面う蝕
49 酸蝕
50 咬耗
51 ブラキシズム
52 摩耗
53 くさび状
54 口腔カンジダ症
55 扁平苔癬
56 口腔白板症
57 舌
58 オーラルフレイル
59 口腔機能低下症
60 口腔機能精密検査

(**2** 6～8 は順不同)
(**3** 1～3 は順不同)
(**3** 5，6 は順不同)
(**3** 14～16 は順不同)
(**3** 17，18 は順不同)
(**3** 42～44 は順不同)

3. 高齢者の状態の把握

1
1 Activities of Daily Living
2 Instrumental
3 手段的
4 生活の質
5 ICIDH
6 ICF
7 Barthel Index
8 バーセルインデックス
9 FIM
10 BDR
11 General Oral Health
12 障害高齢者の日常生活自立度（寝たきり度）基準
13 Zarit 介護負担尺度
14 認知障害
15 質問式（テスト法）
16 観察式（行動観察法）
17 改訂長谷川式簡易知能評価スケール
18 HDS-R
19 Mini Mental State Examination
20 MMSE
21 NM スケール（N 式老年者用精神状態尺度）
22 Clinical Dementia Rating
23 CDR

2
1 徐脈
2 頻脈
3 15～20
4 SpO_2

(**1** 7，8 は順不同)

5 経皮的動脈血酸素飽和度
6 130/80
7 140/90
8 36.0～37.0
9 貧血
10 白血球数
11 CRP
12 動脈血栓症
13 心内血栓
14 脳梗塞

(2 13，14は順不同)

15 血中クレアチニン
16 尿素窒素

3
1 日本人の食事摂取基準
2 急性期の入院患者
3 Harris-Benedict
4 BMI
5 上腕周囲
6 握力

(2 15，16は順不同)

7 経口
8 経管
9 末梢
10 中心
11 腸管
12 胃瘻
13 胃
14 静脈
15 末梢静脈
16 2週間
17 中心静脈

(3 9，10は順不同)

18 2週間

4
1 肝
2 腎
3 ポリファーマシー
4 アドヒアランス
5 一包
6 抗コリン
7 薬剤性錐体外路症状
8 亜鉛

(4 1，2は順不同)

4. 口腔健康管理

1
1 0点
2 2点
3 口唇
4 舌
5 歯肉・粘膜
6 唾液
7 口腔乾燥
8 残存歯
9 義歯
10 口腔清掃
11 歯痛

2
1 50
2 根面
3 口腔潜在的悪性疾患

3
1 術後肺炎
2 手術部位感染
3 顎骨壊死
4 口腔粘膜炎
5 口腔粘膜疾患
6 シェーグレン
7 糖尿
8 オーラルディスキネジア
9 抗パーキンソン病
10 Kポイント
11 後方
12 頸部前屈位
13 吸引器
14 遠い
15 脱感作
16 唾液分泌
17 歯磨き
18 Brushing
19 義歯装着
20 denture
21 うがい
22 mouth
23 キーパーソン
24 Quality of Death
25 血液凝固因子
26 緩和ケア
27 トータル
28 全人的
29 身体的
30 精神的
31 社会的
32 スピリチュアル

5. 摂食嚥下リハビリテーション

1
1 先行
2 準備
3 口腔
4 咽頭
5 食道
6 プロセス
7 30
8 3
9 舌下部
10 不顕性誤嚥
11 陽性
12 被曝
13 造影剤

2
1 量
2 性質
3 気道
4 呼吸・喀出
5 免疫
6 ない
7 痙縮・拘縮
8 筋力
9 喉頭挙上
10 呼気
11 胸郭可動域

(2 4，5は順不同)

12 シルベスター
13 舌
14 前屈
15 回旋
16 健

17 先行
18 準備
19 口腔
20 咽頭
21 食道

22 ドレナージ
23 中枢
24 スクイージング
25 ハフィング
26 背部叩打

27 舌接触補助床
28 PAP
29 軟口蓋挙上装置
30 PLP

6. 高齢者に関わる医療と介護

1 機能・形態障害
2 能力低下
3 社会的不利
4 老化
5 廃用
6 QOL
7 生活

8 ナラティブ
9 訪問診療
10 往診
11 重症心身障害者
12 医療
13 介護
14 医師

15 歯科医師
16 退院前カンファレンス
17 ケアマネジャー
18 サービス担当者会議

19 地域包括ケアシステム
20 介護
21 指示書
22 介護支援専門員
23 ケアマネジャー

（※ 22，23 は順不同）

V編　障害者歯科学

1. 障害の概念

1 先天的
2 身体的
3 精神的
4 個人的
5 社会
6 完全
7 身体
8 知的
9 発達
10 社会的障壁
11 日常生活
12 制限
13 歯科保健
14 スペシャルケア
15 ニーズ
16 ICF
17 ICF
18 健康
19 心身
20 身体
21 活動
22 参加
23 環境
24 個人
25 能力不全
26 社会的不利
27 ある人もない
28 活動
29 参加
30 統合
31 完全
32 平等
33 バリアフリー
34 文化・情報
35 物理的
36 心理的
37 社会的
38 視覚
39 知的
40 情報
41 段差
42 移動
43 偏見
44 規則
45 設計
46 ユニバーサル
47 病気
48 ショック

(※ 38，39 は順不同)

49 再建/立ち直り
50 順応
51 リハビリテーション
52 事故
53 加齢
54 回復
55 訓練
56 先天性
57 心理的
58 連携・協働
59 看護師
60 理学療法
61 作業療法
62 言語聴覚
63 ケアマネジャー

(※ 52，53 は順不同)

2. 知的能力障害（知的発達障害，知的発達症）

1 神経発達症群
2 統合失調症スペクトラム障害
3 平均
4 知能
5 70
6 適応
7 18
8 1
9 多因子
10 染色体
11 変性
12 感染
13 行動
14 てんかん
15 3～4
16 治療
17 成育
18 常染色体
19 性染色体
20 46
21 XY
22 46
23 長
24 短
25 トリソミー
26 3
27 47
28 XY
29 47
30 XX
31 多
32 高い
33 短
34 心疾患
35 低下
36 易
37 老化
38 斜上
39 大舌
40 突出
41 劣
42 叢生
43 下顎
44 小さく
45 短い
46 歯周
47 短
48 猫鳴き
49 ターナー〈Turner〉
50 女
51 クラインフェルター〈Klinefelter〉

52 タウロドント
53 レッシュ・ナイハン〈Lesch-Nyhan〉
54 自傷
55 咬傷
56 結節性硬化
57 小窩
58 スタージ・ウェーバー〈Sturge-Weber〉
59 小頭
60 頭蓋
61 水頭
62 頭囲/頭蓋
63 シャント
64 欠如歯
65 罹患率
66 未処置
67 歯周炎

3. 自閉スペクトラム症

1 対人
2 視線
3 遊び
4 共有
5 コミュニケーション
6 ボディランゲージ
7 オウム返し
8 反復
9 こだわり
10 3
11 男
12 高機能
13 触覚
14 聴覚
15 行動
16 多
17 てんかん
18 破折
19 脱臼
20 過食
(※ 20，21 は順不同)
21 拒食
22 酸蝕
23 想像
24 構造
25 ティーチ/TEACCH 法

4. 注意欠如・多動症/注意欠如・多動性障害（ADHD）

1 不注意
2 忘れ
3 失敗
4 衝動
5 順番
6 男
7 低年齢
8 理解
9 年齢
10 適応性
11 記憶
12 トラウマ

5. 限局性学習症/限局性学習障害（LD）

1 知的能力
2 話す
3 読む
(※ 2～4 は順不同)
4 書く
5 読
6 書
(※ 5，6 は順不同)
7 算数/計算
8 成功
9 写真
(※ 9，10 は順不同)
10 記号

6. 姿勢と運動の障害（肢体不自由）

1 4 週間
2 非進行性
3 姿勢
4 2
5 周産期
6 低出生
7 周産期
8 低酸素
9 アテトーゼ
10 探索
11 吸啜
12 咬
13 緊張性頸
14 伸展
15 屈曲
16 迷路

17 仰臥
18 肘関節
19 屈曲
20 膝
21 てんかん
22 言語障害
23 未処置
24 歯肉増殖
25 歯石
26 咬耗
27 外傷
28 舌
29 上顎
30 狭窄
31 舌側
32 知的能力
33 肢体不自由
34 重症心身障害
35 重症心身障害児
36 重症心身障害者
37 人工呼吸
38 切開
39 中心
40 医療的ケア児
41 脳性麻痺

(※ 21，22 は順不同)

42 嚥下
43 食事
44 体位
45 パルスオキシメータ
46 バイタルサイン
47 吸引
48 訪問歯科
49 歯石
50 歯石除去/スケーリング
51 薬物性歯肉増殖
52 言葉
53 表情
54 骨格
55 萎縮
56 進行
57 X
58 劣性
59 男
60 女
61 保因
62 車椅子
63 人工呼吸
64 劣性

65 常
66 先天性
67 首すわり/定頸
68 寝返り/お座り
69 知的能力
70 誤嚥
71 表情
72 大舌
73 逆嚥下
74 骨折
75 脊髄
76 知覚
77 自律
78 広く
79 脳神経
80 自助具
81 関節リウマチ
82 梗塞
83 出血
84 4
85 塞栓
86 血栓
87 後遺
88 血栓
89 凝固

(※ 67，68 は順不同)
(※ 76，77 は順不同)
(※ 82，83 は順不同)

90 脳内
91 くも膜下
92 高血圧
93 脳動脈瘤
94 くも膜
95 反対
96 片
97 記憶
98 高次
99 乾燥
100 上皮膜
101 摂食嚥下機能
102 専門的口腔
103 記憶
104 失語
105 移乗
106 急性
107 慢性
108 機能療法
109 バイタルサイン
110 抗血栓
111 降圧
112 訪問歯科
113 筋萎縮性側索硬化症

(※ 110，111 は順不同)

7．感覚器障害

1 盲
2 0.05
3 弱視
4 網膜症
5 緑内障

6 晴眼
7 聴
8 触
9 点字
10 半歩斜め

(※ 7，8 は順不同)

11 肩
12 肘
13 ゴーグル
14 70
15 伝音

16 感音
17 聾
18 聾
19 口蓋裂
20 ダウン〈Down〉

8. 音声言語障害

1 鼻咽腔閉鎖
2 声帯閉鎖
3 構音
4 語音
5 構音障害
6 言語聴覚士
7 ブローイング
8 内視鏡
9 ホッツ〈Hotz〉床
（※ 9，10 は順不同）
10 スピーチエイド
11 軟口蓋

9. 精神障害

1 1
2 幻覚
3 陽性
4 感情
5 意欲
6 陰性
7 思考
8 病識
9 罹患
10 抗精神病
11 分泌低下
12 外路症状
13 ジスキネジア
14 窒息
15 受容
16 うつ
17 そう
18 双極性
19 胃酸
20 酸蝕
21 トゥースウェア (tooth wear)
22 行動
23 量
24 行動
25 薬物
26 やせ
27 過食
28 拒食症
29 食物
30 口の中
31 精神
32 能力
33 脳
34 ニューロン
35 てんかん
36 0.5
37 知的能力
38 脳性麻痺
39 脳血管
40 強直性
41 欠神
42 難治性
43 意識
44 転倒
45 外傷
46 骨折
47 裂傷
48 破折
49 欠損
50 フェニトイン
51 半数/$\frac{1}{2}$
52 歯肉増殖
53 口腔清掃
54 変更
55 フェニトイン

10. コミュニケーション法

1 優しく
2 テンダー・ラビング・ケア (tender loving care)
3 ラポール
4 共感
5 視
6 音声
7 点字
8 13
9 後天
10 触図
11 模型
12 盲導犬
13 補助犬
14 ハーネス
15 音声
16 手話
17 筆
18 読
19 文字
20 タブレット
21 レディネス
22 目線
23 はっきり
24 話し
25 見せ
26 行う
27 具体的
28 肯定的
29 成功
30 視覚
31 構造化
32 ティーチ
33 物理的
34 スケジュール
35 終了
36 絵
37 言葉
38 意思表現

11. 行動調整法

1 恐怖
2 学習
3 トレーニング
4 刺激
5 設計
6 弱いもの
7 リラクゼーション
8 自己訓練
9 実際
10 現実脱感作
11 想像
12 擬似
13 我慢
14 約束
15 想像
16 恐怖
17 脱感作
18 発達レベル
19 オペラント
20 ほめ
21 無視/拒否
22 正の強化子
23 強化子
24 トークンエコノミー
25 代用貨幣
26 欲しいもの
27 好ましくない
28 スモール
29 タイムアウト
30 放置
31 落ち着く
32 ボイスコントロール
33 ボディランゲージ
34 ロールプレイ
35 役割
36 役割演技
37 ひっ迫
38 非代替
39 一時
40 合意
41 人権
42 倫理
43 開口
44 閉口
45 脱臼
46 損傷
47 開口器
48 シリコーンゴム
49 仰臥
50 非対称
51 迷路反射
52 頭頸
53 膝
54 屈曲
55 前投薬
56 鎮静法
(※ 55，56 は順不同)
57 全身麻酔
58 不安
59 30
60 亜酸化窒素
61 鼻呼吸
62 鼻マスク
63 嘔吐
64 末梢静脈
65 意識
66 気管内
67 気道閉塞
68 局所麻酔
69 窒息
70 禁食・禁水
71 モニター
72 吸引除去
73 気管内挿管
74 外来治療
75 病棟

12. 障害者歯科保健・医療を担う医療機関とその役割

1 三層/三次
2 歯科医院
3 障害者歯科センター
4 全身麻酔
5 機能的口腔ケア
6 日常の口腔ケア
7 介助者
8 付着物
9 歯科衛生士
10 口腔機能の維持
11 低下
12 発達
13 サポート
14 維持する
15 回復する
16 発達・促進
17 姿勢・体位
18 コミュニケーション
19 歯ブラシ
20 歯間
21 吸引付
22 スポンジ
23 保湿
24 ガーグルベースン
25 割り箸にガーゼ
26 カテーテル
27 唾液分泌
(※ 20，21 は順不同)
28 誤嚥
29 鼻呼吸
30 鼻息
31 接触過敏
32 鎮静
33 全身麻酔
34 浸漬
35 湿潤
36 義歯装着

13. 発達期の摂食嚥下機能障害への対応

1 未獲得/未発達
2 再習得
3 カウプ
4 ローレル
5 ボディ・マス
6 認知
7 準備
8 取り込み
9 食塊
10 口腔
11 咽頭
12 咽頭
13 喉頭
14 閉鎖
15 開大
16 閉鎖
17 喉頭下降
18 開放
19 飲食物
20 喉頭の運動
21 筋ストレッチ
22 拘縮予防
23 脱感作
24 筋刺激訓練
25 伸縮
26 嚥下促通
27 ガムラビング
28 唾液分泌
29 冷圧刺激
30 メンデルソン〈Mendelsohn〉
31 喉頭
32 飲食物
33 味覚刺激
34 口腔前庭
35 嚥下機能
36 交互
37 空嚥下
38 捕食
39 咀嚼
40 液体摂取
41 誤嚥
42 増粘/とろみ
43 原始反射
44 逆嚥下
45 捕食
46 押し潰し
47 すり潰し
48 食器・食具
49 咳き込み
50 嘔吐
51 意識
52 けいれん
53 VF 検査
54 誤嚥
55 非経口
56 安定姿勢
57 誤嚥
58 押し潰し
59 口唇
60 偏食
61 こだわり
62 好転/改善

14. 障害者歯科における口腔健康管理上のリスクと安全の管理

1 補助具
2 移乗
3 仰臥
4 座位
5 振戦
6 ジスキネジア

(※5，6は順不同)

7 接触
8 アレルギー
9 開口器
10 バイトブロック
11 手話
12 点字

(※9，10は順不同)
(※11，12は順不同)

13 文字
14 意識
15 多動
16 気管
17 気管内
18 酸素
19 非経口
20 胃瘻
21 人工透析
22 HIV